Dauerhaft gesund und gut leben mit Typ-1-Diabetes

Praktische Hinweise für ein fortgeschrittenes Management

Dr. Adam Ayaita

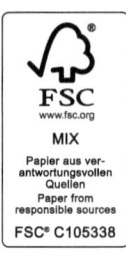

4., überarbeitete Auflage Januar 2026

Originalausgabe veröffentlicht im Juni 2025

Bibliografische Information der Deutschen Nationalbibliothek: Die Deutsche Nationalbibliothek verzeichnet diese Publikation in der Deutschen Nationalbibliografie; detaillierte bibliografische Daten sind im Internet über dnb.dnb.de abrufbar.

Fotos: Dr. Adam Ayaita

Verlag: BoD · Books on Demand GmbH, Überseering 33, 22297 Hamburg, bod@bod.de

Druck: Libri Plureos GmbH, Friedensallee 273, 22763 Hamburg

ISBN: 978-3-8192-9870-7

Für die Ärzt:innen, Naturwissenschaftler:innen und Ingenieur:innen, die mit ihrer Arbeit, ihren Entdeckungen und ihren Entwicklungen mein Leben – und das Leben vieler anderer Menschen – gerettet haben

Inhaltsverzeichnis

Abbildungsverzeichnis

Tabellenverzeichnis

Abkürzungsverzeichnis

AE	Aktivitätseinheit (1 AE = Bewegungsleistung von 6 km Gehen)
AID	Automated insulin delivery (automatische Insulin-Dosierung)
BE	Broteinheit (1 BE = 12g KH)
BZ	Blutzucker
CGM	Continuous glucose monitoring (kontinuierliche Glukosemessung)
FPE	Fett-Protein-Einheit (1 FPE = 100 kcal aus Fetten oder Proteinen)
g	Gramm
GI	Glykämischer Index
GMI	Glucose Management Indicator
h	Stunden
HbA1c-Wert	Langzeit-BZ-Wert
I.E.	Insulineinheit
kcal	Kilokalorien
KE	Kohlenhydrat-Einheit (1 KE = 10g KH)
kg	Kilogramm
KH	Kohlenhydrate
KI	Künstliche Intelligenz
km	Kilometer
mg/dl	Milligramm pro Deziliter

Vorwort

Typ-1-Diabetes ist ein Mangel an Insulin-produzierenden Zellen auf Grund einer Autoimmunreaktion: Weil das Immunsystem die Insulin-produzierenden Zellen (Beta-Zellen) in der Bauchspeicheldrüse angreift und zerstört, kann der Körper kein eigenes Insulin produzieren.[1] Mit diesem Buch möchte ich dazu beitragen, dass Menschen mit Diabetes Typ 1 dauerhaft gesund und gut leben können. Hierzu gebe ich praktische Hinweise für ein fortgeschrittenes und effizientes Management des Typ-1-Diabetes.

Ich lebe selbst seit über 30 Jahren, seit dem Alter von sechs Jahren, mit Diabetes Typ 1. Durch das fortgeschrittene Management, das ich in diesem Buch beschreibe, erreiche ich seit vielen Jahren wesentlich bessere Ergebnisse, als es allgemein in der Therapie des Typ-1-Diabetes als Zielsetzung erwartet wird. Zum Beispiel liegt mein Langzeit-Blutzuckerwert (HbA1c) seit über sechs Jahren stets deutlich unterhalb der Schwelle von 6,5%, ab der ein Diabetes diagnostiziert wird, und meine Zeit im Blutzucker-Zielbereich (d.h. 70–180 mg/dl) beträgt in den letzten zwei Jahren 98%. Durch Kohlenhydrat-moderate Ernährung sowie regelmäßige Bewegung und Sport liegt auch mein Insulinspiegel – mit insgesamt 21 Insulineinheiten (I.E.) pro Tag – deutlich im gesunden Bereich. Zusätzlich achte ich auf eine insgesamt gesunde Lebensweise, die sich ebenfalls günstig auf den

---

[1] Insbesondere in der Anfangsphase kann noch eine kleine Körper-eigene Insulinproduktion bestehen, die jedoch nach kurzer Zeit weiter zurückgeht (vgl. z.B. Cnop et al. 2005; DiMeglio et al. 2018).

Gesundheitszustand auswirkt. Ich setze das Diabetes- und Gesundheitsmanagement ohne Probleme parallel zu einem Vollzeitjob um. (Details zu den Ergebnissen finden Sie in Kapitel 1.)

Diese Fortschritte habe ich über Jahre und Jahrzehnte unter anderem durch die Auswertung von Daten, die Beschäftigung mit dem Themenbereich und in Zusammenarbeit mit medizinischen Fachleuten erarbeitet. Da ich mich seit über 30 Jahren im Durchschnitt ca. eine Stunde pro Tag aktiv mit dem Typ-1-Diabetes beschäftige (die Anfertigung dieses Buchs nicht eingerechnet), summiert sich meine Erfahrung mit dem Thema auf über 10.000 Stunden. (Mehr über meinen Zugang zum Thema steht in Kapitel 2.) Mit diesem Buch möchte ich andere interessierte Patient:innen dabei unterstützen, solche Fortschritte schneller und einfacher zu erreichen.

Das Buch richtet sich an überdurchschnittlich motivierte Menschen mit Diabetes Typ 1, die bereits grundlegende Kenntnisse und Erfahrungen in der Therapie des Typ-1-Diabetes erworben haben und nun ihr Diabetes-Management verbessern wollen. Das Buch richtet sich vor allem an Nutzer:innen von Insulinpumpen, und einige Hinweise lassen sich besonders gut mit kontinuierlicher Glukosemessung (CGM) umsetzen. Es wird *nicht* vom Einsatz eines „Closed Loop"- bzw. Automatik-Modus ausgegangen, doch ein Teil der Inhalte ist auch im Automatik-Modus umsetzbar. (Nähere Angaben zur Zielgruppe finden Sie in Kapitel 3.)

Dieses Buch basiert zum Teil auf wissenschaftlichen Befunden, ist aber selbst keine empirische wissenschaftliche Studie. Es ist im Kern eine geordnete Hinweissammlung auf Basis meiner Erfahrungen und dem, was ich jahrzehntelang über das Thema gelernt habe. Zwar gehe ich davon aus, dass viele der Inhalte im Grundsatz für viele Menschen mit Typ-1-Diabetes (insbesondere bei Nutzung einer Insulinpumpe) hilfreich sein können. Zum Beispiel sind viele der Mechanismen, die bestimmte Blutzucker-Wirkungen erzeugen, um deren Regulation es in diesem Buch geht, allgemeine biologische Mechanismen (wie ich sowohl aus den Gesprächen mit Fachärzt:innen für Innere Medizin als auch aus meinen Recherchen, z.B. bei der Deutschen Diabetes-Hilfe, weiß). Und viele der Regulationsprinzipien, die ich in diesem Buch vorschlage, sind hergeleitet (auch) auf Basis von Zahlen und Zusammenhängen, die nicht spezifisch für meine Person sind (z.B. glykämischen Indizes und der grundsätzlichen Wirkung bestimmter von außen injizierter Insuline im Zeitverlauf). Dennoch ist es möglich – und sogar wahrscheinlich –, dass einige Inhalte nicht zu 100% auf Ihre individuelle Situation anwendbar sind. Das Buch sollte *nicht* als Ersatz, sondern als mögliche *Ergänzung* zur grundlegenden medizinischen Behandlung, Ihrem Austausch mit diabetologischem Fachpersonal und Ihren eigenen Erfahrungen betrachtet werden. (Weitere Hinweise zur Verwendungsweise dieses Buches finden Sie in Kapitel 4.)

Ich konnte dieses Buch nur schreiben, weil ich von vielen guten Menschen gelernt habe. Zuerst sind dabei die Diabetolog:innen zu nennen, bei denen ich in Behandlung war bzw. bin, ihre Teams – darunter vor allem zertifizierte Diabetesberater:innen – sowie Mitarbeiter:innen der Hersteller von entsprechender Medizintechnik. Durch Laboruntersuchungen, Gespräche und Schulungen habe ich viel von diesen Gruppen gelernt. Besonders herzlich danke ich der Diabetologin Dr.

Judit Etspüler, bei der ich in meiner späteren Kindheit und Jugend in Behandlung war. Durch sie habe ich früh viel über ein gutes und präzises Diabetes-Management gelernt und eine Insulinpumpe erhalten – und sie hat mich erfolgreich und nachhaltig zum Ausdauersport motiviert. Ausarbeitungen von weit entfernt arbeitenden Mediziner:innen – und entsprechende Berichte auf guten Internetseiten – haben mir ebenfalls sehr geholfen. Und auch vom Austausch mit Pharmazeut:innen habe ich profitiert.

Außerdem danke ich herausragenden Mediziner:innen, die ich außerhalb der medizinischen Behandlung kennengelernt habe und von denen ich mehr über den Themenbereich gelernt habe. In diesem Kontext sind zwei besonders hervorzuheben: zum einen Dr. Lukas Klein, dessen Kenntnis von ernährungsmedizinischen Themen schon als Student deutlich über die Inhalte der Standardschulungen hinausging und der mein Verständnis für die Vorteile der Kohlenhydrat-Begrenzung (gerade auch beim Typ-1-Diabetes) erweiterte. Zweitens danke ich dem Internisten Dr. Johannes Scholl. Durch seinen Kurs zum Thema Präventivmedizin, am dem ich 2015 teilgenommen habe, sowie durch den anschließenden Kontakt mit ihm und das von ihm herausgegebene „Prevention First Journal"[2] sind mein Wissen und mein Interesse bezüglich angrenzender Themen – wie z.B. der Frage eines gesunden Insulinspiegels und der kardiovaskulären Gesundheit – entscheidend verstärkt worden. Beide Personen habe ich über ein Stipendium der Studienstiftung des deutschen Volkes kennengelernt, so dass ich dieser Institution und ihren Geldgeber:innen

---

[2] Vgl. Prevention First (2024b).

ebenfalls meinen herzlichen und dauerhaften Dank ausspreche.

Ich möchte zudem meinen Eltern für ihre Unterstützung in den ersten Jahren nach der Diagnose danken, als ich selbst noch etwas zu jung war, um mich komplett eigenständig um den Diabetes zu kümmern. Trotz der damals weniger guten Behandlungsmöglichkeiten hatten sie den Anspruch, eine sehr gute Blutzuckereinstellung zu erreichen, meist ohne dass dadurch meine sonstigen Tätigkeiten und Freiheiten übermäßig eingeschränkt werden sollten. Auf dieser Grundeinstellung habe ich aufgebaut.

Und ich danke Dr. Julia Schwing, Dr. Jochen Scheuer, Dr. Ulrich Ludewig und Dr. Filiz Gülal, dass sie meine Motivation bestärkt haben, meine Erfahrungen und Rechenergebnisse zu veröffentlichen. Außerdem danke ich ihnen – sowie Lisa Henke – für ihr offenes Interesse und wertvolles Feedback zum Thema.

Schließlich danke ich, so abstrakt es klingen mag, dem Leben selbst. Denn es ist die Lust am Leben, die Liebe zum Leben, die mich jeden Tag angetrieben hat und weiter motiviert.

Den weitaus größten Teil dieses Buchprojekts habe ich neben meiner Vollzeitbeschäftigung umgesetzt, und ich hoffe, dass es mir trotzdem gelungen ist, das Buch verständlich zu schreiben und den Leser:innen hilfreiche Anregungen zu geben.

Hamburg, im Mai 2025 (4. Auflage im Januar 2026)

Dr. Adam Ayaita

Erklärung: Keine Interessenkonflikte

Ich als Autor erkläre und versichere hiermit, dass keine finanziellen oder persönlichen Beziehungen vorliegen, die als Interessenkonflikt im Zusammenhang mit der vorliegenden Arbeit betrachtet werden könnten. Ich habe keine Zahlungen von Herstellerfirmen und im Zusammenhang mit diesem Buch auch keine Zahlungen von anderen Unternehmen erhalten.

I. Einleitung

1. Ergebnisse meines Diabetes-Managements

In diesem Kapitel beschreibe ich, welche Ergebnisse ich mit dem fortgeschrittenen Typ-1-Diabetes-Management, das ich in diesem Buch vorstelle, erreiche.

1.1. Langzeit-Blutzuckerwerte (HbA1c)

Meine HbA1c-Werte, die in den medizinischen Laboren bestimmt wurden, liegen seit über sechs Jahren durchgehend unter 6,1% und damit **stets deutlich unterhalb des Diabetes-Bereichs**, der bei 6,5% beginnt. Seit über vier Jahren liegen alle meine HbA1c-Werte unter 6,0%. Der Mittelwert meiner HbA1c-Werte der letzten vier Jahre beträgt 5,5%, was einem durchschnittlichen Blutzucker (BZ)-Spiegel (inkl. Mahlzeiten) von 111 mg/dl entspricht.[3]

Zum Vergleich: Als Zielsetzung wird von Menschen mit Typ-1-Diabetes im Allgemeinen lediglich ein HbA1c-Wert um oder knapp unter 7,0% erwartet. Meine HbA1c-Werte sind also deutlich besser als die Erwartungen.

Hierzu noch zwei Anmerkungen: Unter anderem von verschiedenen Ärzt:innen weiß ich, dass es für die langfristige gesundheitliche Perspektive bei Typ-1-Diabetes grundsätzlich

---

[3] Für die Umrechnung von HbA1c- zu BZ-Werten siehe z.B. American Diabetes Association (2026).

vorteilhaft ist, wenn der HbA1c-Wert nicht nur unter 7,0%, sondern auch unter 6,5% und, noch besser, unter 6,0% liegt – sofern das jeweils praktisch umsetzbar ist, Unterzuckerungen vermieden werden und diese nur selten und nicht schwer sind.[4] Wie ich in diesem Kapitel und in diesem Buch insgesamt zeige, sind (nach meiner Erfahrung und unter Zuhilfenahme der heutigen technischen Möglichkeiten) HbA1c-Werte unter 6,0% auch mit Typ-1-Diabetes möglich, und zwar bei zugleich konsequenter Vermeidung von Unterzuckerungen (siehe auch BZ-Zielwerte in Kapitel 22) und im Ergebnis nahezu ohne Unterzuckerungen und ohne jede schwere Unterzuckerung – und ohne das Leben übermäßig einzuschränken.

Eine zweite Anmerkung betrifft den Unterschied zwischen dem HbA1c-Wert und dem sogenannten GMI, der bei kontinuierlicher Glukosemessung (*continuous glucose monitoring*; CGM) erfasst wird. Der GMI ähnelt zwar dem HbA1c-Wert, ist aber nicht mit diesem identisch.[5] Auch bei gleichen gemessenen BZ-Werten kann der GMI vom HbA1c-Wert abweichen. Als CGM-Nutzer:in können Sie den Unterschied z.B. dadurch feststellen, dass Sie den vom CGM-System ausgegebenen GMI vergleichen mit dem HbA1c-Wert, der Ihrem

---

[4] Gesunde Menschen (ohne Diabetes oder Prädiabetes) haben HbA1c-Werte unter 5,7% (vgl. z.B. Ballwieser, Dennis, 2024). Da erhöhte HbA1c-Werte langfristig der Gesundheit schaden können (vgl. z.B. IQWiG 2025), wird empfohlen, den HbA1c-Wert beim Typ-1-Diabetes grundsätzlich so weit wie möglich zum Bereich gesunder Menschen abzusenken, sofern die oben genannten Voraussetzungen erfüllt sind. Zusätzlich wird die Gesundheit durch eine gesunde allgemeine Lebensführung unterstützt.

[5] Vgl. Deutsche Diabetes-Hilfe (2024b).

durchschnittlichen, vom CGM gemessenen BZ-Wert entspricht.[6] Zum Beispiel entspricht ein durchschnittlicher BZ-Wert von 115 mg/dl einem GMI von 6,1%,[7] aber einem HbA1c-Wert von 5,6%.

1.2. Zeit im Zielbereich

Die Zeit im Zielbereich (*Time in Range*) wird allgemein definiert als die Zeit, in welcher der BZ-Wert zwischen 70 und 180 mg/dl liegt (d.h. in dem Bereich, der auch bei Menschen ohne Diabetes üblich ist). Sie wird mit CGM erfasst, wird in Prozent angegeben und sollte möglichst groß sein.

In Abbildung 1 ist meine Zeit im Zielbereich in den letzten 90 Tagen dargestellt. Sie lag in diesem Zeitraum bei 98%. Betrachtet man die letzten zwei Jahre (Durchschnitt über acht Quartale), liegt meine Zeit im Zielbereich ebenfalls bei **98%**.

---

[6] Für die Umrechnung von BZ- zu HbA1c-Werten siehe wiederum z.B. American Diabetes Association (2026).

[7] Vgl. Dexcom (2026).

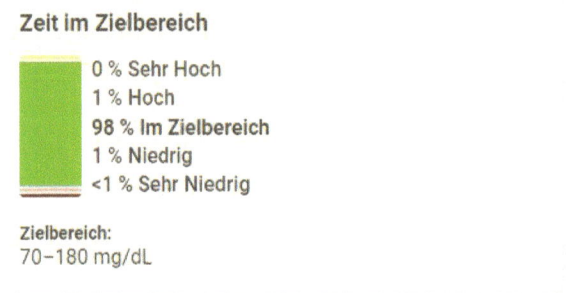

Abbildung 1: Zeit im Zielbereich

Diese Abbildung zeigt meine Zeit im BZ-Zielbereich in den letzten 90 Tagen (16.10.2025 bis 13.01.2026).

Quelle: CGM-System Dexcom G7 (Dexcom 2026).

Zum Vergleich: Angestrebt wird in der Therapie des Typ-1-Diabetes im Allgemeinen eine Zeit im Zielbereich von 70%. Meine Zeit im Zielbereich übertrifft die Erwartungen also deutlich.

1.3. Weitere Ergebnisse

Sehr wenig Über- oder Unterzuckerungen: Im Gegensatz zu vielen Patient:innen, von denen ich unter anderem in den Diabetes-Praxen erfahren habe, leide ich weder an Über- noch an Unterzuckerungen. Beide sind bei mir selten und, wenn sie überhaupt vorkommen, fast immer nur schwach ausgeprägt (siehe auch Abbildung 1).

Mein Diabetologe hat berichtet, dass BZ-Werte ≤ 55 mg/dl maximal 5% der Zeit vorkommen sollten. Wie die CGM-Daten zeigen, kommen solche BZ-Werte bei mir weniger als 1% der Zeit vor, so dass auch dieses Ziel sehr deutlich erfüllt ist.

Schwere Unterzuckerungen (z.B. Krämpfe, Bewusstseinsverlust oder Notwendigkeit von Hilfe durch andere) habe ich schon seit Jahrzehnten kein einziges Mal erlebt.

Weitgehend stabiler BZ-Verlauf: Wie man in Abbildung 2 sehen kann, liegt mein BZ-Spiegel zu jeder Tageszeit fast immer im Zielbereich, und meist auch sehr deutlich darin.

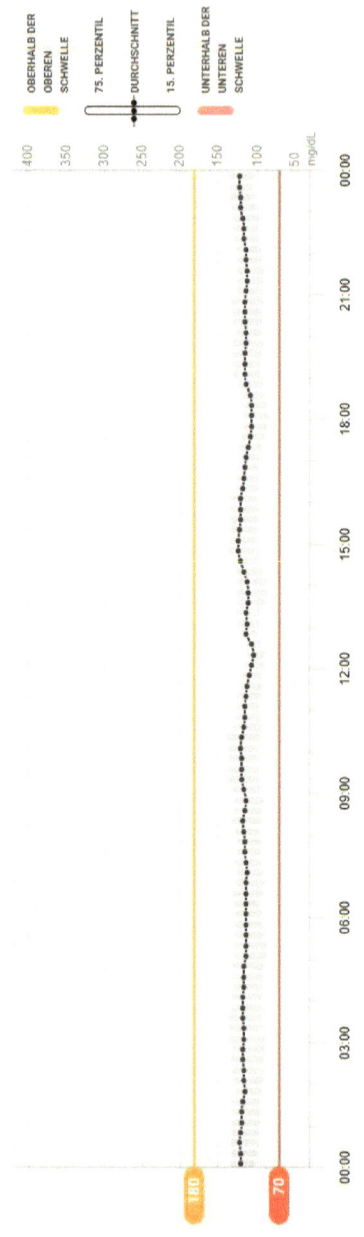

Abbildung 2: BZ-Verlauf

Diese Abbildung zeigt meinen BZ-Spiegel im Tagesverlauf in den letzten 90 Tagen (16.10.2025 bis 13.01.2026), gemessen in mg/dl.

Quelle: CGM-System Dexcom G7 (Dexcom 2026).

Gesunder Insulinspiegel: Neben einer guten BZ-Einstellung ist auch ein gesunder Insulinspiegel wichtig, denn ungesund hohe Insulinspiegel können zu Übergewicht führen, auf Dauer die Wirksamkeit des Insulins verringern (d.h. Insulinresistenz begünstigen) und das Risiko für Herz-Kreislauf-Erkrankungen und Krebs erhöhen.[8] Durch Kohlenhydrat-moderate Ernährung sowie regelmäßige Bewegung und Sport brauche ich keine großen Insulinmengen, um den BZ gut und gesund einzustellen. Da ich seit vielen Jahren Typ-1-Diabetes habe, produziert mein Körper (nahezu) kein eigenes Insulin[9] und verwendet daher nur das von außen zugeführte Insulin. Die gesamte Menge, die ich einsetze, liegt durchschnittlich bei 21 I.E. pro Tag. Das ist deutlich im gesunden Bereich, denn eine gesunde Bauchspeicheldrüse produziert bis zu 40 I.E. pro Tag.[10] Mein Körpergewicht liegt mit ca. 64,5 kg (bei einer Körpergröße von 1,78 m) deutlich im Normalbereich für mein Geschlecht (männlich). (Siehe auch Kapitel 13 zum Thema gesunder Insulinspiegel beim Typ-1-Diabetes.)

Keine gesundheitlichen Probleme: Ich lebe seit über 30 Jahren täglich mit Diabetes Typ 1, habe aber keine Probleme damit. Mein Blutdruck ist gesund und eher niedrig (ich habe noch nie einen Blutdrucksenker benötigt oder verwendet). Meine Leber- und Nierenwerte sind tadellos, und die Cholesterinwerte sind ebenfalls in Ordnung (Cholesterinsenker habe

---

[8] Vgl. z.B. Meyer, Rüdiger (2022); Scholl, Johannes (2024), S. 11; Scholl, Johannes (2025), S. 9.

[9] Das bestätigen auch die Erfahrung mit den BZ-Daten und ein C-Peptid-Test (vgl. Kapitel 2).

[10] Vgl. Ballani et al. (2006).

ich noch nie eingesetzt). Ich habe keine Probleme mit der Sehfähigkeit.[11] In der Präventivmedizin wird empfohlen, (zusätzlich zu anderen Vorsorgeuntersuchungen) alle fünf bis zehn Jahre (bei Menschen mit Diabetes wohl besser alle fünf Jahre) den Zustand der Gefäße an der Halsschlagader von einer Kardiologin bzw. einem Kardiologen überprüfen zu lassen. Der Zustand meiner Gefäße entsprach bei der letzten Untersuchung (das war nach über 29 Jahren Diabetes) genau dem Durchschnitt meiner Altersgruppe für mein Geschlecht in der Gesamtbevölkerung. Auch sonst habe ich keine gesundheitlichen Probleme. Auf Grund der guten BZ- und Insulineinstellung, der gesunden Lebensweise, der guten Blutwerte und des guten allgemeinen Gesundheitszustands gehen weder die Ärzt:innen noch ich von einer problematischen Entwicklung in der Zukunft aus.

Keine schweren Einschränkungen im Alltag: Das Diabetes-Management kostet zwar einen gewissen Aufwand, aber nicht in dem Maße, dass dadurch mein sonstiges Leben wesentlich eingeschränkt wäre. Ich kann erfahrungsgemäß ohne Problem in Vollzeit arbeiten (was ich auch aktuell tue und den größten Teil der letzten zwei, vier und sechs Jahre getan habe). Außerdem treibe ich regelmäßig Sport, gehe regelmäßig spazieren, gehe weiteren Hobbys nach (die weit über den Diabetes hinausgehen), wandere gern, unternehme regelmäßig Reisen und treffe gern Leute. Auch während einer Liebesbeziehung konnte ich zum größten Teil und ohne Probleme

---

[11] Ich habe eine normale Kurzsichtigkeit, die durch Brille ausgeglichen wird. Tests beim Optiker und Augenarzt bestätigen, dass meine Sehfähigkeit mit Brille ca. 100% beträgt.

das hier beschriebene Diabetes-Management umsetzen und die oben genannten Ergebnisse erreichen (inkl. HbA1c-Werten deutlich unter 6,5%).[12]

2. Hintergrund: Mein Weg zu einem erfolgreichen Diabetes-Management

Mein relativ großer Erfolg mit der Therapie des Typ-1-Diabetes (siehe Kapitel 1) ist das Ergebnis eines kontinuierlichen Prozesses. Damit Sie sich einen Eindruck davon machen können, auf welche Weise ich meine Erkenntnisse erlangt und meine Fortschritte erreicht habe, fasse ich hier kurz den Weg, den ich dafür zurückgelegt habe, zusammen.

Im Jahr 1994, als ich sechs Jahre alt war, trat die Krankheit – wie üblich – sehr plötzlich auf. Nach einer Viruserkrankung hatte ich auf einmal ständig Durst und musste sehr häufig Wasser lassen. Im Verlauf der Zeit verlor ich (als bis dahin normalgewichtiges Kind) außerdem stark an Gewicht, und kurz vor der Diagnose ließ auch die Sehfähigkeit stark nach.

Als ich letztlich zum Arzt gebracht wurde, erkannte dieser sofort den Typ-1-Diabetes und ließ mich ins Kinderkrankenhaus Park Schönfeld in Kassel bringen. Dort wurde ein extrem erhöhter BZ-Spiegel (in der Größenordnung von 800 oder 1.000 mg/dl) gemessen und ein Typ-1-Diabetes

---

[12] Die Beziehung hat aus anderen, nicht gesundheitsbezogenen Gründen nicht dauerhaft funktioniert.

diagnostiziert.[13] Die Insulintherapie wurde sofort begonnen, und ich erlangte meine Sehfähigkeit vollständig zurück.

Trotzdem lief in den ersten Jahren und Jahrzehnten nicht immer alles rund. Meine Situation war damals häufig vergleichbar mit der von vielen anderen Patient:innen. Ohne Insulinpumpe hatte ich oft HbA1c-Werte um oder knapp über 7,0%, einmal (in der Pubertät) sogar einen klar erhöhten Wert von 8,1%. Insbesondere BZ-relevante hormonelle Veränderungen in der zweiten Nachthälfte (das sogenannte Dawn-Phänomen) machten die Einstellung in dieser Zeit schwierig. Daraufhin bekam ich erstmals eine Insulinpumpe, durch welche die BZ-Regulation deutlich besser gelang.

Durch verschiedene weitere Maßnahmen konnte ich meine Ergebnisse verbessern und auf das heutige – für eine Person mit Typ-1-Diabetes sehr gute – Niveau bringen. Vor allem durch die folgenden Maßnahmen habe ich entscheidende Erkenntnisse gewonnen:

- tägliche Beschäftigung und Erfahrung mit meinen BZ- und Insulindaten;

---

[13] Später wurde durch einen C-Peptid-Test zusätzlich bestätigt, dass mein Körper tatsächlich (nahezu) kein Insulin produziert. Dieser Test wurde in 2026 vom Diabetologen durchgeführt und mit diesem besprochen. Der C-Peptid-Wert ist ein Indikator für die Körper-eigene Insulinproduktion. Er liegt bei mir nach dem Frühstück (mit Kohlenhydraten) bei 0,05 ng/ml, während der Normbereich (für Menschen ohne Diabetes) bei 0,81 bis 3,85 ng/ml liegt. Wie der Diabetologe bestätigt hat, belegen diese Daten, dass keine relevante Körper-eigene Insulinproduktion vorliegt, was typisch für einen (mittlerweile langjährigen) Typ-1-Diabetes ist.

- weitgehende Dokumentation der relevanten Daten (z.B. Kohlenhydratmengen, Bewegung und Sport sowie Insulinmengen[14]);

- sehr regelmäßige Auswertung meiner Daten (in den letzten Jahren alle zwei Wochen);

- regelmäßige Gespräche mit Ärzt:innen (v.a. Fachärzt:innen für Innere Medizin mit Schwerpunkt Diabetologie) und zertifizierten Diabetesberater:innen im Klinikum, in Arztpraxen oder in diabetologischen Schwerpunktpraxen; bei Bedarf auch Gespräche mit zuständigen Mitarbeiter:innen der Hersteller von Medizintechnik;

- Absolvieren von Schulungen zum Themenbereich beim diabetologischen Fachpersonal und bei zuständigen Mitarbeiter:innen von Herstellerfirmen;

- Recherchieren und Lesen über das Thema;

- Austausch mit interessanten Personen (inkl. Mediziner:innen und Medizinstudent:innen) bei entsprechenden Gelegenheiten;

- kontinuierliche Anfertigung von Dokumenten und Notizen (v.a. Tabellenkalkulations- und Text-Dateien), um den Überblick über mein Diabetes-Management zu behalten, einen konstruktiven und effizienten Austausch mit dem diabetologischen Fachpersonal zu ermöglichen

---

[14] Da ich ein CGM-System nutze, werden BZ-Daten darüber automatisch gespeichert.

und ggf. auch andere Patient:innen unterstützen bzw. mich mit ihnen austauschen zu können.[15]

Dabei war und bin ich von dem Anspruch und der Leidenschaft getrieben, gesund und gut zu leben. Wie bereits erwähnt, wurde der Prozess günstig begleitet vom zunehmenden medizinischen und technischen Fortschritt – z.B. der Verfügbarkeit von Insulinpumpen (vgl. Kapitel 5) und CGM-Systemen (vgl. Kapitel 9).

Wenn ich auf mein bisheriges Leben mit Diabetes Typ 1 zurückblicke, dann schätze ich, dass der Gesamtaufwand, den ich in den Umgang und die Beschäftigung mit dem Diabetes investiert habe, durchschnittlich bei ca. einer Stunde pro Tag liegt (die Erstellung dieses Buches ist dabei *nicht* eingerechnet). Summiert über meine mehr als 30 Jahre mit Diabetes ergibt sich daraus ein aktueller Erfahrungsschatz von über 10.950 Stunden.

Wie im Vorwort beschrieben, habe ich dieses Buch auch und insbesondere deshalb erstellt, damit andere interessierte Patient:innen die Fortschritte, die ich mir erarbeitet habe, schneller und einfacher machen können.

---

[15] Bei Interesse finden Sie solche Excel-Dateien als Vorlagen mit Beispielen auf der Website zum Buch (https://t1dhealth.wordpress.com). Ansonsten können Sie mich kontaktieren (siehe E-Mail-Adresse am Ende des Buches).

3. Zielgruppe dieses Buches

Die Hinweise in diesem Buch richten sich an Menschen mit **Diabetes Typ 1**, die bereits ein grundlegendes Verständnis vom Typ-1-Diabetes und seiner Therapie besitzen und die ihr Diabetes-Management verbessern wollen. Es handelt sich *nicht* um eine Einführung für Personen, die noch keine Vorkenntnisse besitzen oder am Anfang ihrer Behandlung stehen. Auf Grundlagen – zum Beispiel was Typ-1-Diabetes ist, was ein Insulin-Bolus ist, was ein Basalinsulin (oder bei Insulinpumpen: eine Basalrate) ist, dass und wie Kohlenhydrate (KH) grundsätzlich mit Insulin reguliert werden und wie Sie prinzipiell auf niedrige oder hohe BZ-Werte reagieren – gehe ich *nicht* ausführlich ein, denn ich gehe davon aus, dass Sie solche Informationen bereits erhalten haben. Solche Grundlagen werden unter anderem in entsprechenden Abteilungen von Kliniken und in diabetologischen Schwerpunktpraxen standardmäßig unterrichtet. Ich konzentriere mich in diesem Buch stattdessen vor allem auf fortgeschrittene Aspekte, die ich *nach* den Einführungsschulungen gelernt bzw. erarbeitet habe und die das Diabetes-Management verbessern können.

Ich gehe in diesem Buch von Patient:innen aus, deren Körper **kein** (oder nahezu kein) **eigenes Insulin** produziert. Diese Bedingung ist bei Menschen mit Typ-1-Diabetes meist erfüllt – insbesondere dann, wenn der Typ-1-Diabetes schon seit Jahren besteht.[16]

---

[16] Vgl. z.B. Cnop et al. 2005; DiMeglio et al. 2018.

Während einige Hinweise für alle Menschen mit Typ-1-Diabetes relevant sein können, ist ein Teil nur mit **Insulinpumpe** ohne Weiteres umsetzbar. Das Buch richtet sich daher vor allem an Nutzer:innen von Insulinpumpen.

Sie müssen nicht unbedingt eine kontinuierliche Glukosemessung (**CGM**) einsetzen, um von diesem Buch sinnvoll Gebrauch zu machen. Es gibt aber einige Aspekte, die mit CGM besser umsetzbar sind. Nutzer:innen einer Insulinpumpe, die zugleich CGM nutzen, können einige Hinweise also besonders gut umsetzen.

In diesem Buch wird *nicht* davon ausgegangen, dass Ihre Insulinpumpe mit einem CGM-System verbunden ist und auf dieser Grundlage automatisierte Insulinabgaben einsetzt (d.h. „Closed Loop"- bzw. Automatik-Modus im Rahmen eines „automated insulin delivery" (AID)-Systems). Ich habe mich gegen den Einsatz eines AID-Systems entschieden, denn die Ergebnisse, die ich mit manueller Regulation erreiche, sind besser als die Ergebnisse, die mit AID (nach allem, was ich darüber recherchiert und erfahren habe) im Allgemeinen erreicht werden. Wenn Sie ein AID-System nutzen, können Sie den Automatik-Modus bei Bedarf (und in Rücksprache mit dem behandelnden diabetologischen Fachpersonal) abschalten und durch eine manuelle Regulation ersetzen. (Siehe Kapitel 11 für nähere Hinweise und Begründungen zu diesem Themenbereich.) Doch auch wenn Sie einen Automatik-Modus einsetzen, können Sie von diesem Buch sinnvoll Gebrauch machen. Nicht alle, aber einige der Hinweise lassen sich auch im Automatik-Modus anwenden. Insbesondere die Teile I, III und IX des Buches sowie außerdem die Kapitel 6–

8, 11, 18–20, 29 und 32 – aber auch einige der Hinweise in anderen Kapiteln – können (größtenteils) auch für Automatik-Nutzer:innen relevant sein. Teil VI hat im Automatik-Modus keine Relevanz.

Dieses Buch richtet sich *nicht* an Personen, die möglichst wenig mit ihrem Diabetes zu tun haben wollen und/oder eine starke Abneigung gegen das Rechnen haben. Zwar richte ich mich – wie es auch bei Diabetolog:innen und Diabetesberater:innen üblich ist – an dem Ziel aus, dass ein gutes Diabetes-Management auch praktikabel umsetzbar sein und das Leben nicht unnötig einschränken sollte. Doch ganz ohne Aufwand und ohne Rechnen kommen die hier beschriebenen Ansätze nicht aus. Es werden also eine überdurchschnittliche Motivation und die Bereitschaft, zumindest ein wenig zusätzliche Zeit zu investieren, vorausgesetzt.

4. Hinweise zur Nutzung dieses Buches

Bitte verstehen Sie dieses Buch *nicht* als einen Ersatz für die Beratung durch Ärzt:innen, zertifizierte Diabetesberater:innen und Herstellerfirmen. Sondern dieses Buch dient lediglich der **Ergänzung** für Personen, die ihr Typ-1-Diabetes-Management verbessern wollen. Wenn Sie Diabetes haben, sollten Sie also in jedem Fall auch regelmäßig ärztlichen Rat einholen. Ich empfehle Menschen mit Typ-1-Diabetes, sich an Fachärzt:innen für Innere Medizin mit Schwerpunkt Diabetologie (und deren Teams) zu wenden, z.B. in Kliniken, entsprechenden Arztpraxen oder diabetologischen Schwerpunktpraxen. Dieses Buch können Sie ergänzend hinzuziehen, um Ihr Diabetes-Management weiter zu verbessern.

Dieses Buch enthält **optionale Hinweise** für ein fortgeschrittenes Typ-1-Diabetes-Management, das über die allgemeinen Anforderungen der Therapie hinausgeht und der zusätzlichen Verbesserung dient. Wenn Sie dieses Buch nutzen, müssen Sie also nicht alles zu 100% umsetzen. Sofern Sie die Anforderungen Ihrer Ärztin bzw. Ihres Arztes einhalten, können Sie auf fortgeschrittene Dinge verzichten, die Ihnen zu viel sind, für Sie nicht umsetzbar sind oder bei Ihnen nicht gut funktionieren. Sie können sich aus diesem Buch das herausgreifen, was für Sie sinnvoll und machbar ist.

Die Hinweise aus diesem Buch basieren zu einem erheblichen Teil auf meiner **eigenen Erfahrung** als Patient, der seit Jahren (in Zusammenarbeit mit Diabetolog:innen und Diabetesberater:innen) ein erfolgreiches Typ-1-Diabetes-Management umsetzt. Da sich Menschen und ihre Körper und Lebensweisen voneinander unterscheiden, sind nicht alle Hinweise unbedingt 1:1 auf alle Menschen mit Typ-1-Diabetes übertragbar. Zwar habe ich keinen Grund zu der Annahme, dass einige der Hinweise nur für mich allein relevant wären. Auch die Rückmeldungen aus den Diabetes-Praxen, meine Recherchen und die Rückmeldungen zu früheren Auflagen dieses Buches sprechen dafür, dass die zugrunde liegenden Mechanismen (die z.B. bestimmte BZ-Effekte erzeugen) eher allgemein sind und dass die vorgeschlagenen Management-Prinzipien für hinreichend motivierte Patient:innen grundsätzlich anwendbar sind. Trotzdem ist nicht sicher, dass alles, was bei mir gut funktioniert, auch bei Ihnen gut funktioniert. Mein Vorschlag ist, dass Sie sich bei Interesse die praktischen Hinweise in diesem Buch genau ansehen, vorsichtig ausprobieren und – insbesondere in Zweifelsfällen – in Rücksprache mit dem diabetologischen Fachpersonal, das Sie behandelt, vorgehen.

Meine Bemerkungen zu Krankenkassen und dem medizinischen System basieren auf meiner Erfahrung in **Deutschland**. Es kann sein, dass es in anderen Ländern Unterschiede gibt.

Ich habe dieses Buch nach meinem besten Wissen und Gewissen erstellt. Ich denke, dass viele motivierte Patient:innen damit ihre Gesundheit verbessern können, dass dieses Buch zu einer (sehr) guten Diabetes-Einstellung beitragen kann und dass bei einer solchen Einstellung (sehr) gute Chancen für eine dauerhaft gute Gesundheit und ein gutes Leben mit Typ-1-Diabetes bestehen. Ich kann jedoch **keine Garantie oder Gewähr** übernehmen. Die Verantwortung für Ihre Gesundheit tragen als (erwachsene:r) Patient:in Sie selbst bzw. Ihre behandelnde Ärztin oder Ihr behandelnder Arzt. (Und natürlich bedeutet ein gesundes Leben mit Typ-1-Diabetes *nicht*, dass Sie kein Insulin zuführen müssten. Selbstverständlich müssen Menschen mit Typ-1-Diabetes das fehlende Körpereigene Insulin zuführen, um den BZ-Spiegel zu regulieren.)

Die **Quellen**, die ich für den Text verwendet habe, sind jeweils in der Fußnote (bzw. unter der jeweiligen Abbildung oder Tabelle) in Kurzform angegeben. Die zugehörigen vollständigen Quellenangaben finden Sie im Quellenverzeichnis.

Ich habe mehrere **Excel-Dateien** erstellt, um ein fortgeschrittenes Management des Typ-1-Diabetes, wie es in diesem Buch beschrieben wird, genau und effizient umzusetzen. Wenn Sie solche Dateien als Vorlagen mit Beispielen nutzen möchten, können Sie diese über die folgende Website herunterladen:

https://t1dhealth.wordpress.com

An den entsprechenden Stellen des Buches wird in der Fußnote auf die jeweilige Datei in der Website verwiesen.

Ansonsten – sowie bei Fragen, Hinweisen oder Verbesserungsvorschlägen – können Sie mich gern per E-Mail **kontaktieren** (siehe Ende des Buches).

II. Umgang mit technischen Hilfsmitteln und Insulintypen

Da beim Typ-1-Diabetes die Insulin-produzierenden Zellen fehlen, ist es entscheidend, das fehlende Körper-eigene Insulin durch von außen zugeführtes Insulin zu ersetzen und damit den Blutzucker (BZ)-Spiegel möglichst gesund einzustellen. Bei der guten BZ- und Insulineinstellung können auch technische Hilfsmittel – wie Insulinpumpen und kontinuierliche Glukosemessung (CGM) – deutlich helfen. Dieser Teil des Buches beschäftigt sich daher mit technischen Hilfsmitteln und Insulintypen.

5. Empfehlung der Insulinpumpentherapie

In diesem Kapitel beschreibe ich Vorteile von Insulinpumpen in der Therapie des Typ-1-Diabetes, gehe darauf ein, weshalb mögliche Bedenken eher unbegründet sind, und gebe zuletzt Hinweise, wie Sie als Patient:in eine Insulinpumpe erhalten können. Meine Ausführungen basieren vor allem auf meiner eigenen Erfahrung mit der Nutzung von Insulinpumpen. Diese umfasst mehr als 20 Jahre und hält weiter an. Ich habe in dieser Zeit auch Schulungen zum Thema besucht und mich regelmäßig mit dem diabetologischen Fachpersonal – sowie bei Bedarf mit Herstellerfirmen – ausgetauscht.

5.1. Vorteile von Insulinpumpen

Auf Grund meiner Erfahrung empfehle ich Menschen mit Typ-1-Diabetes – sofern keine besonderen Gründe dagegen sprechen – die Nutzung einer Insulinpumpe. Ich habe damit meine Langzeit-BZ-Werte (HbA1c) schon vor über 20 Jahren frühzeitig und dauerhaft senken und die BZ-Stabilität sowie Lebensqualität erhöhen können.

Ein wesentlicher Vorteil von Insulinpumpen besteht darin, dass die Insulin-**Basalrate** (d.h. die Grundrate, die unabhängig vom Essen abgegeben wird) für jede einzelne Stunde des Tages programmiert werden kann. Damit kann die Insulinabgabe genauer an den jeweiligen Bedarf angepasst werden.

Bei mir war es zum Beispiel vor allem seit der Pubertät so, dass mein Insulinbedarf in der zweiten Hälfte der Nacht angestiegen ist (Dawn-Phänomen). Mit einem Basalinsulin, das am Abend mit einem Pen abgegeben wird, ließ sich dieser Bedarf nicht passgenau decken: Das (damalige) Basalinsulin hatte die stärkste Wirkung etwa in der Mitte der Nacht; ich brauchte die Wirkung aber vor allem zu einem späteren Zeitpunkt, in der zweiten Nachthälfte. Wenn ich die Dosis heraufsetzte, kam es in der Mitte der Nacht zur Unterzuckerung, weil zu dieser Zeit zu viel Insulin wirkte. Nachdem ich die Dosis so absenkte, dass keine Unterzuckerung auftrat, kam es in der zweiten Nachthälfte – bis zum Morgen – zu einer Überzuckerung, weil zu dieser Zeit nur noch zu wenig wirkte. So stieg der HbA1c-Wert zwischenzeitlich auf 8,1%, und ein angenehmer Schlaf war es auch nicht. Die Diabetologin verschrieb mir deshalb eine Insulinpumpe, mit der das Problem schnell gelöst und meine Schlafqualität verbessert wurde. Meine HbA1c-Werte sanken allein in Folge der Insulinpumpe bereits um etwa 1 Prozentpunkt.

Ein weiterer Vorteil ist, dass die Basalrate von Insulinpumpen – wie man unter anderem in den entsprechenden Schulungen lernt – **kontinuierlich** abgegeben wird. Sie wird zum Beispiel auf zwölf kleine Dosen pro Stunde aufgeteilt.

➤ Beispiel: Die Basalrate beträgt 0,6 I.E. in einer Stunde. Somit wird alle fünf Minuten eine sehr kleine Insulinmenge von 0,6 I.E. ÷ 12 = 0,05 I.E. abgegeben.

Dabei wird ein schnell wirkendes Insulin verwendet. Die kontinuierliche Abgabe imitiert den nicht-diabetischen menschlichen Körper und führt zu einer besonders gleichmäßigen Insulinwirkung.

Mit Insulinpumpen ist auch das Anlegen verschiedener **Basalraten-Profile** möglich, zum Beispiel um sich optimal auf verschiedene Schlafzeiten einzustellen (vgl. Kapitel 27). Man kann zudem die Basalrate für bestimmte Zeiträume vorübergehend anpassen (**temporäre Basalrate**), zum Beispiel um die Nachwirkung von körperlicher Aktivität auszugleichen (vgl. Kapitel 30). So große Flexibilitäten bestehen beim Basalinsulin, das mit Pen abgegeben wird, jeweils nicht. Außerdem sind mit Insulinpumpen **verzögert abgegebene Insulin-Boli** möglich, was zum Beispiel für die Regulation von Fetten und Proteinen – diese wirken sehr langsam auf den BZ – genutzt werden kann (vgl. Kapitel 21). Auch das ist mit einem Pen so nicht möglich.

Um mehr über die Vorteile von Insulinpumpen zu erfahren, können Sie sich bei Bedarf und Interesse auch gern auf den Seiten der Herstellerfirmen und bei dem für Sie zuständigen diabetologischen Fachpersonal informieren.

5.2. Keine Angst vor technischen Defekten

Die Bedenken, die manche Menschen im Hinblick auf Insulinpumpen haben, sind nach meiner Erfahrung eher unbegründet. Eine Sorge mancher Menschen ist, dass eine Abhängigkeit von der Technik bestehe und bei einem technischen Defekt Probleme aufträten. Diese Sorge kann aber weitestgehend entkräftet werden.

Denn erstens haben zugelassene Insulinpumpen im Allgemeinen ein hohes Maß an Zuverlässigkeit. Zweitens erkennen Insulinpumpen häufig selbst, wenn ein Defekt besteht, und warnen den Nutzer rechtzeitig. Drittens wird bei einem dauerhaften technischen Defekt – je nach Hersteller – im Allgemeinen sehr schnell und kostenfrei eine Ersatzpumpe zugesandt.

Viertens führt auch eine Unterbrechung der Insulinabgabe bei einem technischen Defekt nicht sofort zu einem Problem, da ein Teil des zuvor abgegebenen Insulins im Körper weiterwirkt. In Insulinpumpen wird meist ein schnell wirkendes Analoginsulin (z.B. Humalog oder das noch etwas schnellere Lyumjev) eingesetzt. Wie ich unter anderem bei zertifizierten Diabetesberater:innen in Schulungen gelernt habe, wird bei schnell wirkenden Analoginsulinen allgemein davon ausgegangen, dass das Insulin nach Abgabe über drei Stunden verteilt wirkt. Meine Erfahrung mit BZ- und Insulindaten steht damit im Einklang – insbesondere bei kleinen Abgabemengen, wie es bei der Basalrate jeweils der Fall ist (größere Boli wirken bekanntermaßen und erfahrungsgemäß sogar noch länger). Zwar wirkt Lyumjev etwas schneller als Humalog, aber auch bei Lyumjev kann erfahrungsgemäß – bei kleinen Abgabemengen – von einer Gesamtwirkungszeit von ca. drei Stunden ausgegangen werden. (Siehe Kapitel 7 für nähere Angaben zur Insulinwirkung.)

Das heißt: Wenn die Insulinabgabe durch einen Defekt unterbrochen wird, ist noch etwa drei Stunden lang ein Teil von dem zuletzt abgegebenen Insulin im Körper. Daher tritt ein absoluter Insulinmangel nicht so schnell ein. Meine Erfahrung bestätigt, dass bei einem Defekt, der die Insulinabgabe unterbricht, zunächst nur ein langsamer Anstieg des BZ-Spiegels auftritt. Auf Grund dieser Zusammenhänge – und im Einklang mit der Einschätzung des Diabetologen, mit dem ich darüber gesprochen habe – gehe ich davon aus, dass man im Notfall eine Unterbrechung der Insulinabgabe für ca. eine Stunde akzeptieren kann, ohne irgendwelche ernsthaften Probleme mit dem BZ-Spiegel zu bekommen. Man hat im Notfall also Zeit, um zu reagieren. (Hinweise zum Einsatz von Korrektur-Insulin nach einem technischen Defekt finden Sie in Kapitel 34.)

Fünftens – und das ist wohl am wichtigsten – kann und sollte man als Insulinpumpenträger:in immer auch Materialien besitzen, die einen geeigneten Umgang mit technischen Defekten ermöglichen; und wenn man sich nicht in unmittelbarer Nähe des Zuhauses befindet, sollte man solche Materialien mit sich führen. Dazu gehören zum einen ausreichende

Ersatzmaterialien für die Insulinpumpe (z.B. Kanülen) und zum anderen Materialien, die im Notfall einen (vorübergehenden) Umstieg auf die Pen-Therapie ermöglichen (z.B. Insulin-Pen mit entsprechenden Nadeln und Insulin-Patronen). Auf diese Weise hat man die Möglichkeit, im Notfall die Kanüle zu wechseln oder – wenn das Insulinpumpen-System völlig defekt ist – vorübergehend auf den Einsatz des Pens umzusteigen. (Für die Kühlung des Insulins siehe Kapitel 36.)

5.3. Vorübergehendes Ablegen der Pumpe möglich – Alternative: schlauchfreie Pumpe

Manchmal werden Bedenken geäußert, dass eine Insulinpumpe in bestimmten Situationen stören könnte (z.B. beim Baden, bei intensivem Sport oder im Rahmen der Sexualität). Auch diese Sorge ist nach meiner Erfahrung weitestgehend unbegründet.

Erstens stört auch eine Schlauch-Pumpe (d.h. eine Insulinpumpe, die über einen Schlauch mit der Kanüle, die das Insulin injiziert, verbunden ist) in vielen Alltagsbereichen nicht. Ich habe Schlauch-Pumpen meist in der Hosentasche getragen und hatte damit keine Probleme. Wenn bei bestimmten sportlichen Aktivitäten die Pumpe angestöpselt bleiben soll, aber nicht problemlos in der üblichen Form getragen werden kann, dann können z.B. hierfür verfügbare spezielle Tragetaschen verwendet werden. Im Rahmen einer vertrauten Sexualität – wenn die Wildheit keine extreme Ausmaße annimmt – ist es erfahrungsgemäß problemlos möglich, die Pumpe neben sich zu legen und dabei angeschlossen zu lassen.

Zweitens gibt es bei allen mir bekannten Schlauch-Pumpen die Möglichkeit, den Schlauch und die Insulinpumpe vorübergehend von der Kanüle abzustöpseln, die Pumpe also abzulegen. Es gibt verschiedene Möglichkeiten, zu vermeiden, dass dadurch ein Insulinmangel mit relevantem BZ-Anstieg entsteht. Diese Möglichkeiten beschreibe ich in Kapitel 8.

Drittens gibt es schlauchfreie Pumpen (Patch-Pumpen), die ohne Schlauch auskommen und stattdessen direkt am Körper befestigt sind. Sie sind dafür optimiert, in praktisch allen Situationen (einschließlich Duschen, Baden, Sport usw.) am Körper zu bleiben, und stören erfahrungsgemäß auch nicht im Rahmen der Sexualität. (Nähere Informationen zu diesen Pumpen finden Sie in Kapitel 6.)

5.4. Erhalt einer Insulinpumpe und Kostenübernahme durch Krankenkassen

Wenn die Insulinpumpentherapie für Sie interessant ist, wenden Sie sich bitte an Ihre Diabetologin bzw. Ihren Diabetologen oder an ihr/sein Team. Sie können diesen Personen auch ein von Ihnen gewünschtes Modell vorschlagen und/oder sich entsprechend beraten lassen.

Leider habe ich immer wieder erfahren, dass es (je nach Bundesland) Probleme mit der Übernahme der Kosten für die Insulinpumpentherapie durch (gesetzliche) Krankenkassen geben kann. Mein Vorschlag ist, sich auch hierfür an das diabetologische Fachpersonal zu wenden, damit diese ein Gutachten erstellen können, mit dessen Hilfe man als Patient hoffentlich eine Insulinpumpe erhält. Bei mir hat dieser Ansatz funktioniert. (Ich musste auch umfangreiche Dokumentationen über meine BZ-Werte und Insulinabgaben einreichen, aber das war kein Problem, da ich solche Dokumentationen ohnehin immer geführt habe, um die Daten auswerten und besprechen zu können.)

6. Vor- und Nachteile von Patch-Pumpen

Nach der möglichen Entscheidung für die Insulinpumpentherapie stellt sich die Frage nach dem gewünschten Typ bzw. Modell der Insulinpumpe. Wie in Kapitel 5.3 bereits erwähnt, können grundsätzlich zwei Typen unterschieden werden:

- **Schlauch-Pumpen**: Die Insulinpumpe ist über einen Schlauch mit der Kanüle, die das Insulin injiziert, verbunden. In dem Schlauch wird das Insulin zur Kanüle transportiert.

- **Schlauchfreie Pumpen (Patch-Pumpen)**: Die Insulinpumpe (z.B. Pod) kommt ohne Schlauch aus und haftet stattdessen direkt am Körper. Sie wird vom Nutzer durch ein kleines, Handy-ähnliches Gerät (z.B. Personal Diabetes Manager = PDM) ferngesteuert.

Ein Beispiel für eine Patch-Pumpe ist OmniPod Dash (der Nachfolger von OmniPod). Ein weiteres Beispiel ist OmniPod 5, die mit einem CGM-System verbunden werden und auf dieser Grundlage automatisierte Insulinabgaben durchführen kann (vgl. zu diesem Thema Kapitel 11).[17]

In diesem Kapitel beschreibe ich einige Vor- und Nachteile von Patch-Pumpen im Vergleich zu Schlauch-Pumpen. Die Beschreibung basiert auf meiner eigenen Erfahrung, Schulungen und Gesprächen mit diabetologischem Fachpersonal und Herstellerfirmen sowie regelmäßigem Austausch mit anderen Patient:innen. Ich nutze seit ca. acht Jahren eine Patch-Pumpe (zuerst OmniPod, seit einigen Jahren OmniPod Dash); meine Beschreibungen zu Patch-Pumpen beziehen sich daher vor allem auf diese Modelle. Davor habe ich über viele Jahre, zwischen 2002 und 2017, Schlauch-Pumpen eingesetzt.

6.1. Vorteile von Patch-Pumpen

- **Keine Unterbrechung der Insulinabgabe**: Wie in Kapitel 5.3 bereits erwähnt, gibt es Situationen, in denen eine Schlauch-Pumpe so stark stört, dass die Nutzerin oder der Nutzer sie vorübergehend ablegen möchte. Dann ist die Insulinabgabe unterbrochen und sollte ausgeglichen werden (vgl. Kapitel 8). Dieses Problem gibt es bei Patch-Pumpen nicht, da sie ohne Schlauch auskommen und einfach kontinuierlich am Körper bleiben – auch beim Duschen, Baden, Sport usw. Dadurch wird die Insulinabgabe nicht unterbrochen. Da die am Körper haftende Pumpe (der Pod) ziemlich klein und leicht ist, stört sie in den allermeisten Fällen nicht. Der Pod ist auch

---

[17] Für einen Überblick über aktuell verfügbare Insulinpumpen-Modelle siehe z.B. Mediq (2025).

stabil genug, um bei Belastungen am Körper haften zu bleiben (ich teile die Empfehlung einer Diabetesberaterin, den Pod zusätzlich mit einem Kinesio-Tape am Körper zu befestigen). Ich habe die Patch-Pumpe auch beim Joggen getragen und trage sie unter anderem beim Kraft-Ausdauer-Training; es ist extrem selten, dass dadurch Probleme aufgetreten sind (und wenn es doch passiert ist, konnte ich den Pod einfach wechseln und vom Hersteller kostenfrei einen Ersatz-Pod bekommen, damit der Quartalsbedarf weiterhin gedeckt ist).

- **Kein Abreißen des Schlauchs möglich**: Bei Schlauch-Pumpen gibt es prinzipiell das Risiko, dass man irgendwo mit dem Schlauch hängenbleibt und dieser (und/oder die Kanüle) dabei abreißt. Dann muss ggf. die Kanüle gewechselt werden. Mir persönlich ist das nur extrem selten passiert, weil ich die Pumpe so getragen habe, dass der größte Teil des Schlauchs unter der Kleidung war. Ich habe aber von Patient:innen gehört, die dieses Problem häufiger haben. Bei einer Patch-Pumpe besteht dieses Risiko nicht, weil kein Schlauch benötigt wird.

- **Keine Verstopfung des Schlauchs möglich**: Bei Schlauch-Pumpen kann es vorkommen, dass der Schlauch verstopft. Normalerweise wird das durch einen Alarm bekanntgegeben. Bei einem solchen Verstopfen kann es ebenfalls zu einer Unterbrechung der Insulinabgabe kommen und der Schlauch muss ausgewechselt werden. Da ich selbst seit ca. acht Jahren keine Schlauch-Pumpe mehr einsetze, kann ich nicht genau sagen, inwieweit dieses Problem bei den heutigen Modellen noch auftritt. Damals kam es durchaus vor, bei mir allerdings nur ziemlich selten. (Ich habe immer darauf geachtet, die Schlauch- und Kanülenwechsel in der Häufigkeit und in der Weise durchzuführen, wie es vom Hersteller vorgesehen ist.) Mit Patch-Pumpen hat man dieses Problem auf jeden Fall nicht, da es keinen Schlauch gibt.

Trotzdem können natürlich auch Patch-Pumpen – wie andere technische Geräte – einen technischen Defekt haben. Bei OmniPod (bzw. OmniPod Dash) wird dies zum Beispiel durch einen durchgehenden Pieps-Ton angezeigt. Auch dann muss der Pod gewechselt werden. Bei mir ist dieser Fall sehr selten – und in den letzten Jahren nur ein einziges Mal – aufgetreten. (Ich hatte am Anfang einen solchen Defekt, als ich den Pod an der Rückseite des Oberarms getragen hatte. Seitdem trage ich ihn stattdessen am Rumpf, wodurch die Häufigkeit von technischen Defekten minimiert wurde. Siehe zu Tragestellen auch Abschnitt 6.2.)

- **Diskretion**: Je nachdem, in welcher Form eine Schlauch-Pumpe getragen wird, ist ggf. ist ein Teil des Schlauchs nach außen hin sichtbar. Wenn eine Nutzerin bzw. ein Nutzer das nicht wünscht, hat sie/er bei einer Patch-Pumpe den Vorteil, dass es keinen Schlauch gibt. (Der Pod selbst haftet direkt am Körper und ist durch die Kleidung hindurch meist nicht oder kaum erkennbar.)

6.2. Mögliche Nachteile von Patch-Pumpen

- **Begrenzte Insulinmenge**: Die von mir bisher genutzten Patch-Pumpen-Modelle (OmniPod und OmniPod Dash) können mit maximal 200 Insulineinheiten (I.E.) für drei Tage befüllt werden. Wenn man davon 10 I.E. als Reserve betrachtet, kann man täglich also maximal 190 I.E. ÷ 3 = 63 I.E. nutzen. Bei einer Kohlenhydrat-moderaten Ernährung in Kombination mit regelmäßiger Bewegung – beides ist ohnehin empfehlenswert (vgl. Kapitel 13 und Teil VII des Buches) – sollte diese Begrenzung für die meisten Menschen kein Problem sein, weil der Insulinbedarf dann im Allgemeinen recht niedrig ist. Zum Beispiel verwende ich durchschnittlich nur 21 I.E. pro Tag und muss den Pod daher bei weitem nicht mit der maximalen Menge befüllen. Wenn ein Patient jedoch Insulinmengen von über 63 I.E. pro Tag benötigt, kommen die beschriebenen Patch-Pumpen vermutlich nicht infrage.

- **Begrenzte Verschreibung von Pods**: Zumindest bei den OmniPod-Modellen erhält man üblicherweise 30 Pods pro Quartal (in einem der Quartale können es auch 40 Pods sein, d.h. insgesamt 120 bis 130 Pods pro Jahr). Jeder Pod muss also für drei Tage getragen werden. Dieser Zeitraum ist relativ lang, denn es kann (vereinzelt) vorkommen, dass das Gewebe schon vorher erschöpft und das Insulin nicht mehr so gut aufnehmen kann. Ich habe dies daran bemerkt, dass der BZ-Spiegel manchmal, nachdem ich einen Pod zwei bis 2,5 Tage getragen hatte, langsam anstieg und ich ihn korrigieren sowie größere

Insulinmengen einsetzen musste (z.B. +10% oder +20%, auch für die KE-Faktoren und die Menge des Korrektur-Insulins), um den BZ-Spiegel gut einzustellen. Erst nach einem Pod-Wechsel konnte ich dann jeweils wieder problemlos auf die üblichen Insulinmengen umstellen. Unter anderem die Diabetesberaterin, die zuständige Mitarbeiterin der Herstellerfirma und mehrere Fachpersonen, die Vorträge am Weltdiabetestag 2025 gehalten haben, haben dieses Phänomen bestätigt.[18]

Eine Möglichkeit, das Problem häufig zu verhindern, besteht nach meiner Erfahrung darin, den Pod an harten oder relativ harten Stellen zu platzieren, z.B. unter der Brust an einen Muskel oder die Rippen (an der Seite des Oberkörpers – unterhalb der Achsel – oder vorne; vgl. Abbildung 3). An solchen Stellen kann das Insulin offenbar besonders gut aufgenommen werden. (Diabetesberater:innen und mein Diabetologe haben bestätigt, dass die ausgewählte Stelle einen Unterschied dafür machen kann, wie das Insulin vom Gewebe aufgenommen wird; deshalb empfiehlt er, möglichst immer Stellen mit ähnlicher Beschaffenheit zu wählen.) Schmerzen entstehen dabei nach meiner Erfahrung normalerweise nicht: Nach einem kurzen Pieks fühle ich den Pod für den Rest der Nutzungszeit meist gar nicht. (Die Nadel wird nach dem Einsetzen automatisch zurückgezogen, so dass nur ein

---

[18] Das Phänomen wird durch Entzündungsprozesse im Gewebe um den Katheter herum erklärt (vgl. Hauzenberger et al. 2018).

schmaler, leichter Teflon-Katheter unter der Haut bleibt, durch den das Insulin injiziert wird.)

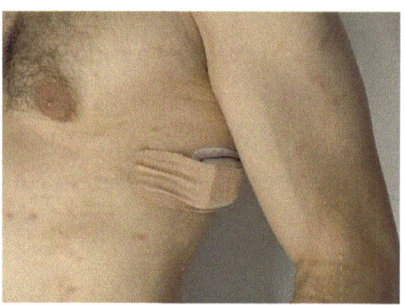

Abbildung 3: Beispiel für Positionierung des Insulin-Pods unter der Brust

Diese Abbildung zeigt eine Positionierung des OmniPod-Dash-Pods unterhalb der Brust (hier an der Seite des Oberkörpers – unterhalb der Achsel – und zusätzlich mit Kinesio-Tape befestigt).

Quelle: eigenes Foto.

Bei Patient:innen, die große Probleme mit frühzeitiger Gewebeerschöpfung haben, kann die Ärztin bzw. der Arzt ein Rezept für zusätzlichen Pod-Bedarf ausstellen, so dass jeder Pod z.B. nur für 2,5 Tage genutzt werden muss.

Bei Schlauch-Pumpen ist die Flexibilität diesbezüglich nach meiner Erfahrung größer: Stahlkatheter können alle zwei Tage gewechselt werden; bei Teflon-Kathetern ist eine Nutzungsdauer von drei Tagen vorgesehen, aber es ist im Vergleich zu OmniPod-Patch-Pumpen tendenziell einfacher möglich, eine größere Menge zu bekommen.

- **Gelegentlicher kurzer Piepston**: Auch ohne jeden Notfall gibt die Patch-Pumpe OmniPod Dash in bestimmten Situationen einen kurzen Piepston ab, der sich nicht abschalten lässt. Das ist zum Beispiel der Fall, wenn ein (Direkt-)Bolus (z.b. für Kohlenhydrate; KH) eingestellt wird, während noch ein früher eingestellter verzögerter Bolus (z.b. für Fette und Proteine) abgegeben wird. Auch wenn die Nutzer:in bzw. der Nutzer eine temporäre Basalrate oder einen verzögerten Bolus abbricht (zum Beispiel um diese jeweils umzustellen), ertönt zwangsläufig ein kurzer Piepston. (Beim Vorgänger-Modell gab es noch mehr solcher Piepstöne.) Ich empfinde solche Piepstöne als etwas störend, aber nicht als ernsthaftes Problem.

- **Mögliche Verbindungsprobleme**: Um Veränderungen in der Insulinabgabe einzustellen, muss der PDM mit dem Insulin-Pod kommunizieren. Wenn diese Kommunikation nicht funktioniert, dann meldet das der PDM. Meist genügt es dann, den PDM näher an den Pod heranzuführen und auszuwählen, dass der Vorgang wiederholt werden soll. In seltenen Fällen habe ich jedoch erlebt, dass weiterhin – auch bei unmittelbarer Nähe von PDM und Pod – keine Verbindung mehr hergestellt werden konnte. Dann genügt manchmal ein PDM-Neustart, um das Problem zu lösen.

In der Folge von Verbindungsproblemen kann es aber auch zu einem Systemfehler kommen. Daraufhin wird der Pod vom System deaktiviert und muss gewechselt werden. (Damit der Quartalsbedarf weiterhin gedeckt ist, sendet der Hersteller kostenfrei einen Ersatz-Pod zu.)

Allerdings treten Verbindungsprobleme (mit Systemfehler) nach meiner Erfahrung *nicht* auf, wenn der PDM während der Kommunikation mit dem Pod von Anfang an nah genug an diesen herangehalten wird, so dass schon beim ersten Versuch eine Verbindung hergestellt werden kann. Am sichersten ist, den PDM dabei möglichst direkt (d.h. in unmittelbarer Nähe) an den Pod zu halten.

Außerdem deutet meine Erfahrung darauf hin, dass Verbindungsprobleme (mit möglichem Systemfehler) etwas häufiger auftreten, wenn gleichzeitig zur PDM-Bedienung andere, nicht Diabetes-bezogene Geräte (z.B. kabelfreie Kopfhörer mit Handy oder Laptop) per Bluetooth miteinander kommunizieren; anscheinend kann es hierbei zur gegenseitigen Störung von Signalen kommen.[19] Es kann daher Sinn machen, darauf zu achten, dass während der Kommunikation zwischen PDM und Pod mögliche andere Bluetooth-Verbindungen unterbrochen oder deaktiviert sind, oder den PDM dabei besonders nah an den Pod zu halten. Ggf. kann auch die Kommunikation durch dicke Winterkleidung schwieriger sein, so dass es dann sicherer ist, den PDM für die Kommunikation mit dem Pod unter die Winterjacke zu halten. Durch diese Maßnahmen lässt sich das Problem nach meiner Erfahrung erfolgreich vermeiden.

---

[19] Der Hersteller hat in einem Telefonat bestätigt, dass dies eine mögliche Ursache des Problems ist.

- **Keine Übernahme der gesetzlichen Zuzahlungen:**
Im Mai 2024 wurde ich vom Vertreiber (DiaExpert,
heute Mediq) meiner Patch-Pumpe (OmniPod Dash)
darüber informiert, dass er die Kosten für die gesetzlichen Zuzahlungen nicht mehr übernimmt. Ich zahle seitdem (als gesetzlich Versicherter) eine Zuzahlung von 10
Euro pro Monat für die Pods.

6.3. Fazit: Für wen lohnt sich eine Patch-Pumpe?

Ob sich der Einsatz einer Patch-Pumpe (im Vergleich zu einer Schlauch-Pumpe) lohnt, hängt nach meiner Einschätzung
und Erfahrung vor allem davon ab, wie man die oben beschriebenen Vor- und Nachteile von Patch-Pumpen gewichtet. Und das hängt wiederum entscheidend von der individuellen Lebensweise und den eigenen Präferenzen ab.

Wer sich zum Beispiel häufig in Situationen befindet, in denen ein Schlauch stören würde, und eine kontinuierliche Insulinabgabe sicherstellen will, ist mit einer Patch-Pumpe tendenziell besser aufgehoben. Wer dagegen sehr große Insulinmengen benötigt und/oder häufig unter erschöpfendem Gewebe leidet, die oder der sollte sich womöglich eher für eine
Schlauch-Pumpe entscheiden. Wer ein System mit automati-
scher Insulin-Dosierung (AID) einsetzen möchte (vgl. Kapitel 11), sollte sich außerdem bewusst sein, dass die Patch-
Pumpe OmniPod 5 eine andere AID-Software verwendet als
Schlauch-Pumpen (die z.B. mit der CamAPS FX App arbeiten), was sich auf die Behandlung auswirken kann.

Ich persönlich (als Nicht-AID-Nutzer) bin ein Freund von Patch-Pumpen und habe mit ihnen insgesamt bessere Erfahrungen gemacht. Ich empfehle Ihnen, sich vor einer Entscheidung (auch) mit dem zuständigen medizinischen Fachpersonal – wie z.B. einer Diabetesberaterin bzw. einem Diabetesberater in Ihrer diabetologischen Schwerpunktpraxis – und ggf. mit anderen Patient:innen in entsprechenden (Online-)Gruppen darüber auszutauschen, welcher Insulinpumpen-Typ und welches Modell für Sie infrage kommt. Außerdem können Sie sich auf den Internetseiten der Herstellerfirmen informieren.

7. Schnell wirkende Insuline: Wirkung im Zeitverlauf und Wahl des Insulintyps

In diesem Kapitel beschreibe ich die Wirkung von schnell wirkenden (Analog-)Insulinen im Zeitverlauf und gebe Hinweise für die Wahl des Typs von schnell wirkendem Insulin.

Wie im Verlauf des Buches immer wieder deutlich wird, ist es für die gute und möglichst stabile Einstellung des BZ wichtig, zu verstehen, wie das von außen injizierte Insulin im Zeitverlauf wirkt. Außerdem stellt sich insbesondere bei Nutzung einer Insulinpumpe meist die Frage, welcher Typ von schnell wirkendem Insulin eingesetzt werden soll. In Insulinpumpen wird meist ausschließlich schnell wirkendes Analoginsulin eingesetzt.[20] Dabei werden zwei Typen unterschieden: schnell

---

[20] Dagegen sind langsam wirkende Insuline (Basalinsuline) in der Insulinpumpentherapie nicht notwendig, weil der Grundbedarf an

wirkende Insuline (z.B. Humalog Lispro oder NovoRapid Aspart) und noch etwas schnellere Insuline (z.B. Lyumjev Ultra rapid lispro oder Fiasp Faster Aspart).[21] Beide Typen von schnell wirkendem Insulin kommen auch in der Pen-Therapie als Bolus-Insulin (d.h. für die Regulation von KH und mögliche Korrekturen) infrage, wobei bei dieser Therapieform nach meiner Erfahrung meist auf sehr schnelle Insuline (wie Lyumjev) verzichtet wird.

In Abbildung 4 ist die Wirkung beider Typen von schnell wirkendem Insulin im Zeitverlauf dargestellt, am Beispiel eines abgegebenen Bolus von 15 I.E. mit Lyumjev im Vergleich zu Humalog. Sofort erkennbar ist, dass die **Wirkung** beider Insulintypen zwar (recht) schnell beginnt, sich aber **über mehrere Stunden verteilt**. Dieses Phänomen wird auch in Schulungen unterrichtet und von Diabetolog:innen bestätigt. Es wird so erklärt, dass das Insulin beim Typ-1-Diabetes ja nicht im Körper produziert, sondern von außen injiziert wird, so dass es Zeit braucht, um ins Blut und an die Körperzellen zu gelangen.

Auch der Unterschied zwischen den Insulintypen ist in der Abbildung erkennbar: Während bei Lyumjev schneller eine deutliche Wirkung eintritt und sich die Wirkung vor allem auf

---

Insulin stattdessen über die Basalrate gedeckt wird, d.h. ein kontinuierlich abgegebenes und schnell wirkendes Insulin.

[21] Eine Übersicht über die Wirkung zahlreicher Insuline finden Sie z.B. im Diabetesinformationsportal (DiabInfo 2023), einem gemeinsamen Angebot von Helmholtz Munich, dem Deutschen Diabetes-Zentrum (DDZ) und dem Deutschen Zentrum für Diabetesforschung (DZD).

die ersten vier Stunden konzentriert, wirkt Humalog im Vergleich etwas langsamer und länger.

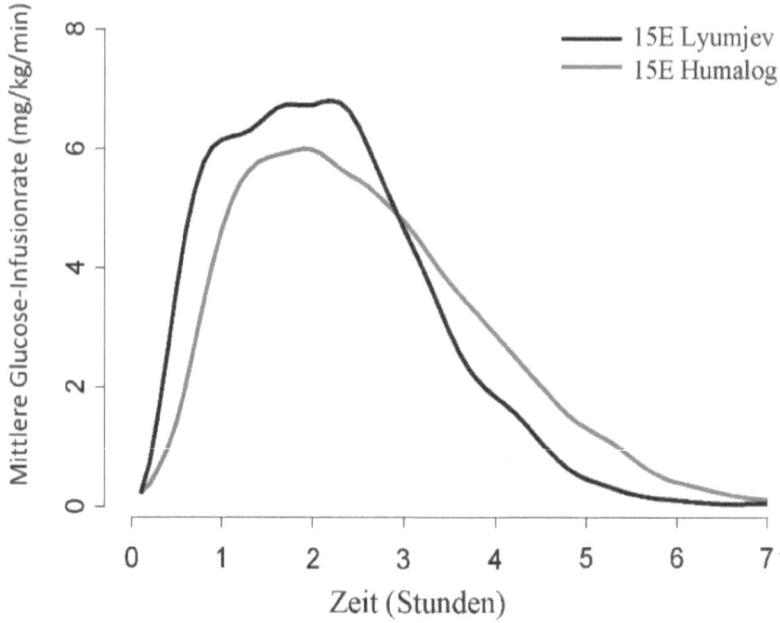

Abbildung 4: Wirkung schnell wirkender Insuline im Zeitverlauf

Diese Abbildung zeigt die Wirkung der schnell wirkenden Analoginsuline Lyumjev und Humalog im Zeitverlauf nach der Abgabe eines Bolus von 15 I.E.

Quelle: Lilly (2024).

Allerdings kann die Wirkungsdauer von Insulinen auch von der **abgegebenen Insulinmenge** abhängen: Je mehr Insulin auf einmal abgegeben wird, desto länger dauert tendenziell die Wirkung. Dieser Zusammenhang wurde mir unter anderem von einem Diabetologen berichtet und wird durch meine

Erfahrung bestätigt.[22] (Soweit ich weiß, wird der Zusammenhang damit erklärt, dass die Insulin-Moleküle nicht gleichzeitig, sondern nur nacheinander an den Körperzellen wirken können.)

Wenn – wie in diesem Buch empfohlen (siehe Kapitel 12–13) – nicht viele KH (pro Mahlzeit) konsumiert werden, dann sind die eingesetzten Insulin-Boli meist viel kleiner als 15 I.E. und liegen stattdessen (bei mir) meist unter 5 I.E. (und oft deutlich darunter). Demnach kann sich die Wirkungsdauer des Insulins dann erheblich reduzieren. Meine BZ- und Insulindaten deuten darauf hin, dass nach Abgabe eines solchen kleinen bis moderaten Bolus mit Humalog nach fünf Stunden keine klare Wirkung mehr messbar ist und der weitaus größte Teil der Wirkung (ca. 80%) innerhalb der ersten drei Stunden eintritt. Mit Lyumjev haben meine Daten (bei kleinen bis moderaten Boli) im Allgemeinen bereits nach ca. vier Stunden keine klare Wirkung mehr angezeigt. Bei der Basalrate werden in der Insulinpumpentherapie (wegen der zeitlich verteilten Abgabe) jeweils nur sehr kleine Insulinmengen abgegeben (siehe oben); deshalb kann hier erfahrungsgemäß (sowohl bei Humalog als auch bei Lyumjev) eine Wirkungsdauer von etwa drei Stunden angenommen werden. Auch in den Diabetes-Schulungen wurde grundsätzlich von einer Wirkungsdauer

---

[22] Siehe auch DiabInfo (2023), Hinweis zur Wirkdauer unter der Tabelle: „Individuelle Abweichungen möglich. Der Wirkeintritt und die Wirkdauer können in Abhängigkeit von der Dosis, der individuellen Insulinabsorption im Körper sowie der Applikationsform, dem Applikationsort und dem Applikationszeitpunkt variieren."

von drei Stunden bei schnell wirkenden Insulinen ausgegangen.

Im Folgenden beschreibe ich Vor- und Nachteile von sehr schnell wirkendem Insulin (z.B. Lyumjev) im Vergleich zu schnell wirkendem Insulin (z.B. Humalog) auf Grundlage meiner Erfahrung. Ich beziehe mich dabei vor allem auf die Insulinpumpentherapie. Ich habe sowohl Humalog als auch Lyumjev bereits in einer Pumpe eingesetzt und mit Diabetolog:innen besprochen.

7.1.　Vorteile von sehr schnellem Insulin

- **Bessere Regulation von schnell wirkenden KH**: Wer regelmäßig signifikante Mengen von (relativ) schnell wirkenden KH – z.B. Süßigkeiten, größere Mengen Obst oder auch größere Mengen Weißmehl, Kartoffeln oder weißen Reis (vgl. Kapitel 15) – auf einmal isst (ohne die Wirkung der schnellen KH parallel durch Bewegung auszugleichen; vgl. Kapitel 29), profitiert bei sehr schnellem Insulin von dessen schnellerer Wirkung. Die Wirkung dieses Insulintyps im Zeitverlauf passt besser zu der Wirkung von schnellen KH, als es bei etwas weniger schnellem Insulin der Fall ist. Dadurch fällt der mögliche zwischenzeitliche BZ-Anstieg nach dem Essen geringer aus.

  ➢ Beispiel: Es wird eine Mahlzeit mit 4 Kohlenhydrat-Einheiten (KE) aus eher schnell wirkenden KH eingenommen. Der KE-Faktor beträgt 1 I.E. pro KE. Deshalb wird zehn Minuten vor dem Essen ein Insulin-Bolus von 4 I.E. mit Humalog abgegeben. 90

Minuten nach dem Essen haben alle schnell wirkenden KH bereits gewirkt. Bis zu diesem Zeitpunkt haben aber erst ca. 44% des Insulin-Bolus gewirkt. Diese regulieren 44% der KH (da 100% des Bolus 100% der KH regulieren). Somit sind die restlichen 56% der KH (= 2,24 KE) noch unreguliert. Wenn 1 KE einen BZ-Anstieg von 60 mg/dl verursacht, dann verursachen die 2,24 KE einen BZ-Anstieg von $2,24 \times 60$ mg/dl = 134 mg/dl. Der BZ ist bis zu diesem Zeitpunkt also um 134 mg/dl angestiegen (z.B. von 100 mg/dl auf 234 mg/dl). Dagegen hat bei Lyumjev zu diesem Zeitpunkt wegen der schnelleren Wirkung tendenziell bereits ein größerer Anteil des Insulins gewirkt, so dass ein größerer Anteil der KH bereits reguliert ist und der BZ-Anstieg geringer ausfällt.

- **Bessere Regulation von großen KH-Mengen**: Wer mehr KH auf einmal isst, benötigt größere Insulin-Boli, und diese wirken langsamer (siehe oben). Bei einem etwas weniger schnellen Insulintyp kommt es dann zu einer relativ langsamen Insulinwirkung (vgl. Abbildung 4), so dass das Insulin möglicherweise deutlich langsamer wirkt als die KH und somit zwischenzeitlich ein deutlicher BZ-Anstieg entstehen kann. Mit einem sehr schnellen Insulintyp erreicht man unter solchen Umständen wegen der schnelleren Wirkung tendenziell bessere Ergebnisse.

- **Abstand zwischen Bolus und KH-Aufnahme nicht unbedingt notwendig**: Weil bei etwas weniger schnellem Insulin etwas später eine deutliche Wirkung eintritt, wird hier im Allgemeinen empfohlen, den Insulin-Bolus mindestens zehn Minuten vor dem Essen abzugeben (insbesondere bei nicht-langsam wirkenden KH). Bei sehr schnellem Insulin ist dieser Abstand nicht unbedingt notwendig, weil schneller eine signifikante Insulinwirkung eintritt, welche die Wirkung der KH ausgleicht. (Siehe Kapitel 20 für genauere Informationen.)

- **Schneller wirkendes Korrektur-Insulin**: Wenn bei erhöhten oder ansteigenden BZ-Werten ein Korrektur-Bolus eingesetzt wird, dann ist dabei meist eine möglichst schnelle Wirkung gewünscht, um den BZ in einen gesunden Bereich zu bringen bzw. in einem gesunden Bereich zu halten. Sehr schnelles Insulin ist dabei von Vorteil, weil die Wirkung etwas schneller eintritt.

- **Schneller wirkende Anpassung der Basalrate bei körperlicher Aktivität**: Wenn die direkte BZ-senkende Wirkung von körperlicher Aktivität in der Insulinpumpentherapie durch eine Absenkung der Basalrate reguliert wird, dann ist dies mit sehr schnellem Insulin etwas einfacher und tendenziell etwas besser möglich. Denn bei einem weniger schnellen Insulin wirkt ein größerer Teil des zuvor abgegebenen Insulins immer noch nach, so dass trotz einer Absenkung der Insulin-*Abgabe* die aktuelle Insulin-*Wirkung* immer noch groß sein kann. Es gelingt also weniger gut, den Insulinspiegel rasch abzusenken. Mit einem sehr schnellen Insulin funktioniert dieser Ansatz ein wenig besser. Allerdings ist die zeitliche Verzögerung der Basalraten-Wirkung auch bei sogenanntem sehr schnellem Insulin immer noch so groß, dass die direkte Wirkung von körperlicher Aktivität besser durch KH als durch eine Absenkung der Basalrate reguliert werden kann (siehe Kapitel 26 und 29).

7.2. Nachteile von sehr schnellem Insulin

• **Teilweise schwierigere Regulation von langsam und verzögert wirkenden KH:** Es gibt KH (z.B. Vollkornprodukte), die wegen der enthaltenen Ballaststoffe relativ langsam auf den BZ-Spiegel wirken und deren Wirkung sich über mehrere Stunden verteilen kann. Durch beigefügte Fette und/oder Proteine wird die Wirkung von KH außerdem (zusätzlich) verzögert. (Siehe jeweils auch Kapitel 15.) Dann kann bei sehr schnellem Insulin die Situation eintreten, dass der Bolus tendenziell schneller auf den BZ-Spiegel wirkt als die KH. Deshalb entstehen in solchen Fällen tendenziell zu niedrige BZ-Werte kurz nach dem Essen (weil die bis dahin eingetretene Insulinwirkung die KH-Wirkung überwiegt) und anschließend ein BZ-Anstieg (weil die dann noch verbleibende Insulinwirkung nicht ausreicht, um die verzögerte KH-Wirkung auszugleichen).

➤ Beispiel: Es wird eine Mahlzeit mit 4 KE aus langsam wirkenden und durch Fette und Proteine verzögerten KH eingenommen. Der KE-Faktor beträgt 1 I.E. pro KE. Daher wird direkt vor dem Essen ein Insulin-Bolus von 4 I.E. mit Lyumjev abgegeben. Nach 1,5 Stunden haben ca. 50% des Insulin-Bolus gewirkt. Von den KH haben bis dahin aber nur 33% gewirkt. Die Wirkung dieser KH wird durch 33% des

Bolus ausgeglichen (da 100% der KH durch 100% des Bolus ausgeglichen werden). Somit handelt es sich bei den restlichen 50% – 33% = 17% des Bolus (= 0,68 I.E.) um einen Insulin-Überschuss. Wenn 1 I.E. einen BZ-senkenden Effekt von 60 mg/dl hat, dann haben die 0,68 I.E. einen BZ-senkenden Effekt von 0,68 I.E. × 60 mg/dl = 41 mg/dl. Damit wird (ohne Korrektur) bis dahin ein Absinken des BZ-Spiegels um 41 mg/dl (z.B. von 100 mg/dl auf 59 mg/dl) verursacht.

Ich habe solche Situationen, in denen nach dem Essen der BZ absinkt und Unterzuckerungsgefahr bzw. Korrekturbedarf entsteht, mit sehr schnellem Insulin mehrfach erlebt.

Besonders wenn man nach dem Essen körperlich aktiv ist, besteht nach meiner Erfahrung oft eine Unterzuckerungsgefahr bei sehr schnellem Insulin. Denn selbst wenn für den Ausgleich der BZ-senkenden Wirkung der Bewegung KH eingesetzt werden (vgl. Kapitel 29), kann es vorkommen, dass die Bewegung zunächst zu einem niedrigeren BZ (verglichen mit der Situation ohne Bewegung) führt – insbesondere dann, wenn die für die Bewegung eingesetzten KH (auf Grund der Verzögerung durch Fette oder Proteine) tendenziell nicht so schnell wirken wie die Bewegung. Wenn diese BZ-senkende Wirkung der Bewegung zusammenfällt mit der intensiven Wirkung des sehr schnellen Insulins, dann kann erfahrungsgemäß trotz der KH eine Unterzuckerung eintreten.

Um solche Probleme bei Verwendung von sehr schnellem Insulin zu lösen, kann in einer Insulinpumpentherapie ein verzögerter Bolus eingesetzt werden, der die Abgabe des Bolus – und damit auch dessen Wirkung – verlangsamt. Wenn aber bereits für die eigene BZ-Wirkung der Fette und Proteine ein verzögerter Bolus eingesetzt wird (was im Hinblick auf die BZ-Regulation allgemein sinnvoll ist; vgl. Kapitel 21), dann kann nicht zusätzlich ein weiterer verzögerter Bolus für die Regulation der KH eingestellt werden. Denn keines der mir bekannten Insulinpumpen-Systeme (ich habe das bewusst recherchiert) lässt parallel mehrere verzögerte Boli zu.

Dann muss für die KH-Regulation auf einen manuell verteilten Bolus ausgewichen werden, indem zum Beispiel ein Teil des Bolus direkt vor dem Essen und der Rest erst eine Stunde nach dem Essen abgegeben wird. Ein solcher zweigeteilter Bolus ist aber erfahrungsgemäß keine sehr gut passende Regulation für verzögert wirkende KH, die ja relativ gleichmäßig (und nicht in zwei Schüben) auf den BZ wirken. Außerdem wird die Regulation damit komplizierter, weil zunächst unklar ist, wie die beiden Teil-Boli mengenmäßig und zeitlich verteilt werden sollten. Und man muss sicherstellen, dass man daran denkt, den zweiten, später anstehenden Teil des Bolus dann auch tatsächlich abzugeben.

Wenn man nach dem Essen (in signifikantem Umfang) körperlich aktiv ist, ist die Regulation mit aufgeteilten Boli besonders umständlich. Denn die Aufteilung kann dazu führen, dass der zum Essen (bzw. vor dem Essen) abgegebene Bolus klein ist (unter ca. 2 I.E.). Bei solchen kleinen Boli verringert sich erfahrungsgemäß die BZ-senkende Wirkung der Bewegung, weil der Körper bei niedrigem Insulinspiegel (bei gegebener Bewegungsleistung bzw. gegebenem Kalorienverbrauch) weniger Glukose zur Energieversorgung heranzieht und stattdessen verstärkt auf Fettverbrennung umstellt. Die BZ-senkende Wirkung der Bewegung ist dabei umso schwächer, je weiter der Bolus im niedrigen Bereich liegt (vgl. Kapitel 29). Je nachdem, wie groß der erste Teil des Bolus jeweils ist, muss dann eine verschiedene Formel zur Regulation der Bewegung eingesetzt werden. Das macht die Regulation komplizierter.

Bei etwas weniger schnellem Insulin tritt die Tendenz zu absinkenden BZ-Werten nach dem Essen erfahrungsgemäß seltener auf – und wenn, dann in einem geringeren Umfang, so dass eine Unterzuckerung fast immer rechtzeitig verhindert werden kann und keine Notwendigkeit besteht, große Teile des Bolus zu verschieben. Denn da dieser Insulintyp etwas langsamer wirkt, kann er langsam und verzögert wirkende KH besser regulieren. (Siehe Kapitel 20 und 29 für Details der Regulation.)

- **Etwas weniger Sicherheit bei Ausfall der Insulinabgabe**: Wenn die Insulinabgabe unterbrochen ist – z.B. auf Grund eines technischen Defekts der Insulinpumpe oder weil die Kanüle abgerissen ist –, dann haben Nutzer:innen von sehr schnellem Insulin den Nachteil, dass das zuvor abgegebene Insulin nicht mehr so lange im Körper wirkt. Durch diese schneller nachlassende

Insulinwirkung kann es in solchen Situationen schneller zu einem signifikanten BZ-Anstieg und erheblichen Insulinmangel kommen.

Das ist ein Nachteil, aber ich schätze ihn in praktischer Hinsicht als nicht so gewichtig ein. Denn ich habe zwar nur sehr selten einen Ausfall der Insulinabgabe erlebt, würde aber auf Grund meiner Erfahrung und auf Grund meines Gesprächs mit einem Diabetologen die diesbezüglichen Gefahren auch bei sehr schnellem Insulin als eher gering einschätzen. Denn auch bei Lyumjev kann eine Gesamtwirkungszeit von ca. drei Stunden angenommen werden (siehe oben), so dass man im Notfall vermutlich mindestens eine Stunde Zeit hat, um zu reagieren, bevor ein signifikanter Insulinmangel und BZ-Anstieg auftritt. Wer entsprechende Ersatzmaterialien vorhält und diese bei längerer Abwesenheit von zuhause mitnimmt, setzt sich keinem großen Risiko aus (siehe jeweils Kapitel 5.2).

- **Mögliches Brenngefühl:** Das schnellere Insulin Lyumjev ist dafür bekannt, dass es unter der Haut ein brennendes Gefühl auslösen kann. (Die Ursache dafür sind meines Wissens die in Lyumjev enthaltenen zusätzlichen Inhaltsstoffe, welche die Aufnahme des Insulins im Körper beschleunigen.[23]) Ich persönlich habe das Brennen nur manchmal während (und kurz nach) der Abgabe eines

---

[23] Vgl. z.B. Lilly (2024).

Direkt-Bolus[24] erlebt und habe es als leicht störend, aber nicht als ernsthaftes Problem empfunden.

7.3. Fazit: Für wen lohnt sich ein sehr schnelles Insulin?

Ob sich der Einsatz eines sehr schnellen Insulins (in der Insulinpumpentherapie) lohnt, hängt nach meiner Einschätzung und Erfahrung wiederum vor allem davon ab, wie man die oben beschriebenen Vor- und Nachteile dieses Insulintyps gewichtet. Und das hängt entscheidend von der individuellen Lebensweise ab.

Wer regelmäßig signifikante Mengen von schnell wirkenden KH und/oder Mahlzeiten mit hohem KH-Gehalt zu sich nimmt, wer auch bei nicht-langsamen KH keinen Zeitabstand zwischen Bolus und KH-Aufnahme einhalten kann und/oder wer häufig auf schnell wirkende Korrektur-Boli angewiesen ist, für die oder den ist ein sehr schnelles Insulin (z.B. Lyumjev) wegen seiner schnelleren Wirkung tendenziell eine gute Option. Wer dagegen eher langsam wirkende KH (z.B. Vollkornprodukte) und einen relativ hohen Anteil von Fetten und/oder Proteinen in der Ernährung einsetzt, für die oder den lohnt sich tendenziell eher ein etwas langsameres Insulin (z.B. Humalog), weil dieses eine vergleichsweise weniger intensive und dafür stärker verteilte Insulinwirkung besitzt, die zu der beschriebenen Lebensweise besser passt.

---

[24] Ein Direkt-Bolus ist ein auf einmal (d.h. nicht verzögert) abgegebener Bolus, z.B. für die Regulation von KH oder für Korrekturen.

Insbesondere für Menschen mit Diabetes – einschließlich Typ-1-Diabetes – hat es allgemein viele Vorteile, die Aufnahme von KH und vor allem die Aufnahme von schnell wirkenden KH zu begrenzen (vgl. Teil III des Buches). Um den Kalorienbedarf zu decken, kommt es dann zu einem relativ großen Anteil von Proteinen und/oder Fetten in der Ernährung (siehe Kapitel 13 für die gesunde Ausgestaltung einer solchen Ernährung). Bei einer solchen, KH-moderaten Ernährung überwiegen nach meiner Erfahrung bei sehr schnellem Insulin die Nachteile. Ich setze deshalb seit einigen Jahren kein sehr schnelles Insulin mehr ein und komme mit Humalog sehr gut zurecht.

Wenn Sie unsicher sind, ob ein sehr schnelles Insulin für Sie das Richtige ist, empfehle ich Ihnen, in Absprache mit dem diabetologischen Fachpersonal verschiedene schnell wirkende Analoginsuline zu probieren. Sie können sich eine Packung des jeweils anderes Insulintyps verschreiben lassen, die Situation beobachten und dann wiederum in Rücksprache mit dem Fachpersonal eine Entscheidung treffen.

8. Hinweise zur Vermeidung von Problemen mit Schlauch-Pumpen

In Kapitel 6 bin ich bereits auf verschiedene Typen von Insulinpumpen eingegangen. In diesem Kapitel gebe ich ein paar Hinweise, wie bestimmte Probleme im Zusammenhang mit Schlauch-Pumpen vermieden werden können. Ich gehe speziell auf zwei Themen ein: zum einen darauf, wie ein vorübergehendes Ablegen der Insulinpumpe gut realisiert werden kann; und zum anderen darauf, wie Probleme beim Einführen der Kanüle vermieden werden können.

Diese Hinweise basieren vor allem auf meiner eigenen Erfahrung. Ich nutze zwar seit ca. acht Jahren keine Schlauch-Pumpe, sondern eine Patch-Pumpe. Allerdings habe ich zuvor jahrelang, zwischen 2002 und 2017, Schlauch-Pumpen eingesetzt. Damals habe ich mich mit dem diabetologischen Fachpersonal und Herstellerfirmen zu den in diesem Kapitel behandelten Themen besprochen sowie Hinweise von anderen Patient:innen recherchiert.

8.1. Umgang mit vorübergehendem Ablegen der Pumpe

Es gibt Situationen, in denen es unpraktisch oder unmöglich sein kann, eine Schlauch-Pumpe angestöpselt zu lassen. Das wohl offensichtlichste Beispiel dafür ist das Duschen bzw. Baden. Ein weiteres Beispiel ist intensiver Sport, bei dem die Pumpe so stark stören kann, dass ein vorübergehendes Ablegen gewünscht ist.

Das Ablegen selbst ist in der Regel kein Problem, da die meisten Schlauch-Pumpen einen Stöpsel besitzen, mit dem der Schlauch (mit Pumpe) von der Kanüle getrennt werden kann. Die Frage ist allerdings, wie mit der dann fehlenden Insulinabgabe umgegangen werden kann. Hierfür gibt es folgende Möglichkeiten.

Wenn die Insulinpumpe für **relativ kurze Zeiträume** (d.h. weniger als ca. drei Stunden) abgelegt wird, tritt kein absoluter Insulinmangel auf, da ein Teil des zuvor abgegebenen Insulins ja im Körper weiterwirkt (vgl. Kapitel 5 und 7). Es sollte aber die in dem Zeitraum des Ablegens verpasste Insulinmenge ausgeglichen werden, um einen BZ-Anstieg zu vermeiden.

Grundsätzlich kann die Insulinmenge, die während der Zeit des Ablegens abgegeben worden wäre, in Form eines Insulin-Bolus *vor* dem Ablegen oder *nach* dem Ende des Ablegens (d.h. nachdem die Pumpe wieder angestöpselt wurde) abgegeben werden. Wenn die Pumpe für sehr kurze Zeiträume (z.B. zehn Minuten) abgelegt wird, habe ich gute Erfahrungen damit gemacht, das Insulin *nach* dem Ende des Ablegens abzugeben. Auf diese Weise wird ein möglicher zwischenzeitlicher Insulinüberschuss verhindert.

Gerade bei etwas längeren Zeiträumen (z.B. einer Stunde oder mehr) besteht eine sinnvolle und praktisch bewährte Möglichkeit darin, die Hälfte der verpassten Insulinmenge *vor* dem Ablegen als Bolus abzugeben und die andere Hälfte *nach* dem Ende des Ablegens. Durch diese Aufteilung nähert man sich dem Prinzip von Insulinpumpen an, denn bei diesen wird das Basalraten-Insulin ja kontinuierlich (über die Zeit verteilt) abgegeben.

Allerdings wirken Insulin-Boli (die nicht verteilt abgegeben werden) pro I.E. bekanntermaßen und erfahrungsgemäß weniger stark als die verteilt abgegebene Basalrate. Deshalb sollte auf die Boli, die als Ersatz für die Basalrate eingesetzt werden, ein Faktor von ca. 1,75 aufgeschlagen werden. Eine Basalrate von 1 I.E. kann also durch Boli von insgesamt 1 I.E. $\times$ 1,75 = 1,75 I.E. ersetzt werden.

➢ Beispiel 1: Die Insulinpumpe wird zwischen 19 und 19:15 Uhr, d.h. für 15 Minuten, abgelegt. Die stündliche Basalrate beträgt zu dieser Zeit 0,4 I.E. Daher hätte in dem betrachteten Zeitraum eine Basalrate von $(15 \div 60) \times 0,4$ I.E. = 0,1 I.E. abgegeben werden sollen. Um diese verpasste Basalrate zu ersetzen, wird nach dem Ablegen der Pumpe ein Bolus von insgesamt 0,1 I.E. $\times$ 1,75 = 0,175 I.E. (gerundet 0,15 oder 0,2 I.E.) abgegeben.

➢ Beispiel 2: Die Insulinpumpe wird zwischen 19 und 20 Uhr abgelegt. In diesem Zeitraum hätte eine Basalrate von 0,4 I.E. abgegeben werden sollen. Um diese verpasste Basalrate zu ersetzen, wird vor und nach dem Ablegen der Pumpe ein Bolus von insgesamt 0,4 I.E. $\times$ 1,75 = 0,7 I.E. abgegeben. Die Hälfte dieses Bolus (d.h. 0,35 I.E.) wird vor dem Ablegen abgegeben, die andere Hälfte danach.

Wenn durch das Ablegen der Pumpe nicht nur die in diesem Zeitraum anstehende Basalrate, sondern auch ein verzögerter Bolus (oder ein Teil davon) verpasst wird, dann sollte auch dieses fehlende Insulin ausgeglichen werden. Hierfür kann man sich ebenfalls an den soeben beschriebenen Methoden orientieren, denn auf Grund der verzögerten und kontinuierlichen Abgabe entspricht die Abgabeform und Wirkungsweise von verzögerten Boli dem Prinzip einer (zusätzlichen) Basalrate.

Wenn die Insulinpumpe für **längere Zeiträume** abgelegt werden soll (insbesondere bei mehr als drei Stunden), stoßen die bisher beschriebenen Lösungen an ihre Grenzen, da ein Insulin-Bolus nicht so lange wirkt. Eine Möglichkeit ist dann, statt des Ersatz-Bolus ein langsam wirkendes Insulin (Basalinsulin) als Ersatz für das verpasste Insulin (z.B. für die verpasste Basalrate) einzusetzen. Dieses Basalinsulin sollte direkt nach dem Beginn des Ablegens der Pumpe mit einem Pen gespritzt werden, um die fehlende Basalrate möglichst gut zu ersetzen. Die Details dieses Vorgehens hängen von dem verwendeten Basalinsulin ab; sprechen Sie hierzu am besten mit Ihrer Diabetologin bzw. Ihrem Diabetologen oder ihrem/seinem Team.

Anmerkung: Ich empfehle, Insulinpumpen nur dann abzulegen, wenn es wirklich notwendig ist, und auch dann nur so lange wie nötig. Denn die oben beschriebenen Möglichkeiten können zwar bei korrekter Anwendung für kurze Zeiträume und gelegentlich eingesetzt werden. Sie sind aber kein perfekter Ersatz für die durchgehende Insulinpumpentherapie, denn in dieser wird die Basalrate ja kontinuierlich abgegeben und wirkt deshalb besonders gleichmäßig. Außerdem sollten Sie mit besonderer Sorgfalt auf Ihren BZ-Spiegel achten, wenn Sie die Insulinpumpe abgelegt haben.

8.2. Erfolgreiches Einführen der Kanüle

Die Kanüle enthält einen Katheter, durch den das Insulin unter der Haut injiziert wird. Als ich statt Stahlkathetern Weichkatheter (aus Teflon) bekam (was tendenziell angenehmer ist), habe ich mit meiner Schlauch-Pumpe zunächst immer wieder Probleme beim Einführen der Kanüle erlebt. Es kam häufig vor, dass nach dem Kanülenwechsel kein Insulin ankam und der BZ-Spiegel kontinuierlich anstieg, bis ich mir per Pen Insulin spritzte und es gelang, eine Kanüle korrekt einzuführen.

Es stellte sich heraus, dass die Probleme dadurch entstanden, dass der Katheter beim Versuch des Einführens abknickte, anstatt korrekt im Körper anzukommen.

Trotz meiner Erkundigungen hat es erstaunlich lange gedauert, die Ursache für das Abknicken und eine Lösung dafür zu finden. Letztlich fand ich in einem Selbsthilfe-Forum im Internet den entscheidenden Hinweis. Viele Patient:innen – so auch ich – waren es gewohnt, eine Hautfalte zu bilden und die Kanüle in die Wölbung hinein einzuführen. Dieses Prinzip wurde offenbar vom Insulinspritzen via Pen übernommen. Tatsächlich kann diese Methode bei den weichen Pumpenkathetern aber dazu führen, dass der Katheter beim Versuch des Einführens abknickt und gar nicht im Körper landet.

Als besser und sicherer hat sich herausgestellt, die Haut flach und gerade zu lassen (und ggf. sogar mit der Hand im entsprechenden Bereich leicht zu dehnen) und sich die Kanüle einfach in die flache Haut hinein zu „rammen". Das kann am Anfang Hemmungen auslösen, weil man denken könnte, dass die Kanüle dadurch tiefer in den Körper eindringt. Tatsächlich funktioniert es aber nach meiner Erfahrung einwandfrei.

9. Vor- und Nachteile von kontinuierlicher Glukosemessung (CGM)

Bei CGM (*continuous glucose monitoring*) wird der BZ-Spiegel nicht zu bestimmten Zeitpunkten im Blut gemessen, sondern kontinuierlich mit einem Sensor, der den Glukosegehalt im

Gewebe erfasst.[25] Seit einigen Jahren bestehen allgemein bessere Chancen, dass (gesetzliche) Krankenkassen die Kosten für eine CGM-Nutzung bei Menschen mit Diabetes Typ 1 übernehmen. Wenn diese Option besteht, stellt sich für Patient:innen die Frage, ob sie von diesem System Gebrauch machen wollen.

In diesem Kapitel fasse ich Vorteile und mögliche Nachteile des CGM-Einsatzes beim Typ-1-Diabetes zusammen und gehe kurz darauf ein, wie Sie als Patient:in ein CGM-System erhalten können. Meine Ausführungen beruhen (wie schon in anderen Kapiteln) auf meiner eigenen Erfahrung, da ich seit 2017 und damit seit ca. acht Jahren ein CGM-System einsetze. Außerdem habe ich zum Thema CGM Schulungen durchlaufen (in der diabetologischen Schwerpunktpraxis und online beim Hersteller) und mich regelmäßig mit dem diabetologischen Fachpersonal sowie bei Bedarf mit der Herstellerfirma ausgetauscht.

Ich habe im Hinblick auf CGM nur Modelle von Dexcom genutzt (von G5 bis G7), und meine Ausführungen beziehen sich vor allem auf Dexcom G6 und G7, die beide aktuell verfügbar sind. (Aus meinen Gesprächen mit Diabetolog:innen und Diabetesberater:innen habe ich den Eindruck gewonnen, dass die aktuellen Modelle anderer Hersteller sich nicht stark von Dexcom G7 unterscheiden.)

---

[25] Vgl. z.B. Deutsche Diabetes-Hilfe (2024a).

9.1. Vorteile von CGM

- **Schnellere Erkennung von hohen und niedrigen BZ-Werten**: Durch die kontinuierliche BZ-Messung (und den Einsatz von automatischen Warnungen) kann die Patientin bzw. der Patient frühzeitig erkennen, wenn eine Über- oder Unterzuckerung droht oder eingetreten ist. Auf diese Weise können Über- und Unterzuckerungen besser verhindert bzw. früher korrigiert werden, so dass es einfacher und (bei korrekter Anwendung) besser gelingt, den BZ-Spiegel im gesunden Bereich zu halten bzw. in den gesunden Bereich zurückzubringen. Die Warnung im Falle einer nächtlichen Unterzuckerung ist besonders erwähnenswert, weil man diese ohne CGM möglicherweise nicht bemerkt hätte. (Siehe Kapitel 10 für weitere Hinweise zur CGM-Einstellung.)

- **Bessere Möglichkeiten der Auswertung des BZ-Verlaufs**: Durch die kontinuierliche Messung können BZ-Verläufe der letzten Tage, Wochen und Monate praktisch lückenlos nachvollzogen werden. Die Patient:in bzw. der Patient und das diabetologische Fachpersonal können auf diese Weise genau prüfen, zu welchen Tageszeiten und in welchen Situationen ein zusätzlicher oder verringerter Insulinbedarf (oder sonstiger Anpassungsbedarf) besteht. Auf diese Weise kann die BZ-Einstellung mittel- und längerfristig zusätzlich verbessert werden.

9.2. Mögliche Nachteile von CGM

- **Keine direkte Messung des BZ-Spiegels**: Da der CGM-Sensor den Zucker nicht im Blut, sondern im Gewebe misst, handelt es sich nicht um eine direkte Messung des BZ-Spiegels. Deshalb kann es zu Abweichungen zwischen dem vom CGM angezeigten und dem tatsächlichen BZ-Spiegel kommen. Dieses Phänomen – das inzwischen allgemein bekannt ist[26] – wird in den Schulungen unterrichtet und durch meine Erfahrung bestätigt. Um die Abweichungen (näherungsweise) festzustellen, kann man den BZ-Spiegel im Blut messen – und/oder im Labor messen lassen – und mit den CGM-Messungen vergleichen. Relevante Abweichungen können bekanntermaßen und erfahrungsgemäß vor allem in den ersten 24 Stunden der Nutzung eines Sensors auftreten (jeder Dexcom-Sensor wird für zehn Tage genutzt).

Wenn der Sensor nicht genau genug misst, kann seine Genauigkeit verbessert werden, indem man ihn mit Hilfe einer im Blut durchgeführten BZ-Messung kalibriert. Allerdings wird im Allgemeinen empfohlen, eine Kalibrierung innerhalb der ersten 24 Stunden zu vermeiden (siehe Kapitel 10 für differenziertere Hinweise zu diesem Thema).

Nachdem die ersten 24 Stunden vergangen sind und der Sensor (im Falle einer anhaltenden Ungenauigkeit) kalibriert wurde, wird nach meiner Erfahrung meistens eine

---

[26] Vgl. z.B. Vallentin, Claudia (2024).

gute Genauigkeit erreicht. Die Abweichung zwischen CGM- und Blutwerten liegt dann meist in dem Bereich zwischen −10% und +10%.

Grundsätzlich kann man sich als Patient:in nach meiner Erfahrung auch bei CGM-Nutzung eine bestimmte Menge BZ-Teststreifen (50 bis 100 pro Quartal) verschreiben lassen. Damit kann man bei Bedarf den BZ-Spiegel im Blut überprüfen und ggf. den Sensor kalibrieren.

- **Risiko nächtlicher Fehlalarme**: Bekanntermaßen und erfahrungsgemäß kann der CGM-Sensor den BZ-Spiegel nicht richtig messen, wenn ein großer Druck auf den Sensor ausgeübt wird. Diese Situation kann vor allem nachts auftreten, weil der Sensor meist an der Rückseite des Oberarms getragen wird (was – wenn kein Druck auf ihn ausgeübt wird – im Allgemeinen eine sehr gut funktionierende Position ist[27]) und es dadurch passieren kann, dass man im Schlaf mit dem Körpergewicht auf ihm liegt. Aus meiner Erfahrung sowie aus Gesprächen mit dem Diabetologen und der Herstellerfirma weiß ich, dass moderne Sensoren (z.B. Dexcom G7) leider empfindlicher auf Druck reagieren als frühere Modelle (z.B. Dexcom G6), so dass die Gefahr von nächtlichen Fehlmessungen sich vergrößert hat. Häufig ist die folgende Situation eingetreten: Wenn ich mit meinem Körpergewicht (das mit ca. 64,5 kg nicht einmal sehr groß ist) auf dem G7-Sensor liege, dann springt der angezeigte BZ-Wert nach unten,

---

[27] Vgl. Dexcom (2024).

und zwar um ca. 20–40 mg/dl (z.B. von 100 auf 70 mg/dl). Die Blutmessung bestätigt, dass der niedrige BZ nicht real ist, und wenn man die Position wechselt und den Druck herausnimmt, dann geht der CGM-Empfänger[28] auch wieder schnell (und ohne Kalibrierung) auf das ursprüngliche, korrekte Messniveau zurück (der Sensor misst den BZ alle fünf Minuten).

Durch diese Fehlmessungen können nächtliche Fehlalarme ausgelöst werden, denn die CGM-Empfänger sind üblicherweise so eingestellt, dass sie eine Warnung geben, wenn der gemessene BZ-Wert ca. ≤ 80 mg/dl beträgt. Im oben gewählten Beispiel würde es u.a. bei 100 mg/dl zu einem Fehlalarm kommen, weil der Sensor fälschlich nur ca. 70 mg/dl misst. Zeitweise hat der G7-Empfänger mich durchschnittlich einmal pro Nacht mit einer Warnung geweckt, die sich als Fehlalarm wegen fehlerhafter Messung herausgestellt hat. Das ist keine schöne Angelegenheit, zumal man als Patient:in nach einer Warnung vorsichtshalber zunächst prüfen sollte, ob es sich tatsächlich um einen Fehlalarm handelt.

Eine Möglichkeit, das Problem zu verringern, besteht darin, den Sensor auf der Rückseite des Oberarms so zu positionieren, dass auch dann, wenn man auf der Seite liegt, nicht das ganze Körpergewicht auf den Sensor drückt. Hierzu sollte der Sensor relativ gerade nach hinten

---

[28] CGM-Nutzer:innen können sich (zumindest bei Dexcom) die BZ-Werte in einer Handy-App oder auf einem separaten Empfängergerät anzeigen lassen. Beide fasse ich in diesem Buch unter dem Begriff „CGM-Empfänger" zusammen.

zeigen, in die entgegengesetzte Richtung des Gesichts (ggf. leicht nach außen; vgl. Abbildung 5), d.h. weder nach innen zum Rumpf noch zu stark nach außen.

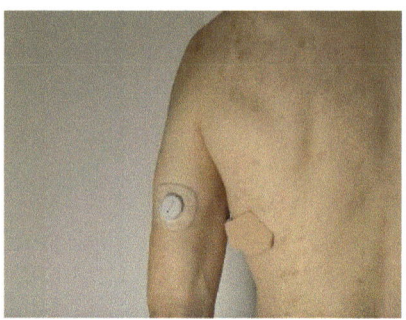

Abbildung 5: Beispiel für Positionierung des CGM-Sensors an der Rückseite des Oberarms

Diese Abbildung zeigt eine Positionierung des Dexcom-G7-Sensors an der Rückseite des Oberarms. (Daneben ist am Rumpf der mit Kinesio-Type befestigte Insulin-Pod zu sehen.)

Quelle: eigenes Foto.

Erfahrungsgemäß reicht diese Maßnahme aber nicht immer aus, um eine Häufung von nächtlichen Fehlalarmen zu vermeiden. Eine mögliche praktische Lösung kann dann darin bestehen, für die Nacht die nicht-akute Warnung für niedrige BZ-Werte (in Absprache mit dem diabetologischen Fachpersonal) auf einen niedrigeren Grenzwert abzusenken oder auszuschalten (siehe Kapitel 10 für genauere Hinweise). Die akute und verpflichtende Warnung (diese wird bei einem BZ-Wert ≤ 55 mg/dl ausgegeben) bleibt eingeschaltet. Damit ist das CGM dahingehend immer noch besser als der Verzicht auf CGM, denn ohne CGM gibt es gar keine (maschinelle)

Unterzuckerungswarnung. (Ein Umstieg auf das ältere, weniger empfindliche Modell Dexcom G6 ist inzwischen nicht mehr empfehlenswert, weil dieses laut Hersteller in 2026 eingestellt wird.)

- **Möglicher psychischer Druck**: Es besteht prinzipiell die Gefahr, dass Patient:innen sich durch die Nutzung von CGM unter Druck gesetzt fühlen, ständig den BZ-Spiegel zu beobachten und ggf. auf winzige Schwankungen zu reagieren. Ein Diabetologe sagt, dass die ständige BZ-Überwachung einigen Patient:innen psychisch nicht gut tut, und eine Diabetesberaterin hat erklärt, dass man aufpassen muss, sich vom CGM nicht zu übermäßigen BZ-Korrekturen verleiten zu lassen.

Dieses Problem hat zum einen eine psychische Relevanz, weil die psychische Gesundheit und Lebensqualität (wenn möglich) nicht unter der Diabetestherapie leiden sollten. Zum anderen können übermäßige Korrekturen die BZ-Einstellung sogar verschlechtern. Zum Beispiel ist es (wie ich unter anderem von Ärzt:innen gelernt habe) ein natürlicher und auch bei Menschen ohne Diabetes üblicher Vorgang, dass der BZ-Spiegel nach dem Essen vorübergehend leicht ansteigt, z.B. auf 140 mg/dl (oder bei manchen bis 180 mg/dl). Normalerweise geht der BZ-Spiegel durch das noch wirkende (Bolus-)Insulin ohne Eingriff wieder zurück nach unten. Wenn man sich stattdessen dazu verleiten lässt, sofort Korrektur-Insulin einzusetzen, dann kann es durch die Kombination von Bolus-Insulin und Korrektur-Insulin zu einer Überdosierung kommen, die zur Unterzuckerungsgefahr führt.

Deshalb wird allgemein empfohlen, den BZ nicht zu früh mit Insulin zu korrigieren (siehe Kapitel 24 für differenziertere Hinweise zu diesem Thema).

Ich bin aber auf Grund meiner Erfahrung der Meinung, dass diese Probleme durch einen – mental und praktisch – geeigneten *Umgang* mit CGM gelöst bzw. reduziert werden können. Vor allem zu frühzeitige und übermäßige Korrekturen lassen sich durch Erfahrung vermeiden – und dadurch, dass man sich so ernährt und verhält, dass normalerweise gar keine großen BZ-Schwankungen nach dem Essen auftreten (vgl. Teil III des Buches). Meine Empfehlung ist außerdem, nur in bestimmten, sinnvollen Situationen auf die BZ-Anzeige des CGM zu schauen (siehe Kapitel 10).

• **Keine Übernahme der gesetzlichen Zuzahlungen**: Seit 01.10.2025 übernimmt Dexcom die gesetzlichen Zuzahlungen nicht mehr. Patient:innen müssen diese Kosten daher selbst tragen. Die Zuzahlung beträgt pro Patient:in (aktuell) 10 Euro pro Monat.

9.3. Fazit: Lohnt sich CGM?

Nach meiner Meinung und Erfahrung lohnt sich in der Regel der Einsatz von CGM beim Typ-1-Diabetes, weil die Vorteile die Nachteile überwiegen. In Abschnitt 9.2 ist bereits deutlich geworden, dass man mögliche Nachteile von CGM reduzieren kann (zum Beispiel indem man bei Bedarf ergänzend auch BZ-Messungen im Blut vornimmt und einen gesunden, vernünftigen Umgang mit der kontinuierlichen Glukosemessung entwickelt). CGM ist zwar (aktuell) nicht perfekt, aber es ist meines Erachtens besser als der Verzicht darauf. Mit CGM haben sich meine HbA1c-Werte um ca. 0,5 Prozentpunkte gesenkt, Unterzuckerungen treten bei mir nur noch sehr selten auf, und wenn es sie mit CGM gab, dann meist in leichter und nie in schwerer Form.

Konkret mache ich mit Dexcom G7 insgesamt gute bis sehr gute Erfahrungen und kann dieses System im Allgemeinen weiterempfehlen. In den meisten Situationen ist die Messgenauigkeit sehr zufriedenstellend. Zu CGM-Modellen von anderen Herstellern kann ich keine genauen Auskünfte geben, da ich diese nicht genutzt habe. Wer eine Insulinpumpe mit AID einsetzen möchte, sollte bei der Wahl des CGM-Modells auch sicherstellen, dass das CGM-Modell mit der Insulinpumpe kompatibel ist.

Mit der Nutzung einer Handy-App für die Anzeige der BZ-Werte habe ich teilweise weniger gute Erfahrungen gemacht. Als ich die App nutzen wollte, war sie nicht mit allen Mobiltelefonen und Betriebssystemen kompatibel. Auch in einem kompatiblen Handy konnte die App nach einem automatischen Update des Betriebssystems – das sich nicht rückgängig machen ließ – manchmal für längere Zeit nicht mehr genutzt werden, weil es dauerte, bis die Kompatibilität geprüft bzw. hergestellt wurde. Aus meinem Bekanntenkreis habe ich gehört, dass dieses Problem (bei der Dexcom-App) weiterhin besteht. Unter anderem wegen solcher Probleme setze ich statt einer App das separate Empfängergerät ein (das vom Hersteller mitgeliefert wurde und kleiner als ein Handy ist) und mache damit gute Erfahrungen. Alternativ gibt es die

Möglichkeit, die Einstellungen im Handy so anzupassen, dass keine automatischen Software-Updates stattfinden (zumindest im Betriebssystem Android für die meisten Updates).

Wenn Sie unsicher sind, ob ein CGM – und, wenn ja, welches Modell – für Sie das Richtige ist, wenden Sie sich gern an das für Sie zuständige diabetologische Fachpersonal und/oder informieren Sie sich bei Herstellerfirmen. Soweit ich weiß, bieten einige Hersteller zudem die Möglichkeit an, ein CGM probeweise einzusetzen.

9.4. Erhalt eines CGM-Systems und Kostenübernahme durch Krankenkassen

Auch der Erhalt eines CGM verläuft nach meiner Erfahrung über Ihre Diabetologin, Ihren Diabetologen bzw. ihr/sein Team. Um eine Kostenübernahme durch die Krankenkasse zu erhalten, ist möglicherweise ein erfolgreiches Gutachten vonseiten des für Sie zuständigen diabetologischen Fachpersonals notwendig. Zum Beispiel wurde bei mir damals (2017) vor allem meine Aktivität als Ausdauersportler als Begründung angeführt, denn beim Ausdauersport (mit Typ-1-Diabetes) sollte der BZ-Spiegel möglichst kontinuierlich überwacht werden; diese Begründung wurde von der gesetzlichen Krankenkasse akzeptiert. Ich vermute, dass es heutzutage (im Vergleich zu früher) einfacher ist, eine Kostenübernahme zu erreichen, weil CGM-Systeme in der Diabetes-Therapie immer üblicher geworden sind.

10. Hinweise zur CGM-Nutzung

Wenn Sie sich für ein CGM entschieden und dieses erhalten haben, stellen sich einige Fragen in Bezug darauf, wie das CGM eingestellt und wie im Alltag damit umgegangen werden sollte. In diesem Kapitel gebe ich dafür einige Hinweise.

Wie schon in Kapitel 9 beschrieben, basieren meine Hinweise zu CGM auf meiner eigenen Erfahrung, entsprechenden Schulungen sowie Interaktionen mit diabetologischem Fachpersonal und der Herstellerfirma. Ich weise noch einmal darauf hin, dass ich selbst nur Dexcom-Modelle (G5 bis G7) eingesetzt habe und dass meine Ausführungen zu CGM sich vor allem auf Dexcom G6 und G7 beziehen. Ich kann nicht ausschließen, dass es bei anderen Herstellern und Modellen in einigen Details Unterschiede geben könnte.

10.1. Geeignete Warngrenze für niedrigen BZ

Eine relevante Frage ist, bei welchen BZ-Werten man vom CGM eine Warnung erhalten möchte. Verpflichtend ist üblicherweise die akute Unterzuckerungswarnung bei einem BZ ≤ 55 mg/dl. (Ich empfehle, *nicht* zu versuchen, diese Warnung auszuschalten.) Optional können außerdem nicht-akute Warnungen (z.B. in Form von Vibrationsalarmen) bei niedrigen und/oder hohen BZ-Werten eingestellt werden.

Im Hinblick auf niedrige Werte ist es üblich, den CGM-Empfänger[29] so einzustellen, dass eine (nicht-akute) Warnung

---

[29] Wie bereits in Kapitel 9 angemerkt, verwende ich zugunsten der Einfachheit den Begriff „CGM-Empfänger" als Überbegriff für das

ausgegeben wird, wenn der BZ-Wert ca. ≤ 80 mg/dl beträgt. Im Einklang damit empfehle auf Grund meiner Erfahrung, die Warngrenze für niedrigen BZ im Allgemeinen auf **80 mg/dl** einzustellen (das ist auch die Einstellung, die ich selbst verwende). Dann wird eine Warnung ausgegeben, wenn der BZ bei ≤ 80 mg/dl liegt.

Gegenüber einer niedrigeren Warngrenze von 70 mg/dl hat die Warnung bei 80 mg/dl den Vorteil einer **reduzierten Unterzuckerungsgefahr**. Die Gründe dafür lassen sich folgendermaßen zusammenfassen:

- **Frühzeitige Warnung**: Eine Warngrenze von 80 mg/dl bedeutet, dass man gewarnt wird, wenn der BZ nur noch ca. 10 mg/dl von einer Unterzuckerung (d.h. einem Wert von < 70 mg/dl) entfernt ist. So hat man die Möglichkeit, bei Bedarf zu reagieren, *bevor* eine Unterzuckerung eintreten könnte. (Weshalb das wichtig ist, beschreibe ich in Kapitel 25.)

  Wenn die Warngrenze dagegen bei 70 mg/dl liegt, kann es vorkommen, dass man erst dann gewarnt wird, wenn eine (leichte) Unterzuckerung bereits eingetreten ist. Das liegt daran, dass der CGM-Sensor den BZ bekanntermaßen und erfahrungsgemäß nicht wirklich durchgehend misst, sondern in bestimmten Intervallen (z.B. alle fünf Minuten).

CGM-Empfängergerät und die auf dem Handy installierte CGM-App, die (bei Dexcom) alternativ zum Empfängergerät eingesetzt werden kann.

➤ Beispiel: Der Sensor misst den BZ um 20:00 Uhr, 20:05 Uhr usw. Es ist eine Warngrenze von 70 mg/dl eingestellt. Um 20:00 Uhr wird ein BZ von 72 mg/dl gemessen und daher keine Warnung ausgegeben. Der BZ hat einen sinkenden Trend. Um 20:05 Uhr wird ein BZ von 68 mg/dl gemessen. Nun wird die Warnung ausgegeben, aber es ist bereits eine leichte Unterzuckerung eingetreten (da der BZ knapp unter 70 mg/dl liegt).

Warnungen sollten also in einem gewissen Maße frühzeitig erfolgen, damit kein Problem eintritt. (Eine Hochwasserwarnung sollte ja auch nicht erst dann ausgerufen werden, wenn das Wasser bereits unmittelbar vor der Tür steht oder schon eingetreten ist.)

• **Berücksichtigung eines möglichen weiteren Absinkens des BZ**: Wenn der BZ einen sinkenden Trend hat, dann kann es vorkommen, dass der BZ zunächst weiter sinkt, auch nachdem die Patientin bzw. der Patient (bei niedrigem BZ) sofort mit einer angemessenen Menge schnell wirkender KH reagiert hat. Denn die BZ-senkenden Einflüsse, die den sinkenden BZ-Trend verursachen (z.B. noch wirkende Insulin-Boli und/oder körperliche Aktivität), können zunächst stärker wirken als die zur Korrektur eingesetzten KH. Sogar pure Glukose (Traubenzucker) wirkt nicht sofort vollständig auf den BZ, sondern die BZ-Daten zeigen, dass die Wirkung von Glukose sich auf ca. 30 Minuten verteilt. Die Erfahrung bestätigt, dass ein sinkender BZ-Trend im Allgemeinen nicht sofort gestoppt werden kann. Wer erst bei 70 mg/dl reagiert, geht also ein relativ hohes Risiko ein, dass der BZ vorübergehend auf < 70 mg/dl absinkt und damit den Zielbereich unterschreitet. Wer dagegen schon bei 80 mg/dl reagiert, gerät auch dann *nicht* in die Unterzuckerung, wenn der BZ zwischenzeitlich noch um 10 mg/dl sinken sollte. (Weitere Hinweise zur Vermeidung von Unterzuckerungen finden Sie in den Kapiteln 24 und 25.)

- **Berücksichtigung von CGM-Messungenauigkeit**: Wie in Kapitel 9 beschrieben, misst der CGM-Sensor den BZ-Spiegel nicht direkt im Blut, sondern im Gewebe, so dass es zu Abweichungen zwischen dem CGM-Wert und dem tatsächlichen BZ-Wert kommen kann. Erfahrungsgemäß muss im Allgemeinen mit einer möglichen Abweichung von bis zu ca. +/– 10% gerechnet werden (bei Dexcom G6 gibt der Hersteller sogar eine noch größere mögliche Ungenauigkeit an, doch diese lässt sich durch Kalibrierung(en) reduzieren; siehe Abschnitt 10.3). Wenn der CGM-Empfänger 80 mg/dl anzeigt, kann es also sein, dass der tatsächliche BZ-Wert z.B. bei 73 mg/dl liegt – und damit bereits nah an einer Unterzuckerung. Wenn der CGM-Empfänger 70 mg/dl anzeigt, kann es dementsprechend sein, dass der tatsächliche BZ z.B. bei 64 mg/dl liegt – und damit schon *im* Bereich einer leichten Unterzuckerung. Auch deshalb ist es sinnvoll, bei einem angezeigten BZ-Wert ≤ 80 mg/dl (und nicht erst bei einer Messung von ≤ 70 mg/dl) gewarnt zu werden.

In diesem Zusammenhang (und im Einklang mit den Schulungen zu diesem Thema) empfehle ich Ihnen auch, sich im Zweifel nicht vollständig auf die CGM-Werte zu verlassen, sondern Ihr Gefühl mit zu berücksichtigen. Wenn Sie den Eindruck haben, dass der vom CGM angezeigte Wert nicht korrekt ist, sollten Sie den BZ zusätzlich im Blut messen und einen ungenauen Sensor ggf. kalibrieren (siehe wiederum Abschnitt 10.3).

- **Berücksichtigung einer CGM-Zeitverzögerung**: Die BZ-Messung durch den Sensor kann ein wenig zeitverzögert sein. Die Zeitverzögerung ist zwar in den neuen Dexcom-Modellen (G6 und G7) reduziert worden, doch es muss immer noch – wie der Hersteller mir bestätigt hat – mit einer zeitlichen Verzögerung von insgesamt ca. fünf Minuten gerechnet werden. Eine solche Verzögerung kann schon allein dadurch entstehen, dass der Sensor (wie oben erwähnt) den BZ-Wert nur in bestimmten Intervallen (bei Dexcom alle fünf Minuten) misst. Wenn zum Beispiel kurz nach einer Messung eine BZ-Veränderung eintritt, wird diese daher erst bei der nächsten Messung (d.h. nach knapp fünf Minuten) sichtbar. Wenn der CGM-Empfänger einen Wert von 80 mg/dl mit sinkendem Trend anzeigt, dann ist es also möglich, dass der aktuelle BZ-Wert bereits weiter abgesunken ist und niedriger liegt. Das ist ein weiterer Grund dafür, sich rechtzeitig warnen zu lassen, wenn der BZ den gesunden Bereich zu verlassen droht.

Es gibt Patient:innen, die so stark zu schnell absinkenden BZ-Werten neigen, dass die Warngrenze für niedrigen BZ sogar noch höher eingestellt wird, z.B. auf 85 oder 90 mg/dl. Dieses Vorgehen empfehle ich im Allgemeinen nicht. Denn erstens kann ein solches Vorgehen dazu führen, dass man bei konstant guten BZ-Werten zwischen 85 und 90 mg/dl immer wieder durch eine (unnötige) Warnung gestört wird. Zum anderen kann durch eine so frühzeitige Warnung eine Tendenz zu unnötigen Korrekturen entstehen, indem zum Beispiel bei einem guten BZ-Wert von 90 mg/dl ein Stück Zucker gegessen wird, obwohl das prinzipiell nicht notwendig ist und es gesünder wäre, den Wert bei 90 mg/dl zu belassen oder zunächst abzuwarten.

Ich würde Menschen, die zu stark absinkenden BZ-Werten neigen, stattdessen eher raten, das Problem bei der Wurzel zu packen und die Einstellung (und Ernährung) so zu gestalten, dass starke BZ-Schwankungen möglichst vermieden werden. Meine Berechnungen und meine Erfahrung sprechen dafür, dass stark absinkende BZ-Werte, die zu schnell eintretenden Unterzuckerungen führen könnten, extrem minimiert werden können. Das gelingt zum einen durch die Begrenzung der KH, so dass auch die erforderlichen Insulinmengen niedriger sind, und vor allem die Begrenzung von schnell wirkenden KH, deren zeitliche Wirkung eher schlecht mit der Insulinwirkung zusammenpasst und die dadurch BZ-Schwankungen begünstigen (siehe Teil III des Buches). Zum anderen sollte die BZ-senkende Wirkung von körperlicher Aktivität so ausgeglichen werden, dass der BZ möglichst stabil bleibt und nicht rapide sinkt (siehe Teil VII des Buches).

Für die Nacht schalte ich die nicht-akute Warnung für niedrigen BZ aktuell ab (die akute Warnung bei ≤ 55 mg/dl bleibt wie immer eingeschaltet). Das liegt an dem in Kapitel 9.2 bereits angesprochenen Problem, dass der Sensor den BZ unterschätzen kann, wenn man auf ihm liegt, so dass es zu häufigen Fehlalarmen kommen kann, wenn die nicht-akute Warnung für niedrigen BZ nachts eingeschaltet bleibt. Durch das Abschalten dieser Warnung für die Nacht sind Fehlalarme nur noch sehr selten.

Bei dieser Nacht-Einstellung handelt es sich um einen Kompromiss zwischen BZ-Kontrolle einerseits und Schlaf- bzw. Lebensqualität andererseits. Da ich keine Neigung zu nächtlichen Unterzuckerungen habe[30], stellt dieses Vorgehen für mich kein Problem dar. (Es wurde auch von meinem Diabetologen bestätigt.) Die Voraussetzung ist wiederum, dass die Insulineinstellung (und Ernährung) so gewählt werden, dass zu weit absinkende BZ-Werte vermieden werden. Zum Beispiel nehme ich in den letzten Stunden des Tages im Allgemeinen nur wenige KH zu mir, so dass sich die Insulin-Boli und der nächtliche Insulinspiegel verringern und die BZ-Stabilität möglichst gut ist (siehe Kapitel 12). Außerdem verwende ich ab dem späten Abend (im Einklang mit gängigen Empfehlungen bei insulinpflichtigem Diabetes) einen etwas höheren BZ-Zielwert (110 statt 100 mg/dl; vgl. Kapitel 22). Und ich berücksichtige die Nachwirkung von (umfangreicher) körperlicher Aktivität in der Insulineinstellung (siehe Kapitel 30).

---

[30] Als ich auch nachts einen Grenzwert von 80 mg/dl verwendet habe, ist es nur sehr selten vorgekommen, dass nachts eine Warnung für niedrigen BZ ausgegeben wurde und sie sich nicht als Fehlalarm herausgestellt hat. Weit über 90% der Fälle haben sich als Fehlalarm herausgestellt. Wie in Abbildung 1 dargestellt, liegen nur 1% meiner BZ-Werte im Unterzuckerungsbereich (< 70 mg/dl).

Wenn es ohne Probleme möglich ist, empfehle ich, die Warnung bei ≤ 80 mg/dl auch nachts eingeschaltet zu lassen. Wenn jedoch – wie es bei mir der Fall war – diese Warnung zu einer Belastung durch häufige Fehlalarme in der Nacht führt, dann können Sie darüber nachdenken, für die Nacht die nicht-akute Warnung für niedrigen BZ auf einen niedrigeren Grenzwert herabzusetzen oder auszuschalten. Sie sollten solche Vorgehensweisen aber mit Ihrer Diabetologin, Ihrem Diabetologen bzw. ihrem/seinem Team absprechen – insbesondere dann, wenn Sie selbst nicht sicher sind, welche Einstellung für Sie richtig ist.

10.2. Geeignete Warngrenze für hohen BZ

Was die Warngrenze für hohen BZ angeht, gibt es verschiedene Empfehlungen, die vor allem mit der jeweiligen Situation der Patientin bzw. des Patienten zusammenhängen. Ich empfehle, den CGM-Empfänger im Allgemeinen so einzustellen, dass er bei einem BZ ≥ **160 mg/dl** eine Warnung ausgibt. (Das ist auch die Einstellung, die ich selbst in nahezu allen Situationen verwende, inkl. nach dem Essen, bei körperlicher Aktivität und nachts.)

Gegenüber einem höheren Grenzwert (z.B. 180 mg/dl) hat die Warnung bei 160 mg/dl den Vorteil, dass sie einen besseren **Schutz vor Überzuckerungen** ermöglicht. Die Gründe dafür lassen sich (teilweise analog zur Warnung für niedrigen BZ) folgendermaßen zusammenfassen:

- **Frühzeitige Warnung**: Durch die Warngrenze von 160 mg/dl wird man rechtzeitig gewarnt, *bevor* der BZ möglicherweise den gesunden Bereich verlassen (d.h. 180 mg/dl überschreiten) könnte. Insbesondere kann man so bei Bedarf rechtzeitig einen Korrektur-Bolus einstellen, der dazu führt, dass der BZ im gesunden Bereich bleibt. Der Diabetologe, mit dem ich darüber gesprochen habe, hat mir aus diesem Grund empfohlen, diesen Grenzwert beizubehalten.

- **Berücksichtigung eines möglichen weiteren BZ-Anstiegs**: Wenn der BZ einen steigenden Trend hat, dann lässt sich dieser erfahrungsgemäß häufig nicht sofort stoppen oder umkehren, auch wenn man (bei eher hohem BZ) sofort mit einem Korrektur-Bolus reagiert. Stattdessen ist damit zu rechnen, dass der BZ noch ein Stück weiter ansteigt, bevor er durch das Korrektur-Insulin absinkt. Denn die Einflüsse, die zum Anstieg des BZ geführt haben (z.B. KH), wirken häufig noch weiter, während das Korrektur-Insulin eine gewisse Zeit braucht, um eine hinreichend große entgegengesetzte Wirkung zu entfalten (siehe Insulinwirkung im Zeitverlauf in Kapitel 7). Eine Warngrenze von 160 mg/dl hat den Vorteil, dass selbst bei einem weiteren (kurzfristigen) Anstieg von bis zu 20 mg/dl keine Überzuckerung eintritt.

- **Gesünderer BZ-Bereich**: BZ-Werte zwischen 80 und 160 mg/dl sind gesünder als BZ-Werte $\geq$ 160 mg/dl. Dementsprechend verbessert eine strengere Einstellung auch den HbA1c-Wert. Außerdem habe ich mehrfach (unter anderem in einer Diabetes-Schulung im Klinikum) mitbekommen, dass bei einem BZ über 160 mg/dl Zucker im Urin auftauchen kann (ein typisches Symptom für nicht oder unzureichend behandelten Diabetes), wobei auch wertvolle Nährstoffe ausgeschieden werden können. Und bei einer Warngrenze > 160 mg/dl könnte der Fall eintreten, dass der BZ über längere Zeiträume (z.B. über die Nacht) bei 160 mg/dl oder höher liegt, ohne dass es zu einer Warnung oder Korrektur kommt; das wäre klarerweise nicht gesund.

Bei Patient:innen, die nach dem Essen zu starken vorübergehenden BZ-Anstiegen neigen, wird die Warngrenze für hohen BZ meist höher angesetzt, z.B. bei 180, 200 oder sogar 220–230 mg/dl. Der Grund dafür ist, dass diese Patient:innen bei niedrigeren Warngrenzen immer wieder nach dem Essen durch eine Warnung gestört werden würden, obwohl der BZ auch ohne Korrektur (durch das noch wirkende Bolus-Insulin) wieder absinkt. Eine Korrektur könnte in einer solchen Situation sogar zu einer Unterzuckerungstendenz führen, denn wenn bereits das Bolus-Insulin den BZ vollständig reguliert, tritt durch zusätzliches Korrektur-Insulin eine Überdosierung ein (vgl. Kapitel 24).

Allerdings ist es keine gute Lösung, stark erhöhte BZ-Werte nach dem Essen einfach zu akzeptieren – insbesondere dann, wenn sie häufiger vorkommen. Denn ab einem gewissen Punkt (insbesondere bei über 180 mg/dl) entsprechen solche BZ-Anstiege nicht mehr der Situation eines Körpers ohne Diabetes. Außerdem können sie zu erhöhten HbA1c-Werten führen und die Zeit im Zielbereich verringern.

Meine Empfehlung ist daher, die Insulineinstellung und die Ernährung so zu wählen, dass der BZ auch nach dem Essen unter 180 mg/dl (und typischerweise unter 160 mg/dl) bleibt.

Wie meine Berechnungen und Erfahrungen zeigen, kann das insbesondere durch die Begrenzung der KH-Mengen und die Begrenzung von schnell wirkenden KH erreicht werden (siehe Teil III des Buches). Auch ein Zeitabstand zwischen Bolus und KH-Aufnahme sollte eingehalten werden, insbesondere wenn nicht-langsame KH eingenommen werden und dabei kein sehr schnelles Insulin (z.B. Lyumjev) verwendet wird (siehe Kapitel 20). Wenn die BZ-Anstiege nach dem Essen minimiert sind, kann man auch problemlos eine Warngrenze von 160 mg/dl verwenden. Bei mir kommt es nur selten vor, dass dieser Wert nach dem Essen überschritten wird. (Wie die CGM-Daten zeigen, lagen in den letzten 90 Tagen insgesamt nur 3% meiner BZ-Werte über 160 mg/dl; nur 1% lag über 180 mg/dl.)

10.3. Kalibrierung

Wie in Kapitel 9.2 bereits erwähnt, kann der CGM-Sensor kalibriert werden, um die Genauigkeit der BZ-Messung zu verbessern. In diesem Abschnitt gebe ich einige Hinweise zur Kalibrierung.

Bei der Kalibrierung führt die Patientin bzw. der Patient eine BZ-Messung im Blut durch und gibt den gemessenen BZ-Wert im CGM-Empfänger ein (bei Dexcom G7 mit der Auswahl „Als Kalibrierung verwenden"). Das CGM-System berücksichtigt dann diese Eingabe und passt seine Messungen normalerweise an das Niveau des eingegebenen BZ-Werts an.

Bei Dexcom wird jeder Sensor für zehn Tage genutzt. Kurz nachdem ein Sensor gestartet wurde und mit der Messung begonnen hat, empfehle ich, den BZ im Blut zu messen, um zu überprüfen, ob der vom CGM-Empfänger angezeigte Wert korrekt ist und inwieweit es zu Abweichungen kommt; denn bekanntermaßen und erfahrungsgemäß ist die Messgenauigkeit des CGM-Sensors gerade in den ersten 24 Stunden noch nicht so zuverlässig. Während die *Messung* des BZ im Blut ohne Weiteres empfohlen werden kann, wird eine *Kalibrierung* des Sensors (d.h. die Eingabe des im Blut gemessenen BZ-Werts im CGM-Empfänger zum Zweck der Kalibrierung) in den ersten 24 Stunden im Allgemeinen eher nicht empfohlen (siehe unten für differenziertere Hinweise).

Um eine gute CGM-Messgenauigkeit zu erreichen und zu erhalten, können Sie außerdem in den darauffolgenden Tagen – und dann wieder gegen Mitte der Nutzungszeit – in regelmäßigen Abständen den BZ im Blut messen und (insbesondere bei relevanten Abweichungen zwischen Blut- und CGM-Wert) den Sensor kalibrieren. Ich führe die Blutmessung (und Kalibrierung) im Allgemeinen zu den folgenden **Zeitpunkten** durch:

- ca. ein Tag (ab 24 Stunden) nach Start des Sensors,

- ca. zwei Tage nach Start des Sensors,

- ca. fünf Tage nach Start des Sensors.

Wie Sie in den entsprechenden Schulungen lernen, sollte die Kalibrierung zu einer Zeit durchgeführt werden, in welcher der BZ-Wert (weitgehend) stabil ist. Im Zweifel sollten Sie die Kalibrierung lieber später durchführen, anstatt bei deutlich instabilen BZ-Werten zu kalibrieren, denn Letzteres kann die

CGM-Messgenauigkeit sogar verschlechtern. Dass eine Kalibrierung bei stark instabilen Werten nicht empfehlenswert ist, hängt damit zusammen, dass der Sensor (wie in Abschnitt 10.1 beschrieben) den BZ tendenziell etwas zeitverzögert misst. Das folgende Beispiel verdeutlicht diesen Zusammenhang.

➢ Beispiel: Der tatsächliche BZ ist in den letzten fünf Minuten (von 10:00 bis 10:05 Uhr) von 115 auf 100 mg/dl gesunken und bleibt im Folgenden bei diesem Wert. Der Sensor misst den BZ mit einer zeitlichen Verzögerung von fünf Minuten und zeigt (um 10:05 Uhr) einen BZ von 115 mg/dl an. Wenn er nun mit dem aktuellen BZ-Wert von 100 mg/dl kalibriert wird, dann ändert sich der vom CGM angezeigte Wert auf 100 mg/dl. Anschließend erfasst das CGM – da es ja zeitverzögert misst – den Rückgang des BZ um 15 mg/dl. Es zeigt dann einen BZ von 100 mg/dl – 15 mg/dl = 85 mg/dl an. Das ist aber nicht korrekt, da der BZ tatsächlich bei 100 mg/dl liegt.

Außerdem wird empfohlen, die zur Kalibrierung genutzte Blutmessung möglichst immer mit demselben BZ-Messgerät durchzuführen. Es sollte sich um ein möglichst genau arbeitendes Messgerät handeln. Geeignet sind deshalb zum einen Messgeräte, die noch nicht lange im Einsatz sind. Zum anderen soll es die Möglichkeit geben, die Genauigkeit von länger genutzten Messgeräten zu verbessern (wenden Sie sich für genauere Informationen hierzu bitte an das diabetologische Fachpersonal oder Ihre Apotheke).

Allgemein sind Kalibrierungen bekanntermaßen und erfahrungsgemäß bei dem etwas älteren System Dexcom G6 wichtiger als bei Dexcom G7, da G7 (in den meisten Situationen) selbstständig eine bessere Messgenauigkeit erreicht als G6.

Ich gehe nun noch auf die Frage ein, ob die Kalibrierungen schon **innerhalb der ersten 24 Stunden** der Nutzung eines Sensors begonnen werden sollten. Im Allgemeinen wird empfohlen, eine Kalibrierung in diesem Zeitraum zu vermeiden. Denn der Sensor soll zunächst die Möglichkeit erhalten, selbstständig den tatsächlichen BZ-Wert zu finden. Durch eine Kalibrierung kann dieser Prozess unter bestimmten Umständen gestört werden, so dass es dann zu einer reduzierten Messgenauigkeit in diesem Zeitraum kommen kann.

Auf Grund meiner Erfahrung mit CGM-Sensoren und BZ-Daten (inkl. Messungen im Blut und im Labor) empfehle ich allerdings einen etwas differenzierteren Umgang mit dieser Frage. Zunächst gehe ich auf die Situation bei **Dexcom G7** ein.

Zum einen sollte man sich bewusst machen, dass auch der *Verzicht* auf eine Kalibrierung in den ersten 24 Stunden Nachteile haben kann, wenn es ohne Kalibrierung (zunächst) zu relativ ungenauen Messungen kommt. Meine Erfahrung mit den CGM- und Blutmessungen zeigt – im Einklang mit (mündlichen) Angaben des Herstellers –, dass der Sensor den BZ in den ersten 24 Stunden (ohne Kalibrierung) manchmal um ca. 15–30% über- oder unterschätzt. Das bedeutet zum Beispiel, dass bei einem tatsächlichen BZ von 62 mg/dl ein BZ von 81 mg/dl angezeigt wird. Die Nutzerin bzw. der Nutzer wird dann also nicht immer zuverlässig vor Unterzuckerungen gewarnt. Auch die Auswertung der BZ-Daten wird im

Falle ungenauer Messungen für diesen Zeitraum erschwert, weil die CGM-Daten nicht mit dem tatsächlichen BZ übereinstimmen. Durch eine Kalibrierung kann dagegen – wie die Erfahrung mit den Daten bestätigt – normalerweise eine deutlich bessere Messgenauigkeit erreicht werden.

Der mögliche *Nachteil* einer Kalibrierung innerhalb der ersten 24 Stunden besteht (wie oben angesprochen) darin, dass dann das Risiko besteht, dass sich die Messgenauigkeit innerhalb dieses Zeitraums insgesamt nicht verbessert – und zwar kann das insbesondere dann passieren, wenn das CGM-System zusätzlich zur Kalibrierung (parallel) eigene Anpassungen der Messung vornimmt. In diesem Fall verschiebt sich die Ungenauigkeit der Messung nur in die andere Richtung (d.h., statt einer Unterschätzung des BZ kommt es zu einer Überschätzung oder umgekehrt), wird aber nicht behoben. Das Prinzip ist dabei ähnlich wie bei der Kalibrierung bei instabilem BZ (siehe oben). Das folgende Beispiel verdeutlicht, was bei einer frühen Kalibrierung passieren kann.

➤ Beispiel: Kurz nach dem Start eines Sensors zeigt das CGM einen BZ von 70 mg/dl an, während der tatsächliche BZ (Blutmessung) bei 100 mg/dl liegt. Der Nutzer kalibriert den Sensor mit dem BZ von 100 mg/dl. Das CGM passt deshalb seine BZ-Messung um 30 mg/dl nach oben an. Zugleich erkennt das CGM aber selbst, dass es den BZ um 30 mg/dl unterschätzt hat. Es führt also auch eine eigene (von der Kalibrierung unabhängige) Anpassung der Messung um +30 mg/dl durch. Der nun angezeigte BZ beträgt daher 70 mg/dl + 30 mg/dl + 30 mg/dl = 130 mg/dl. Der BZ wird jetzt also um 30 mg/dl überschätzt.

Das Beispiel demonstriert, dass es zu einer übermäßigen (doppelten) Anpassung der BZ-Messung kommen kann. Meine Erfahrungen zeigen allerdings, dass dieses Problem durch eine *erneute* Kalibrierung (wiederum innerhalb der ersten 24 Stunden) behoben werden kann. Im Beispiel würde der Nutzer erneut den BZ im Blut messen, beispielsweise einen unveränderten BZ von 100 mg/dl feststellen und mit diesem den Sensor erneut kalibrieren. Nach einer solchen erneuten Kalibrierung wird erfahrungsgemäß eine dauerhaft verbesserte und akzeptable Messgenauigkeit erreicht (die Abweichung zwischen CGM- und Blutwert liegt dann in den ersten 24 Stunden nach meiner Erfahrung bei max. ca. +/− 15% statt max. ca. +/− 30%).

Konkret mache ich mit dem folgenden Vorgehen (in den ersten 24 Stunden der Nutzung eines G7-Sensors) die besten Erfahrungen:

- Direkt nach dem Start der Messungen eines neuen Sensors gebe ich ihm zunächst die Chance, selbstständig die BZ-Messung anzupassen.

- Nach ca. 15 Minuten messe ich den BZ im Blut, um zu überprüfen, inwieweit der vom CGM angezeigte Wert korrekt ist oder vom Blutwert abweicht.

- Wenn der Betrag der Abweichung zwischen Sensor- und Blutwert bei weniger als 15% liegt (d.h. Abweichung zwischen −15% und +15%), akzeptiere ich die

Messgenauigkeit und führe keine Kalibrierung innerhalb der ersten 24 Stunden durch.

- Wenn der Betrag der Abweichung dagegen bei 15% oder mehr liegt, teste ich die Messgenauigkeit nach einer Stunde erneut durch eine Blutmessung.

- Wenn der Betrag der Abweichung nun bei weniger als 15% liegt, akzeptiere ich die Messgenauigkeit und führe keine Kalibrierung innerhalb der ersten 24 Stunden durch.

- Wenn der Betrag der Abweichung dagegen weiterhin bei 15% oder mehr liegt, führe ich eine Kalibrierung durch.

- Wenn ich eine solche Kalibrierung durchgeführt habe, prüfe ich den BZ nach einigen Stunden (bzw. am nächsten Morgen oder bei Bedarf) erneut, um zu testen, ob es zu einer doppelten Anpassung gekommen bzw. eine erneute erhebliche Ungenauigkeit entstanden ist. Wenn das der Fall ist, führe ich eine zweite Kalibrierung durch.

In jedem Fall (und wie oben beschrieben) messe ich den BZ nach ca. einem Tag (ab 24 Stunden nach Start des Sensors) im Blut und führe damit bei Bedarf eine Kalibrierung durch. Ab diesem Zeitpunkt wird nach meiner Erfahrung (unabhängig davon, ob schon in den ersten 24 Stunden kalibriert wurde) meist eine gute oder sehr gute Messgenauigkeit erreicht, mit einer Abweichung von max. ca. +/− 10%.

Bei dem älteren System **Dexcom G6** kommt es nach meiner Erfahrung noch häufiger vor, dass sich eine Kalibrierung innerhalb der ersten 24 Stunden lohnt. Denn G6 hatte ohne

Kalibrierung eine durchgehende Tendenz, den BZ deutlich zu überschätzen. (Zum Beispiel wurde ein BZ von 130 mg/dl angezeigt, wenn der BZ im Blut bei 100 mg/dl lag.) Diese Tendenz zur Überschätzung konnte der Sensor – ohne Kalibrierung – auch innerhalb des ersten Tages nicht signifikant verringern: Er zeigte nach 24 Stunden weiterhin einen deutlich überschätzten Wert an. Die Laborwerte haben bestätigt, dass mein im Blut gemessenes BZ-Niveau korrekt war und der G6-Sensor den BZ überschätzte. Ich habe mehrfach erfahren und gelesen, dass diese Tendenz auch bei anderen CGM-Nutzer:innen aufgetreten ist.[31]

Deshalb habe ich den G6-Sensor schon gleich nach dem Start der Sensor-Messungen kalibriert, sofern es eine größere Abweichung (ab +/− 15%) zwischen CGM- und Blut-Wert gab. Bei Bedarf habe ich auch eine zweite Kalibrierung nach ca. zwölf Stunden durchgeführt. Weitere Kalibrierungen habe ich – wie oben angegeben – im Allgemeinen einen, zwei und fünf Tage nach Sensor-Start vorgenommen.

Durch die frühzeitigen Kalibrierungen konnte ich die Neigung des G6-Sensors, den BZ zu überschätzen, schnell deutlich verringern und die Messgenauigkeit verbessern. Es gab dann ab dem zweiten Tag der Nutzung eines Sensors keine (oder fast keine) systematische Überschätzung des BZ mehr, und die Abweichungen zwischen CGM- und Blut-Wert reduzierten sich meist auf max. +/− 10%.

Ein Problem ist durch die frühzeitigen Kalibrierungen bei G6 nicht aufgetreten. Es gab keine Anzeichen für vermehrte oder

---

[31] Vgl. z.B. Vallentin, Claudia (2024).

verstärkte Abweichungen, sondern nur die beschriebene Tendenz zu genaueren Messungen.

Sofern Sie Dexcom G6 (oder ein vergleichbares Modell) nutzen und beobachten, dass es ohne Kalibrierung zu einer relevanten, dauerhaften und systematischen Fehlmessung kommt, empfehle ich Ihnen daher, eine bis zwei Kalibrierung(en) in den ersten 24 Stunden in Erwägung zu ziehen. Alternativ können Sie die erste Kalibrierung erst nach 24 Stunden durchführen, sollten sich dann aber bei der Interpretation der CGM-Werte bewusst sein, dass sie insbesondere in der Anfangszeit systematisch überschätzt sein könnten.

Wenn die Zahl der verschriebenen BZ-Teststreifen nicht ausreicht, um die gewünschte Zahl an Blutmessungen (bzw. Kalibrierungen) durchzuführen, dann kann von den oben beschriebenen Kalibrierungen nach meiner Erfahrung am ehesten die Kalibrierung nach fünf Tagen weggelassen werden.

Wenn Sie nicht sicher sind, wann Sie mit der Kalibrierung beginnen sollten, besprechen Sie die Situation am besten auch mit dem diabetologischen Fachpersonal und/oder der Herstellerfirma.

10.4. Häufigkeit der Betrachtung der CGM-Werte

Wer mit der täglichen Therapie des Typ-1-Diabetes zu tun hat – z.B. auf persönlicher Ebene oder als Diabetolog:in –, die oder der weiß, dass die präzise BZ-Kontrolle abgewogen werden sollte mit dem Ziel, die psychische Gesundheit und Lebensqualität zu erhalten. Wie in Kapitel 9.2 bereits beschrieben, kann beim Einsatz von CGM das Risiko beste-hen, sich durch die kontinuierliche BZ-Überwachung über-mäßig unter Druck zu setzen und ggf. verfrühte Korrekturen durchzuführen, die der BZ-Einstellung sogar schaden. In die-sem Kapitel beschreibe ich, welchen Umgang mit den CGM-Werten ich empfehle, um solche Risiken zu vermeiden und zugleich die Vorteile von CGM zu nutzen.

Wenn man ein CGM zum ersten Mal einsetzt, ist es verständ-lich und tendenziell sogar nützlich, die angezeigten BZ-Ver-läufe häufig zu betrachten. Denn man sieht zum ersten Mal die detaillierten BZ-Verläufe in den verschiedenen Situatio-nen (z.B. zwischen den Mahlzeiten und während des Schlafs) und kann daraus Lerneffekte erzielen.

Auf Dauer empfehle ich aber aus den eingangs beschriebenen Gründen eher, sich Grenzen zu setzen. Ich empfehle, meist nur in bestimmten Situationen, in denen dies tatsächlich sinn-voll ist, auf die CGM-Anzeige zu schauen. Und zwar schaue ich grundsätzlich in den folgenden Situationen (und meist auch *nur* dann) auf den CGM-Wert:

- am frühen Morgen;

- vor jeder Hauptmahlzeit;

- vor jeder Zwischenmahlzeit bzw. ca. drei bis vier Stunden nach jeder Hauptmahlzeit;

- vor dem Schlafengehen;

- vor, nach (und ggf. während) körperlicher Aktivität, ins-besondere bei intensiver oder ungewohnter Belastung;

- vor wichtigen Ereignissen, in denen ein stabiler BZ-Wert besonders wichtig ist;

- bei (auch leichtem) Unwohlsein, einem Gefühl von Schwäche bzw. dem Gefühl, dass der BZ in ungesunder Weise ansteigen oder absinken könnte;

- wenn der CGM-Empfänger eine Warnung ausgibt (d.h. normalerweise bei einem BZ von ≤ 80 mg/dl oder ≥ 160 mg/dl; siehe Abschnitte 10.1–10.2).

Auf diese Weise erreiche ich eine sehr gute Kontrolle über meine BZ-Werte und kann bei Bedarf rechtzeitig reagieren, ohne mich übermäßig unter Druck zu setzen und ohne übermäßig von anderen Aktivitäten abgelenkt zu werden.

Außerdem empfehle ich, die vom CGM erhobenen Daten regelmäßig über einen längeren Zeitraum zu betrachten, um BZ-Trends zu erkennen. So kann man beispielsweise feststellen, ob zu einer bestimmten Tageszeit oder in bestimmten Situationen systematisch eine Tendenz zu erhöhten (oder zu niedrigen) BZ-Werten besteht, so dass eine Anpassung der Insulinmenge erforderlich ist. Zu diesem Zweck lade ich die CGM-Daten alle zwei Wochen über die vom Hersteller bereitgestellte Website hoch und sehe mir die Ergebnisse der letzten zwei Wochen genau an. Bei Bedarf (zum Beispiel wenn ich den Eindruck habe, dass aktuell zu bestimmten Tageszeiten ein veränderter Insulinbedarf besteht), sehe ich mir solche Daten zusätzlich schon zu einem früheren Zeitpunkt an.

Die CGM-Daten sollten zudem mit der behandelnden diabetologischen Arztpraxis geteilt werden (und/oder Sie bringen die relevanten Daten zum Besprechungstermin mit). So können Sie zwei- bis viermal im Jahr (oder bei Bedarf ggf. auch häufiger) Ihre Werte und Behandlungsentscheidungen mit dem diabetologischen Fachpersonal besprechen.

11. Vor- und Nachteile eines „Closed Loop"- bzw. Automatik-Modus in AID-Systemen

Seit einigen Jahren sind spezielle Insulinpumpen auf dem Markt, die einen sogenannten „Closed Loop"- bzw. Automatik-Modus (auch „Automated Mode" oder „Auto Mode" genannt) ermöglichen. Solche Systeme sind unter der Abkürzung AID (für „automated insulin delivery" bzw. „Automatische Insulin-Dosierung") bekannt. Der Automatik-Modus grenzt sich vom manuellen Modus (auch „Manual Mode" oder „Open Loop" genannt) ab.

In diesem Kapitel beschreibe ich wesentliche Vor- und Nachteile des Automatik-Modus (im Vergleich zum manuellen Modus) in der Insulinpumpentherapie. Meine Hinweise zum Automatik-Modus basieren vor allem auf meiner Recherche bei Herstellerfirmen (im Jahr 2023), Gesprächen mit diabetologischem Fachpersonal (bis 2025) und Berichten von Nutzer:innen solcher Systeme (ebenfalls bis 2025). Ich habe mich im Hinblick auf AID-Systeme am meisten mit den folgenden, verbreiteten Modellen beschäftigt: einerseits der

Insulinpumpe mylife YpsoPump in Kombination mit der CamAPS FX App; andererseits der AID-Patch-Pumpe OmniPod 5.

Ich weise darauf hin, dass ich selbst keinen Automatik-Modus eingesetzt habe, da ich mich auf Grund meiner Recherchen und Gespräche (bislang) gegen ein AID-System entschieden habe. Stattdessen habe ich über einen Gesamt-Zeitraum von über 20 Jahren Insulinpumpen im manuellen Modus genutzt (und tue das auch heute), wobei ich seit über acht Jahren parallel ein CGM-System einsetze.

Im Automatik-Modus ist die Insulinpumpe mit einem CGM-System verbunden, und auf Basis der CGM-Werte werden (je nach Modell ggf. mit Hilfe von Künstlicher Intelligenz; KI) automatisch Insulinabgaben bestimmt und umgesetzt. Dieser Modus orientiert sich am nicht-diabetischen Körper, in dem die Beta-Zellen der Bauchspeicheldrüse kontinuierlich den BZ messen und die Insulinausschüttung entsprechend anpassen.

Im manuellen Modus reagiert die Insulinpumpe dagegen nicht automatisch auf CGM-Werte, sondern ausschließlich auf die Einstellungen und Eingaben der Nutzerin bzw. des Nutzers. Der manuelle Modus beinhaltet jedoch ebenfalls eine Form der Automatisierung, denn in diesem Modus wird eine (vom Nutzer bzw. dem diabetologischen Fachpersonal) programmierte Insulin-Basalrate automatisch und kontinuierlich abgegeben (vgl. Teil VI des Buches). Bei allen mir bekannten Insulinpumpen-Modellen kann im manuellen Modus auf Wunsch zwischen verschiedenen programmierten Basalraten-Profilen gewechselt werden, und es sind in diesem

Modus zahlreiche weitere Einstellungen – inkl. temporären Basalraten und genau definierten verzögerten Boli – durch die Nutzerin bzw. den Nutzer möglich. Ältere Insulinpumpen-Modelle besitzen ausschließlich den manuellen Modus, da sie nicht mit einem CGM-System (bzw. einer AID-Software) kommunizieren können.

11.1. Zusammenfassung von Vor- und Nachteilen des Automatik-Modus

Die wichtigsten **Vorteile** eines Automatik-Modus würde ich folgendermaßen zusammenfassen. Zum einen kann ein AID-System frühzeitig automatische Korrekturen vornehmen, ohne dass die Patientin bzw. der Patient durch eine Warnung gestört werden muss (das ist besonders nachts von Vorteil). Zum anderen nehmen die AID-Systeme den Patient:innen im Idealfall auch sonst einige Arbeit ab, da die Patientin bzw. der Patient die Insulinabgaben nicht mehr (vollständig) selbst bestimmen muss. Aus diesem Grund kann ein Automatik-Modus insbesondere für Menschen interessant sein, die sich (noch) nicht genauer mit der Therapie beschäftigen konnten, die mit der manuellen Regulation Probleme haben und/oder die sehr wenig Zeit dafür haben, sich selbst um ihren Diabetes zu kümmern (z.B. berufstätige Alleinerziehende mit Typ-1-Diabetes).

Die **Nachteile** eines Automatik-Modus würde ich folgendermaßen zusammenfassen. Erstens sind die **Ergebnisse**, die mit solchen Systemen (im Durchschnitt) erreicht werden, aktuell (nach meinem letzten Stand) weniger gut als die Ergebnisse eines fortgeschrittenen manuellen Managements, wie es in diesem Buch beschrieben wird (vgl. hierzu Kapitel 1). Ein führender Hersteller eines AID-Systems hat nach meinem letzten Stand damit geworben, dass mit diesem System ein HbA1c-Wert unter 7,0% erreicht wird. Sollte dieser Wert knapp unter 7,0% liegen, ist er deutlich weniger gut als die Werte, die ich mit manueller Regulation erreiche (seit über vier Jahren stets unter 6,0%). Die beworbene Zeit im BZ-Zielbereich (70–180 mg/dl) beträgt beim AID-System über 70%. Sollte dieser Wert knapp über 70% liegen, ist er ebenfalls deutlich weniger gut als die Ergebnisse, die ich mit manueller Regulation erreiche (in den letzten zwei Jahren 98%).

Die **Ursachen** dafür, dass der Automatik-Modus aktuell nicht vollständig überzeugt, sind vielfältig. Erstens sollte man sich bewusst machen, dass – im Einklang mit den Aussagen von Diabetolog:innen – automatisch festgelegte Insulinabgaben (durch eine Insulinpumpe) die Prozesse im nicht-diabetischen Körper nicht ganz erfolgreich imitieren können. Denn das von den Beta-Zellen im nicht-diabetischen Körper emittierte Insulin wirkt praktisch sofort, so dass der Insulinspiegel sehr flexibel gesteuert und der BZ (im Idealfall) nahezu perfekt reguliert werden kann. Dagegen hat das von außen (d.h. von der Insulinpumpe oder Pen) injizierte Insulin – selbst wenn es sich um ein sogenanntes schnell oder sehr schnell wirkendes Insulin handelt – einen längeren Wirkungsverlauf von ca. drei bis fünf Stunden (vgl. Kapitel 7). Deshalb kann der Insulinspiegel damit nicht beliebig flexibel gesteuert werden, denn unabhängig von der aktuellen Insulinabgabe wirkt ein erheblicher Teil des zuvor abgegebenen Insulins immer noch weiter. Die automatischen Insulinabgaben können die Prozesse im nicht-diabetischen Körper daher nicht perfekt ersetzen. Dagegen kann bei manueller Regulation (wie in diesem Buch beschrieben) die Insulinabgabe unter Berücksichtigung der zeitlichen Verzögerung entsprechend frühzeitig an die jeweils bevorstehenden Einflüsse angepasst werden: Das heißt, anstatt lediglich auf bereits erfolgte BZ-Veränderungen zu reagieren, kann durch manuelle Regulation proaktiv und präventiv gehandelt werden.

Zweitens können zwar einige AID-Systeme mit Hilfe von KI lernen, den Insulinbedarf zu prognostizieren, aber diese Vorhersagen sind (wie die BZ-Ergebnisse solcher Systeme zeigen) nicht immer korrekt. Denn die individuellen Lebensweisen lassen sich mit statistischen Methoden offensichtlich nicht immer perfekt vorhersagen. Dagegen ist die manuelle Regulation auf solche Vorhersagen weniger angewiesen, weil die Nutzerin bzw. der Nutzer sie an die jeweiligen tatsächlich bevorstehenden Einflüsse anpassen kann.

Ein dritter (und damit zusammenhängender) Aspekt ist: Wenn das AD-System nicht sicher ist, welche Insulineinstellung gerade richtig ist, dann wird im Zweifel – wie mir eine zertifizierte Diabetesberaterin erklärt hat – oft aus Sicherheitsgründen eher eine niedrigere Insulinabgabe gewählt. Dadurch kann es zu tendenziell eher erhöhten BZ-Werten kommen. Das Problem tritt insbesondere auf, wenn die BZ-senkende Wirkung von körperlicher Aktivität im Automatik-Modus durch Insulin-Absenkung reguliert wird und diese vom System übertrieben stark vorgenommen wird.[32] Dagegen kann bei fortgeschrittener manueller Regulation fast immer eine für die jeweilige Situation passende Einstellung gewählt werden, die weder zur Über- noch zur Unterzuckerung führt (siehe insbesondere Kapitel 29).

Viertens sind zwar auch im Automatik-Modus einige manuelle Eingaben möglich (z.b. KH-Mengen, was standardmäßig zur Abgabe eines Insulin-Bolus führt). Doch einige hilfreiche Funktionen, die in einem fortgeschrittenen manuellen Diabetes-Management eingesetzt werden können, sind im Automatik-Modus (nach meinem letzten Stand) nicht verfügbar. Zum Beispiel gibt es in den von mir betrachteten, verbreiteten AID-Systemen (im Automatik-Modus) keine Möglichkeit, einen verzögerten Bolus mit frei einstellbarer Dauer einzusetzen, obwohl solche Boli insbesondere für die Regulation von Fetten und Proteinen hilfreich sind (vgl. Kapitel 21). Da die Nutzerin bzw. der Nutzer keine Basalrate festlegen kann, gibt es auch nicht die Möglichkeit, je nach Zeit des morgendlichen Aufstehens verschiedene Basalraten-Profile zu verwenden, die schon vor dem Aufstehen das benötigte Insulin abgeben und damit den natürlichen Cortisol-Schub beim Aufstehen regulieren (vgl. Kapitel 27). Durch das Fehlen einer programmierbaren Basalrate kann zudem keine genau definierte temporäre Basalrate eingestellt werden, mit der sich Veränderungen der Insulinwirksamkeit (z.B. wegen körperlicher Aktivität

---

[32] Allerdings unterscheiden sich verschiedene AID-Systeme (je nach Hersteller bzw. Software) darin, inwieweit sie zu höheren BZ-Werten neigen.

oder Koffein bzw. Stress) so regulieren lassen, dass der BZ möglichst stabil bleibt (vgl. Kapitel 30 und 31).

Und fünftens ist die Art und Weise, wie AID-Systeme (im Automatik-Modus) mit niedrigen BZ-Werten umgehen, nicht immer ideal. Insulinpumpen können dem Körper natürlich keine KH zuführen. Wenn der BZ sinkt und eine Unterzuckerung droht, reagieren AID-Systeme daher mit einer Absenkung der Insulinrate.[33] Eine solche BZ-Korrektur funktioniert bei Menschen mit Typ-1-Diabetes aber nur eher langsam. Denn das von außen injizierte Insulin wirkt ja (wie oben erwähnt) deutlich langsamer als im nicht-diabetischen Körper; außerdem wird die Insulinrate verteilt über die Zeit abgegeben, was zusätzlich zu einer verzögerten Wirkung beiträgt. Daher wirken sich Anpassungen der abgegebenen Insulinrate nur eher langsam auf den BZ aus. Insbesondere wenn die Anpassung der Insulinrate erst relativ spät (d.h. bei bereits niedrigem BZ) erfolgt, kann der sinkende BZ-Trend daher auf diese Weise nicht immer rechtzeitig gestoppt werden, und es kann vorübergehend zu einer Unterzuckerung kommen (siehe Abschnitt 11.2 für Details).[34] Bei manueller Regulation

---

[33] Mit „Insulinrate" bezeichne ich die (meist automatisch festgelegten) kontinuierlichen Insulinabgaben im Automatik-Modus. Die Insulinrate entspricht im Prinzip der programmierten Basalrate bei manueller Regulation (vgl. Teil VI des Buches).

[34] Ich habe keine genauen Informationen darüber, ab welchem Punkt AID-Systeme die Insulinrate herabsetzen, um Unterzuckerungen zu vermeiden. Aus dem Bekanntenkreis habe ich verschiedene Aussagen darüber erhalten, ob die Vermeidung von Unterzuckerungen im Automatik-Modus typischerweise rechtzeitig gelingt (durch frühzeitige automatische Absenkung der Insulinrate) oder nicht. Das kann auch

kann niedriger BZ dagegen grundsätzlich durch die Einnahme schnell wirkender KH korrigiert werden, die wesentlich konzentrierter und passgenauer wirken und daher den BZ meist schnell anheben bzw. stabilisieren können (vgl. Kapitel 25).

Leider ist es auch nicht immer möglich, den Automatik-Modus erfolgreich mit manuell durchgeführten Maßnahmen zu kombinieren. Denn zum einen fehlen im Automatik-Modus bestimmte Funktionalitäten (siehe oben). Und zum anderen kann (wie mir dieselbe Diabetesberaterin bestätigt hat) durch zusätzliche manuelle Maßnahmen das AID-System durcheinandergebracht bzw. die Einstellung verschlechtert werden. Wenn zum Beispiel absinkende BZ-Werte mit Unterzuckerungsgefahr sowohl durch eine automatische Absenkung der Insulinrate als auch durch Zufuhr von KH korrigiert werden, dann kann in Summe eine Überreaktion mit entsprechend erhöhten BZ-Werten entstehen.

11.2. Weshalb Insulin-Absenkung als Methode zur Korrektur niedriger BZ-Werte häufig nicht ideal ist

Für besonders Interessierte gehe ich in diesem Abschnitt genauer auf einen Aspekt ein, den ich in Abschnitt 11.1 bereits angesprochen habe: nämlich, weshalb die im Automatik-Modus eingesetzte Methode, niedrige BZ-Werte durch Insulin-Absenkung zu korrigieren, häufig nicht ideal ist. Dabei gehe

---

vom verwendeten Insulinpumpen-Modell (bzw. der dabei eingesetzten Software) abhängen.

ich von der Situation aus, dass die Insulin-Absenkung erst dann stattfindet, wenn der BZ bereits relativ nah an einer Unterzuckerung liegt (z.B. bei einem BZ $\leq$ 80 mg/dl). (Wenn Sie Informationen zu diesem Thema nicht so genau benötigen, können Sie mit Abschnitt 11.3 fortfahren.)

Da das von außen injizierte Insulin nur zeitlich verzögert wirkt und die Insulinrate (bzw. Basalrate) außerdem zeitlich verteilt abgegeben wird, hat die **Insulinrate** nur eine **relativ langsame Wirkung auf den BZ** (vgl. Kapitel 26). Von der Insulinrate, die innerhalb von einer halben Stunde abgegeben wird, wirken nur ca. 8,5% innerhalb dieses Zeitraums (der Rest der Wirkung tritt erst später ein). Bei Interesse können Sie dies mit der folgenden Herleitung nachvollziehen (ansonsten können Sie diese überspringen).

➢ Herleitung: Eine Insulinmenge i (z.B. 0,25 I.E.) wird verteilt über den Zeitraum t bis t+0,5h (z.B. 10 bis 10:30 Uhr) abgegeben. Welcher Anteil dieser Insulinmenge hat bis zum Zeitpunkt t+0,5h (d.h. bis 10:30 Uhr) gewirkt?

Um zunächst die verteilte *Abgabe* des Insulins zu modellieren, kann man näherungsweise davon ausgehen, dass die Hälfte der Insulinmenge (d.h. 50% × i) zum Zeitpunkt t und die andere Hälfte (d.h. 50% × i) zum Zeitpunkt t+0,5h abgegeben wird.

Auf Grund der zeitlichen Verteilung der *Wirkung* von schnell wirkenden Insulinen (vgl. Kapitel 7 und Abbildung 4) gilt: Von dem Insulin, das zum Zeitpunkt t abgegeben wird, haben ca. 17% bis zum Zeitpunkt t+0,5h gewirkt. Von dem Insulin, das zum Zeitpunkt $t+0{,}5h$ abgegeben wird, haben 0% bis zum Zeitpunkt $t+0{,}5h$ gewirkt.

Insgesamt hat von der Insulinmenge i daher die folgende Menge bis zum Zeitpunkt $t+0{,}5h$ gewirkt:

$$(50\% \times i) \times 17\% + (50\% \times i) \times 0\% = 8{,}5\% \times i$$

Das heißt, von der Insulinmenge (i), die verteilt über den Zeitraum t bis $t+0{,}5h$ abgegeben wird, haben ca. 8,5% bis zum Zeitpunkt $t+0{,}5h$ gewirkt.

Die recht langsame Wirkung der Insulinrate führt dazu, dass auch **Anpassungen** der Insulinrate – wie meine Erfahrung mit Basalraten bestätigt – sich nur eher langsam auf den BZ auswirken. Um diesen Aspekt zu verdeutlichen, ist es sinnvoll, sich anzusehen, welche BZ-Wirkung durch eine Absenkung der Insulinrate innerhalb von einer halben Stunde entsteht. Hierfür wird die Insulinwirkung *mit* Absenkung mit der Insulinwirkung *ohne* Absenkung verglichen.

Ohne Absenkung wird innerhalb von einer halben Stunde die Hälfte der regulären (d.h. nicht abgesenkten) stündlichen Insulinrate abgegeben. Wenn die stündliche Insulinrate beispielsweise 0,5 I.E. beträgt, werden also in einer halben Stunde 0,25 I.E. abgegeben. Davon wirken (wie oben beschrieben) ca. 8,5% innerhalb dieser halben Stunde. Von der Insulinrate, die innerhalb einer halben Stunden abgegeben wird, wirken also innerhalb dieses Zeitraums (im Beispiel) ca. $8{,}5\% \times 0{,}25$ I.E. $= 0{,}02$ I.E.

Mit Absenkung kann die abgegebene Insulinmenge im extremsten Fall um 100% auf 0 I.E. reduziert werden (bei weniger extremen Absenkungen ist der Effekt der Absenkung noch schwächer). Dann wirken von der Insulinrate, die innerhalb einer halben Stunden abgegeben wird, innerhalb dieses Zeitraums 8,5% × 0 I.E. = 0 I.E.

Die *Differenz* zwischen der Insulinmenge, die mit Absenkung wirkt, und der Insulinmenge, die ohne Absenkung wirkt, beträgt also (im Beispiel) 0 I.E. − 0,02 I.E. = −0,02 I.E. Dieser Betrag ist extrem klein und hat nahezu keinen BZ-Effekt. Wenn zum Beispiel 1 I.E. einen BZ-Effekt von −70 mg/dl hat, dann haben die −0,02 I.E. einen Effekt von −0,02 × −70 mg/dl = 1,4 mg/dl. Durch die vollständige Absenkung der Insulinrate im Zeitraum von einer halben Stunde wird also innerhalb dieses Zeitraums nur ein BZ-Effekt von 1,4 mg/dl erzielt (der Rest der BZ-Wirkung tritt erst später ein).

Der kurzfristige Effekt, der durch eine Absenkung der Insulinrate erreicht werden kann, ist also sehr gering. Das hat zwei wichtige **Konsequenzen**. Die erste ist: Eine akute Unterzuckerung kann durch Insulin-Absenkung im Allgemeinen *nicht* schnell behoben werden, da es einige Zeit braucht, bis die Insulin-Absenkung zu einem deutlichen Anstieg des BZ führt.

Eine zweite wichtige Konsequenz ist, dass auch die *Verhinderung* von Unterzuckerungen (bei bereits niedrigem BZ mit sinkendem Trend) durch Insulin-Absenkung oft nicht rechtzeitig möglich ist. Diesen Punkt kann man mit dem folgenden Beispiel verdeutlichen.

➢ Beispiel: Der BZ liegt um 10 Uhr bei 80 mg/dl und hat einen sinkenden Trend. Um diesen Trend zu stoppen und eine Unterzuckerung zu verhindern, wird die Abgabe der Insulinrate für eine halbe Stunde (d.h. zwischen 10 und 10:30 Uhr) gestoppt. Innerhalb dieser halben Stunde wird dadurch ein sehr kleiner BZ-steigernder Effekt von ca. 1 mg/dl erreicht (siehe oben). Gleichzeitig wirkt jedoch ein Insulin-Bolus, der wenige Stunden zuvor abgegeben wurde und den sinkenden BZ-Trend auslöst, noch weiter. Dieses Insulin löst innerhalb von der halben Stunde (d.h. von 10 bis 10:30 Uhr) einen BZ-senkenden Effekt von 15 mg/dl aus. Innerhalb von dieser halben Stunde entsteht also insgesamt ein BZ von 80 mg/dl + 1 mg/dl − 15 mg/dl = 66 mg/dl. Damit tritt (vorübergehend) eine Unterzuckerung (d.h. BZ < 70 mg/dl) ein.

Zusammengefasst lässt sich also Folgendes sagen: Da die Insulinrate nur recht langsam auf den BZ wirkt, wirken sich auch Anpassungen der Insulinrate nur eher langsam auf den BZ aus. Eine schnelle Korrektur von Unterzuckerungen oder eine Verhinderung einer unmittelbar bevorstehenden Unterzuckerung ist daher auf diese Weise oft nicht möglich. Deshalb ist zur Korrektur niedriger BZ-Werte die Einnahme schnell wirkender KH im Allgemeinen besser geeignet als eine Absenkung der Insulin- bzw. Basalrate.

11.3. Fazit

Wie Sie in den vorangegangenen Abschnitten gesehen haben, hat der Automatik-Modus einige Vorteile, aber auch mögliche Nachteile. Ich kann nicht abschließend beurteilen, ob Vor-

oder Nachteile überwiegen. Fakt ist, dass ich (wie in Abschnitt 11.1 beschrieben) mit fortgeschrittener manueller Regulation bessere Ergebnisse erreiche, als sie (nach meinem letzten Stand) im Automatik-Modus durchschnittlich erreicht werden. Ob diese Bilanz aber wirklich dadurch zustande kommt, dass beim Automatik-Modus womöglich die Nachteile überwiegen, oder ob es dafür andere Gründe gibt (z.B. weniger geeignete Ernährung beim durchschnittlichen Automatik-Nutzer im Vergleich zu mir), kann ich nicht sicher bewerten.

Grundsätzlich lässt sich jedoch sagen: Je mehr man sich mit der manuellen Regulation beschäftigt und je besser man diese beherrscht und im Alltag umsetzen kann (wie in diesem Buch beschrieben), desto besser sind die Ergebnisse der manuellen Regulation und desto eher ist es möglich, dass diese dem Automatik-Modus überlegen sind. Wer sich dagegen nicht genau mit manueller Regulation beschäftigen kann oder möchte, ist mit einem Automatik-Modus bzw. AID vermutlich besser aufgehoben.

Ein abschließendes Urteil ist auch deshalb schwierig, weil der Automatik-Modus in diesem Bereich nicht einheitlich ist (er hängt z.B. von der verwendeten AID-Software ab) und außerdem relativ neu ist und sich stetig weiterentwickeln kann. Ob AID-Systeme in Zukunft so weitgehend verbessert werden können, dass sie die Ergebnisse eines fortgeschrittenen manuellen Managements übertreffen, vermag ich heute nicht zu beurteilen.

Als ich mich das letzte Mal für ein Insulinpumpen-Modell entscheiden konnte (in 2023), habe ich mich aus den beschriebenen Gründen – und nach Beratungen mit diabetologischem Fachpersonal – gegen ein AID-System entschieden. Das lag auch daran, dass damals noch keine Patch-Pumpen mit AID-Funktion verfügbar waren. Mittlerweile ist mit OmniPod 5 (mindestens) eine AID-Patch-Pumpe auf dem Markt. Wenn ich eine Pumpe mit AID-Funktion nutzen würde, könnte ich mir den Einsatz des Automatik-Modus insbesondere in der Nacht vorstellen, damit, während ich schlafe, automatisch mögliche (auch kleine) Korrekturen vorgenommen werden können.

Wenn für Sie die Frage ansteht, für welches Insulinpumpen-System bzw. -Modell Sie sich entscheiden sollten, dann empfehle ich Ihnen, sich auch über den aktuellen Stand der jeweiligen Produkte zu informieren und sich von dem für Sie zuständigen diabetologischen Fachpersonal beraten zu lassen. Wie gesagt kann es relevante Unterschiede auch zwischen verschiedenen AID-Systemen geben. Und es ist möglich, dass diese Systeme sich in Zukunft (zumindest in einigen Punkten) verbessern; soweit ich weiß, sind auch schon neue Modelle in der Entwicklung. Es lohnt sich also, in diesem Bereich wachsam zu bleiben.

Bei den mir bekannten Insulinpumpen, die eine AID-Funktion besitzen, gibt es die Möglichkeit, den Automatik-Modus abzuschalten und stattdessen eine manuelle Regulation durchzuführen. Die Entscheidung für ein AID-System bedeutet also nicht, dass der manuelle Modus nicht mehr möglich wäre.

III. Ernährung

Obwohl die *Entstehung* des Typ-1-Diabetes wohl (meist) nichts mit Ernährung zu tun hat, kann die Ernährung in der *Behandlung* des Typ-1-Diabetes eine erhebliche Rolle spielen. Nach meiner Erfahrung (und im Einklang mit dem, was ich von Diabetolog:innen und anderen Patient:innen höre) ist die Ernährung sogar einer der wichtigsten Faktoren für einen guten und stabilen BZ-Spiegel beim Typ-1-Diabetes. Außerdem spielt sie eine entscheidende Rolle für einen gesunden Insulinspiegel und kann sich auf die allgemeine Gesundheit auswirken. Dieser Teil des Buches widmet sich daher der Ernährung.

12. Begrenzung der Kohlenhydrate pro Mahlzeit

In diesem Kapitel beschreibe ich, weshalb die Begrenzung der Kohlenhydrate (KH) pro Mahlzeit Vorteile bei der BZ-Regulation verursacht (Abschnitt 12.1). Ich gehe anschließend auf meine diesbezüglichen Erfahrungen ein und nenne auf dieser Grundlage konkrete Orientierungswerte für die KH pro Mahlzeit (12.2).

12.1. Gründe für die Begrenzung der KH pro Mahlzeit

Insbesondere aus den folgenden Gründen hat die Begrenzung der KH pro Mahlzeit positive Auswirkungen beim Typ-1-Diabetes:

- **Genaue KH-Menge nicht immer bekannt**: Die Regulation von KH beim Typ-1-Diabetes basiert unter anderem darauf, dass die Menge der KH bzw. KE[35] bekannt sein muss (denn die KE werden mit dem KE-Faktor multipliziert, um die erforderliche Bolus-Insulinmenge zu bestimmen). Tatsächlich ist die genaue KE-Menge in einer Mahlzeit aber nur selten bekannt.

Ungenauigkeiten bei der Bestimmung der KE-Menge können vor allem dann entstehen, wenn das Essen nicht selbst zubereitet wurde (z.B. bei Mahlzeiten im Restaurant, in einer Bäckerei oder bei Gastgeber:innen). Auch in anderen Situationen können solche Ungenauigkeiten entstehen, wenn die KE-Menge lediglich geschätzt wird. Doch selbst wenn man (wie ich es zu Hause tue) das Essen wiegt und auf dieser Grundlage die KE-Mengen mit Verwendung von Tabellenwerten und Dreisatz-Anwendung (bzw. mit entsprechender Verwendung von Tabellenkalkulations-Software) ermittelt, weiß man die tatsächliche KE-Menge in Wirklichkeit nicht sicher. Denn der KH-Gehalt vieler Nahrungsmittel unterliegt Schwankungen, die natürlich sein können oder mit der Zubereitung zusammenhängen.

Zum Beispiel haben 100g Apfel (ohne Kern) im Durchschnitt ca. 13g KH,[36] aber es gibt bekanntermaßen und

---

[35] Ich gehe in diesem Buch grundsätzlich von der Verwendung von Kohlenhydrat-Einheiten (KE) aus, mit 1 KE = 10g KH. Alternativ können Broteinheiten (BE) verwendet werden, mit 1 BE = 12g KH.

[36] Konkrete Angaben zum KH-Gehalt von Nahrungsmitteln basieren primär auf dem Standardwerk „Kalorien mundgerecht" von Nestlé

erfahrungsgemäß süßere und weniger süße Äpfel, die pro 100g mehr oder weniger KH haben können. 100g Vollkornbrot enthalten im Durchschnitt ca. 38g KH, aber je nach Zubereitungsform können es mehr oder weniger sein. Um sich das deutlich zu machen, kann man sich zum Beispiel verschiedene Vollkornbrote im Supermarkt ansehen, bei denen der KH-Gehalt pro 100g z.B. zwischen 22 und 38g schwankt.

Je mehr KH in einer Mahlzeit konsumiert werden, desto stärker wirken sich die Ungenauigkeiten bei der Bestimmung der KE-Menge auf den BZ aus. Das wird durch die folgenden Beispiele verdeutlicht. In beiden Fällen wird die Situation betrachtet, dass die tatsächliche KE-Menge um 10% von der angenommenen (oder berechneten) KE-Menge abweicht.

➢ Beispiel 1 (mehr KH): Der Patient isst eine KH-reiche Mahlzeit und nimmt an, dass sie 8 KE enthält. Tatsächlich enthält sie 10% mehr, d.h. 8,8 KE. Da der Patient nur 8 KE mit Insulin reguliert hat, bleiben die restlichen 8,8 KE − 8 KE = 0,8 KE unreguliert. Wenn 1 KE den BZ um 60 mg/dl erhöht,[37] dann erhöhen die 0,8 KE den BZ um 0,8 × 60 mg/dl = 48

Deutschland (2019). Sofern dort keine Angaben enthalten waren, habe ich die Angaben der USDA (2024) herangezogen.

[37] Zahlen des diabetologischen Fachpersonals und die Erfahrung mit meinen BZ-Daten sprechen dafür, dass 1 KE bei mir eine BZ-Wirkung von ca. 64 mg/dl hat. Der genaue Wert kann sich zwischen Individuen unterscheiden. Zur Übersichtlichkeit nehme ich hier als Beispiel eine Wirkung von 60 mg/dl an.

mg/dl. Es kommt also zu einem BZ-Anstieg von 48 mg/dl (z.b. von 100 mg/dl auf 148 mg/dl). (Dieser BZ-Anstieg geht *nicht* automatisch zurück, da die überschüssigen KE nicht mit Insulin reguliert wurden.[38])

➢ Beispiel 2 (weniger KH): Der Patient isst eine KH-moderate Mahlzeit und nimmt an, dass sie 4 KE enthält. Tatsächlich enthält sie 10% mehr, d.h. 4,4 KE. Da der Patient nur 4 KE mit Insulin reguliert hat, bleiben die restlichen 4,4 KE – 4 KE = 0,4 KE unreguliert. Diese 0,4 KE erhöhen den BZ um 0,4 × 60 mg/dl = 24 mg/dl. Es kommt daher zu einem BZ-Anstieg von 24 mg/dl.

Der BZ-Anstieg ist also deutlich geringer im Falle der KH-moderaten Mahlzeit (genauer gesagt: Er ist proportional zur KE-Menge). Das äquivalente Ergebnis entsteht, wenn die Patientin bzw. der Patient die KE-Menge (um 10%) *überschätzt*: Dann fällt die überdosierte Insulinmenge und das daraus entstehende *Absinken* des BZ entsprechend weniger stark aus, wenn die Mahlzeit weniger KE enthält. Aus diesen Gründen führen Mahlzeiten mit weniger KH im Allgemeinen dazu, dass BZ-Zielwerte besser eingehalten und erreicht werden können und weniger Korrekturen notwendig sind.

• **Genauer KE-Faktor nicht immer bekannt**: Für die Regulation von KH und die Bestimmung des

---

[38] Wie bereits erwähnt, gehe ich in diesem Buch allgemein *nicht* davon aus, dass ein Automatik-Modus eingesetzt wird.

erforderlichen Insulin-Bolus muss auch der KE-Faktor bekannt sein (dieser gibt an, wie viele Insulineinheiten (I.E.) pro KE notwendig sind). In Kooperation mit dem diabetologischen Team kann für jede Tageszeit ein KE-Faktor bestimmt werden (vgl. Kapitel 19). Der tatsächliche KE-Faktor (d.h. der tatsächliche Insulinbedarf pro KE) weicht aber manchmal vom angenommenen KE-Faktor ab.

Solche Abweichungen können zum einen dadurch entstehen, dass der KE-Faktor nicht mit unendlicher Genauigkeit bestimmt wird (bzw. bestimmt werden kann). Selbst wenn man (wie ich) für jede Phase des Tages (und in Kooperation mit dem diabetologischen Fachpersonal) die KE-Faktoren mindestens bis auf die erste Nachkommastelle genau bestimmt (siehe auch Kapitel 23), ist es möglich, dass die tatsächlichen KE-Faktoren davon abweichen. Wenn z.B. morgens ein KE-Faktor von 0,85 I.E. pro KE verwendet wird, könnte der tatsächliche KE-Faktor auch bei 0,83 oder 0,87 I.E. pro KE liegen.

Zum anderen sind die tatsächlichen KE-Faktoren (zu einer gegebenen Tageszeit) nicht jeden Tag gleich, sondern hängen von der jeweiligen Insulinwirksamkeit ab (d.h. davon, wie stark 1 I.E. auf den BZ wirkt), und die kann zum Beispiel durch die vorausgegangene körperliche Aktivität und das aktuelle Level des Stresshormons Cortisol beeinflusst werden. Diese Zusammenhänge sind im Diabetes-Kontext bekannt, werden von Diabetolog:innen erklärt und durch die Erfahrung bestätigt. Körperliche Aktivität verstärkt die Insulinwirksamkeit, so dass der gleiche BZ-

Effekt mit weniger Insulin erreicht wird. Daher sinkt der KE-Faktor meist nach körperlicher Bewegung, besonders bei großer Bewegungsleistung (siehe auch Kapitel 30). Cortisol hat dagegen den umgekehrten Effekt und verringert die Insulinwirksamkeit, so dass für den gleichen BZ-Effekt mehr Insulin erforderlich ist und sich der (tatsächliche) KE-Faktor entsprechend erhöht. (Das ist auch der Grund dafür, dass der KE-Faktor und – bei Insulinpumpenträger:innen – die Basalrate typischerweise morgens am höchsten sind: Zu dieser Zeit ist der Cortisolspiegel im Allgemeinen besonders hoch; vgl. Kapitel 27.) Je nach Ausmaß der vorausgegangenen körperlichen Aktivität und je nach genauem Cortisol-Level, das während der Wirkung des Bolus-Insulins besteht, ist es also möglich, dass an verschiedenen Tagen zur gleichen Tageszeit verschiedene tatsächliche KE-Faktoren gelten. Es kann dann zu Abweichungen zwischen dem angenommenen und dem tatsächlichen KE-Faktor kommen. Im Einklang damit bestätigt die Erfahrung, dass für die Regulation einer bestimmten KE-Menge zu einer bestimmten Tageszeit nicht immer die gleiche Insulinmenge erforderlich ist.

Besonders bei Insulinpumpen kann dazukommen, dass das Gewebe, in welches das Insulin injiziert wird, das Insulin nicht immer gleich gut aufnimmt. Je schlechter das Insulin aufgenommen wird, desto mehr muss eingesetzt werden, um die gleiche Wirkung zu erzielen. Diese Zusammenhänge sind in der Insulinpumpentherapie bekannt und sind u.a. von der zuständigen Diabetesberaterin bestätigt worden (siehe Kapitel 6.2). Weil dann für die gleiche Wirkung (z.B. für die Regulation von 1 KE) mehr Insulin abgegeben werden muss, erhöht sich – wie die Erfahrung bestätigt – auch der erforderliche KE-Faktor. Je nach Gewebezustand kann also ein verschiedener KE-Faktor notwendig sein.

Die beschriebenen Ungenauigkeiten bei der Bestimmung des KE-Faktors wirken sich – ebenso wie Ungenauigkeiten bei der Bestimmung der KE-Menge (siehe oben) – umso stärker auf den BZ aus, je mehr KH in der Mahlzeit enthalten sind. Das wird (analog zu oben) durch die folgenden Beispiele verdeutlicht. In beiden Fällen wird die Situation betrachtet, dass der tatsächliche KE-Faktor um 10% von dem angenommenen KE-Faktor abweicht.

➢ Beispiel 1 (mehr KH): Der Patient isst eine KH-reiche Mahlzeit mit 8 KE. Er nimmt einen KE-Faktor von 1 I.E. pro KE an und gibt daher einen Insulin-Bolus von 8 I.E. ab. Tatsächlich liegt der KE-Faktor aktuell aber 10% höher, d.h. bei 1,1 I.E. pro KE. Somit wäre ein Bolus von 8 × 1,1 = 8,8 I.E. notwendig gewesen. Daher entsteht ein Insulin-Mangel von 8,8 I.E. – 8 I.E. = 0,8 I.E. Wenn 1 I.E. eine BZ-senkende Wirkung von 50 mg/dl hat, dann haben die 0,8 I.E. eine Wirkung von 0,8 × 50 mg/dl = 40 mg/dl. Durch das Fehlen dieser Insulinmenge entsteht also ein BZ-Anstieg von 40 mg/dl. (Auch dieser BZ-Anstieg geht *nicht* automatisch zurück, da nicht der ganze erforderliche Insulin-Bolus abgegeben wurde.)

➢ Beispiel 2 (weniger KH): Der Patient isst eine KH-moderate Mahlzeit mit 4 KE. Er nimmt wiederum einen KE-Faktor von 1 I.E. pro KE an, während der tatsächliche KE-Faktor 10% höher liegt, d.h. bei 1,1 I.E. pro KE. Der Patient gibt daher einen Insulin-Bolus von 4 I.E. ab, während $4 \times 1,1 = 4,4$ I.E. erforderlich wären. Somit entsteht ein Insulin-Mangel von 4,4 I.E. − 4 I.E. = 0,4 I.E. Wenn 1 I.E. eine BZ-senkende Wirkung von 50 mg/dl hat, dann haben die 0,4 I.E. eine Wirkung von $0,4 \times 50$ mg/dl = 20 mg/dl. Der Mangel von 0,4 I.E. verursacht daher einen BZ-Anstieg von 20 mg/dl.

Der BZ-Anstieg ist also auch hier deutlich geringer im Falle der KH-moderaten Mahlzeit. Wiederum entsteht das äquivalente Ergebnis, wenn ein zu *hoher* KE-Faktor angenommen wird: Dann fällt das Absinken des BZ entsprechend weniger stark aus, wenn die Mahlzeit weniger KE enthält (weil sich dann die Bolus-Insulinmenge reduziert). Das sind weitere Gründe dafür, dass durch Mahlzeiten mit weniger KH im Allgemeinen eine bessere BZ-Einstellung erreicht wird.

- **Mögliche Nicht-Gleichzeitigkeit von KH- und Insulinwirkung**: Selbst wenn die KE-Menge, der aktuelle KE-Faktor und die daraus folgende Bolus-Insulinmenge exakt bestimmt worden sind, ist das keine Garantie dafür, dass die KH perfekt reguliert werden. Denn es ist möglich, dass die zeitliche *Verteilung* der KH- und Insulinwirkung nicht ganz zusammenpassen und dadurch BZ-Schwankungen nach dem Essen auftreten. Die Patientin bzw. der Patient kann zwar den Zeitpunkt der *Abgabe* des Insulins festlegen und an die Mahlzeit anpassen, aber die zeitliche Verteilung der *Wirkung* des Insulins (nach Abgabe) unterliegt nicht vollständig der eigenen Kontrolle, da auch schnell (und sehr schnell) wirkendes Insulin nach Abgabe für einige Stunden im Körper wirkt (siehe Abbildung 4).

Vor allem schnell wirkende KH führen im Allgemeinen zu größeren BZ-Schwankungen, da sie einen schnelleren Wirkungsverlauf haben als das Bolus-Insulin. Deshalb ist die Begrenzung von schnell wirkenden KH besonders vorteilhaft, und langsam wirkende KH (wie Vollkorn) können meist deutlich besser reguliert werden (vgl. Kapitel 15–16).

Aber auch die *Menge* der KH pro Mahlzeit kann einen Einfluss auf das Ausmaß von BZ-Schwankungen haben: Je weniger KH eine Mahlzeit enthält, desto stabiler wird meist der BZ-Verlauf nach dem Essen. Das liegt daran, dass ein mögliches zeitliches Auseinanderfallen von KH- und Insulinwirkung sich umso stärker auswirkt, je mehr KH die Mahlzeit enthält.

Die folgenden Beispiele verdeutlichen diesen Zusammenhang. In beiden Fällen wird davon ausgegangen, dass zwei Stunden nach dem Essen bereits 100% der KH, aber erst 70% der Bolus-Insulinmenge gewirkt haben. Es wird hier von KH mittlerer Wirkungsdauer ausgegangen (vgl. Kapitel 15).

➤ Beispiel 1 (mehr KH): Der Patient isst eine KH-reiche Mahlzeit mit 8 KE. Auf Grund seines KE-Faktors von 1 I.E. pro KE gibt er vor dem Essen einen korrekt bestimmten Bolus von 8 I.E. ab. Zwei Stunden nach dem Essen haben bereits alle KH, aber erst 70% des Bolus-Insulins gewirkt. Da 100% des Bolus 100% der KH regulieren, regulieren die 70% des Bolus 70% der KH. Somit sind die restlichen 30% der KH zu diesem Zeitpunkt unreguliert. Dabei handelt es sich um 30% × 8 KE = 2,4 KE. Wenn 1 KE den BZ um 60 mg/dl erhöht, dann erhöhen die 2,4 KE den BZ um 2,4 × 60 mg/dl = 144 mg/dl. Es entsteht bis zu diesem Zeitpunkt also ein BZ-Anstieg von 144 mg/dl (z.B. von 100 mg/dl auf 244 mg/dl).

➤ Beispiel 2 (weniger KH): Der Patient isst eine KH-moderate Mahlzeit mit 4 KE. Auf Grund seines KE-Faktors von 1 I.E. pro KE gibt er vor dem Essen einen korrekt bestimmten Bolus von 4 I.E. ab. Zwei Stunden nach dem Essen sind 30% der KH noch unreguliert (siehe Beispiel 1). Dabei handelt es sich um 30% × 4 KE = 1,2 KE. Diese 1,2 KE erhöhen den BZ um 1,2 × 60 mg/dl = 72 mg/dl. Es entsteht bis zu diesem Zeitpunkt also ein BZ-Anstieg von 72 mg/dl.

Der vorübergehende BZ-Anstieg bzw. die BZ-Schwankung nach dem Essen fällt also geringer aus, wenn die Mahlzeit weniger KH enthält.

Dieser Zusammenhang wird zusätzlich dadurch verstärkt, dass bei Mahlzeiten mit mehr KH entsprechend größere Insulin-Boli notwendig sind und größere Boli bekanntermaßen langsamer wirken als kleinere Boli (vgl. Kapitel 7). Dieser zusätzliche Aspekt ist in den obigen

Beispielen zugunsten der Einfachheit noch nicht berücksichtigt. Die langsamere Wirkung größerer Boli bedeutet (ausgehend von den Beispielen), dass sich bei größeren Boli der Anteil des Insulins, der nach zwei Stunden bereits gewirkt hat, verringert. Somit ist ein größerer Anteil der KH vorübergehend unreguliert, so dass der mögliche BZ-Anstieg nach dem Essen noch größer ausfällt. Das ist ein weiterer Grund dafür, die KH pro Mahlzeit zu begrenzen, um BZ-Schwankungen zu vermeiden.

Die Wirkung von KH kann (im Vergleich zur Wirkung des Insulin-Bolus) nicht nur *zu schnell*, sondern auch *zu langsam* sein. Letzteres ist besonders dann möglich, wenn KH (v.a. eher langsam wirkende KH) in Kombination mit erheblichen Mengen Proteinen und/oder Fetten konsumiert werden, welche die Wirkung dieser KH verzögern, und wenn ein sehr schnelles Insulin (z.B. Lyumjev) eingesetzt wird. Die KH wirken dann ggf. langsamer als das Bolus-Insulin, so dass es nach dem Essen zunächst zu einem Absinken des BZ kommt (wegen Überschuss der Insulinwirkung) und anschließend zu einem Anstieg des BZ (wegen Überschuss der KH-Wirkung) (vgl. Kapitel 7.2). Analog zum oben beschriebenen Fall der zu schnellen KH-Wirkung wirkt sich auch eine zu langsame KH-Wirkung tendenziell weniger stark aus, je weniger KH eine Mahlzeit enthält (weil sich dann auch die Bolus-Insulinmenge verringert). Das ist also ein weiterer Grund dafür, die KH pro Mahlzeit zu begrenzen.

12.2. Erfahrung und Orientierungswerte

Im Einklang mit den Gründen, die ich in Abschnitt 12.1 beschrieben habe, bestätigt meine Erfahrung klar, dass die Begrenzung der KH pro Mahlzeit zu einer besseren BZ-Einstellung führt. Insbesondere werden dadurch BZ-Zielwerte besser erreicht, und der Korrekturbedarf sowie BZ-Schwankungen nach dem Essen verringern sich.

Auf Grund meiner Erfahrung empfehle ich, die Grundmenge KH (d.h. alle KH, die *nicht* zum Ausgleich der BZ-Effekte von körperlicher Aktivität eingesetzt werden) pro Mahlzeit im Allgemeinen auf **maximal ca. 40 bis 50g (d.h. max. ca. 4 bis 5 KE)** zu begrenzen. Ich weise darauf hin, dass diese Zahlenwerte – und die anderen Orientierungswerte – sich grundsätzlich auf die KH aus *allen* Nahrungsmitteln beziehen, d.h. inkl. Gemüse, Nüssen etc. (siehe Kapitel 18). Außerdem gehe ich davon aus, dass die KH eher (oder hauptsächlich) aus langsam wirkenden KH bestehen (vgl. Kapitel 15–16).

Erfahrungsgemäß können langsam wirkende KH (z.B. Vollkorn) auch in etwas größerem Umfang konsumiert werden (so dass die KH-Grundmenge pro Mahlzeit z.B. 6 oder 7 KE beträgt). Ich setze aber auf Grund meiner KH-moderaten Ernährung (siehe Kapitel 13) auch bei Vollkorn normalerweise nicht mehr als 5 KE pro Mahlzeit ein.

Für körperliche Aktivität kann häufig eine gewisse Menge zusätzlicher KH eingenommen werden, um die BZ-senkende Wirkung der Bewegung auszugleichen (vgl. Kapitel 29).

In den letzten Stunden (idealerweise in den letzten vier bis fünf Stunden) **vor dem Schlafengehen** empfehle ich einen **besonders vorsichtigen** Umgang mit KH, um BZ-Schwankungen in der Nacht zu vermeiden. Meist vermeide ich spätestens ab 18:30 Uhr alle KH-lastigen Nahrungsmittel. Typischerweise bereite ich zum Abendessen für mich ein Low-Carb-Gericht mit unter 2,5 KE zu (ich habe acht verschiedene Dinner-Varianten erstellt; vgl. Kapitel 17).

Wenn in den letzten Stunden des Tages noch (signifikante) körperliche Aktivität stattfindet, kann direkt davor eine moderate Anhebung der KH-Menge sinnvoll sein – zum einen, um die BZ-Wirkung der Bewegung präzise auszugleichen und somit Unterzuckerungen zu verhindern (vgl. Kapitel 29), und zum anderen, um zu vermeiden, dass der Insulinspiegel beim Sport so niedrig ist, dass der Körper Fett als primäre Energiequelle heranzieht und es dadurch zu einem Anstieg des LDL-Cholesterins kommt (vgl. Kapitel 14). Im Hinblick auf einen stabilen BZ-Verlauf in der Nacht ist es aber im Allgemeinen besser bzw. einfacher, diese Situation zu vermeiden und Sport stattdessen zu einer früheren Tageszeit durchzuführen, so dass keine größeren KH-Mengen in den letzten Stunden des Tages erforderlich sind.

13. Gesunder Insulinspiegel: Begrenzung von Kohlenhydraten insgesamt bzw. pro Tag

In Kapitel 12 habe ich beschrieben, weshalb die Begrenzung der KH *pro Mahlzeit* beim Typ-1-Diabetes sinnvoll ist. In diesem Kapitel beschreibe ich, weshalb auch die Begrenzung der *insgesamt* (bzw. pro Tag) eingenommenen KH gesundheitliche Vorteile (gerade auch) beim Typ-1-Diabetes verursacht (Abschnitt 13.1). Ich gebe dann Höchstgrenzen für die (durchschnittliche) KH-Menge pro Tag an (13.2), gehe auf die damit zusammenhängende Frage ein, wie sich ein gesunder Insulinspiegel speziell beim Typ-1-Diabetes erreichen lässt (13.3), und vergleiche die BZ-Wirkung und den Insulinbedarf bei Proteinen und Fetten einerseits und KH andererseits (13.4). Schließlich gebe ich Hinweise, wie sich eine solche allgemeine KH-Begrenzung (bzw. KH-moderate Ernährung) konkret umsetzen lässt (13.5).

13.1. Gründe für die Begrenzung der KH pro Tag

Ein Teil der Gründe für die Begrenzung der pro Tag eingenommenen KH ergibt sich aus den Gründen für die KH-Begrenzung pro Mahlzeit (vgl. Kapitel 12.1): Weil die tatsächliche KE-Menge und der tatsächliche aktuelle KE-Faktor nicht immer genau bekannt sind und die zeitliche Verteilung von KH- und Insulinwirkung nicht immer genau zusammenpassen, führen kleinere (im Vergleich zu größeren) KH-Mengen im Allgemeinen zu einer besseren und stabileren **BZ-Einstellung**. Wenn nun über den Tag verteilt eine relativ große KH-Menge eingenommen wird, die lediglich auf viele Mahlzeiten verteilt wird (z.B. sechs Mahlzeiten mit je 4 KE), dann können immer wieder kleine Abweichungen und Schwankungen entstehen, die in der Summe die BZ-Einstellung (wie z.B. den HbA1c-Wert und die Zeit im Zielbereich) beeinträchtigen. Es ist daher tendenziell besser, auch die Gesamtmenge KH zu begrenzen, so dass sich die Summe der möglichen Ungenauigkeiten und Schwankungen reduziert. Meine Erfahrung bestätigt, dass die Begrenzung der insgesamt (bzw. pro Tag) eingenommenen KH zu einer besseren und vor allem stabileren BZ-Einstellung beiträgt.

Darüber hinaus hat eine Begrenzung der KH pro Tag den Vorteil, dass der **Insulinspiegel** besser im gesunden Bereich gehalten werden kann. Damit ist hier der gesamte (durchschnittliche) Insulineinsatz (in I.E.) pro Tag gemeint. Die KH-Begrenzung reduziert den Insulinspiegel, weil sich mit Reduktion der KH-Mengen die erforderlichen Insulin-Boli verringern. Außerdem kann sich durch die KH-Begrenzung bekanntermaßen die Wirksamkeit des Insulins verbessern, so dass weniger Insulin benötigt wird, um die gleiche BZ-Wirkung zu erzielen. Wiederum bestätigt meine Erfahrung, dass eine KH-moderate (im Vergleich zu stärker KH-basierter) Ernährung den Insulinbedarf reduziert.

Ein gesunder Insulinspiegel ist wichtig, denn seit Jahren ist in der diabetologischen und präventivmedizinischen Forschung bekannt, dass zu hohe Insulinspiegel der Gesundheit schaden können (wie in Kapitel 1.3 bereits kurz erwähnt). Erstens ist bekannt, dass zu hohe Insulinspiegel **Übergewicht** begünstigen. Zweitens können hohe Insulinspiegel zu einer Verringerung der Wirksamkeit des Insulins (d.h. zu **Insulinresistenz**) führen. Insulinresistenz (die häufigste Ursache von Typ-2-Diabetes) erschwert die BZ-Regulation und kann auch an sich negative gesundheitliche Konsequenzen haben.[39] Drittens ist inzwischen bekannt, dass ungesund hohe Insulinspiegel das Risiko für **Herz-Kreislauf-Erkrankungen**[40] und **Krebs**[41] erhöhen.

13.2. Höchstgrenzen für die KH-Menge pro Tag

Für die Frage, wo die Höchstgrenze für die (durchschnittliche) tägliche KH-Menge liegt, gibt es verschiedene Kriterien:

- **Grundmenge KH pro Tag**: In der Präventivmedizin wird empfohlen, dass die Grundmenge KH (d.h. alle KH, die *nicht* durch körperliche Aktivität ausgeglichen werden) im Allgemeinen bei **maximal 200g pro Tag** liegen sollte.[42] Das sind max. 20 KE pro Tag. Diese Menge führt meist zu einem gesunden Insulinspiegel – und daher zu einer dauerhaft guten Insulinwirksamkeit – und begünstigt ein gesundes Körpergewicht. Allerdings müssen bei Menschen mit Diabetes, die mit Insulin behandelt

---

[39] Zum Beispiel wird im präventivmedizinischen „Prevention First Journal" regelmäßig über Probleme durch Insulinresistenz berichtet (vgl. Prevention First 2024b).

[40] Vgl. z.B. Scholl, Johannes (2025), S. 9.

[41] Vgl. z.B. Meyer, Rüdiger (2022); Scholl, Johannes (2024), S. 11.

[42] Diesen Richtwert habe ich in einem Kurs zum Thema Präventivmedizin bei dem Internisten und Kardiologen Dr. Johannes Scholl gelernt. In dem von ihm herausgegebenen „Prevention First Journal" wird regelmäßig auch über diesen Themenbereich geschrieben (vgl. Prevention First 2024b).

werden, auch mögliche Korrektur-KH (d.h. KH, die zur Verhinderung oder Korrektur von zu niedrigem BZ eingesetzt werden) in die Grundmenge eingerechnet werden, soweit sie nicht dem Ausgleich von körperlicher Aktivität dienen. Die KH aus regulären Mahlzeiten müssen also entsprechend noch etwas weiter reduziert werden, damit die Grundmenge inkl. Korrekturen bei ≤ 200g pro Tag liegt. (Siehe Abschnitt 13.3 für Details hierzu.)

- **Absolute Insulinmenge pro Tag**: Eine gesunde Bauchspeicheldrüse produziert eine Insulinmenge von bis zu 40 I.E. pro Tag.[43] Ein Mensch mit Typ-1-Diabetes, der **weniger als 40 I.E. pro Tag** (über Pen oder Pumpe) injiziert, kann also davon ausgehen, dass sein Insulinspiegel (etwa) dem eines gesunden Menschen entspricht. (Da der Körper kein oder fast kein eigenes Insulin produziert, ist beim Typ-1-Diabetes der gesamte Insulinspiegel etwa identisch mit der von außen zugeführten Insulinmenge.)

- **Insulinmenge im Verhältnis zum Körpergewicht**: Um insbesondere ein erhöhtes Krebsrisiko zu vermeiden, sollte die beim Typ-1-Diabetes eingesetzte Insulinmenge **pro Tag** bei **unter 0,5 I.E. pro kg Körpergewicht** liegen.[44] Wer zum Beispiel 64 kg wiegt, sollte pro Tag weniger als 64 × 0,5 I.E. = 32 I.E. einsetzen.

Meine Empfehlung ist, möglichst alle drei Kriterien einzuhalten: d.h. pro Tag (durchschnittlich) maximal 200g KH (als

---

[43] Vgl. Ballani et al. (2006).

[44] Vgl. Meyer, Rüdiger (2022).

Grundmenge, inkl. Korrekturen), weniger als 40 I.E. und weniger als 0,5 I.E. pro kg Körpergewicht. Bei einem solchen Vorgehen kann man erfahrungsgemäß nicht nur eine gute BZ-Einstellung, sondern auch ein gesundes Körpergewicht und eine gute Insulinwirksamkeit langfristig erhalten sowie gesundheitliche Probleme vermeiden. Zum Beispiel nehme ich pro Tag eine Grundmenge KH von durchschnittlich unter 160g zu mir und verwende eine Insulinmenge von durchschnittlich 21 I.E. pro Tag (bei einem Körpergewicht von ca. 64,5 kg). Wie bereits in Kapitel 12.2 weise ich darauf hin, dass bei den KH-Angaben grundsätzlich die KH aus allen Nahrungsmitteln eingerechnet sind, d.h. inkl. Gemüse, Nüssen etc. (siehe Kapitel 18).

Ich empfehle *nicht*, einen zu hohen BZ zu akzeptieren, um einen zu hohen Insulinspiegel zu vermeiden. Denn natürlich ist eine gute BZ-Einstellung sehr wichtig und notwendig. Meine Empfehlung ist vielmehr, *sowohl* den BZ *als auch* den (langfristigen) Insulinspiegel im gesunden Bereich zu halten. Und das geht eben am besten durch eine Begrenzung der pro Tag eingenommenen KH (wie oben beschrieben), weil sich damit der Insulinbedarf so weit absenkt, dass normalerweise gar keine großen Insulinmengen erforderlich sind, um den BZ gut zu regulieren.

13.3. Gesunder Insulinspiegel beim Typ-1-Diabetes

In Abschnitt 13.2 habe ich beschrieben, dass die Grundmenge KH (d.h. alle KH, die nicht durch körperliche Aktivität ausgeglichen werden) pro Tag bei maximal 200g liegen sollte, um den Insulinspiegel im gesunden Bereich zu halten und Übergewicht zu vermeiden. Bei Menschen mit insulinpflichtigem Diabetes stellt sich dann die Frage, ob auch **Korrektur-KH** (d.h. KH, die zur Vermeidung oder Korrektur von zu niedrigem BZ eingesetzt werden) in diese Bilanz eingerechnet werden sollten. Die Antwort lautet: Ja, auch diese KH sollten eingerechnet werden (sofern sie nicht dem Ausgleich der Effekte von körperlicher Aktivität dienen). Das bedeutet, dass die **Grundmenge KH inklusive Korrekturen** (durchschnittlich) bei **maximal 200g pro Tag** liegen sollte. Die Begründung dafür gebe ich in diesem Abschnitt.

Zum einen enthalten natürlich auch Korrektur-KH **Kalorien** und gehen damit in die tägliche Kalorien-Bilanz ein. Wenn diese Kalorien nicht berücksichtigt werden (die sonstige Ernährung also nicht entsprechend angepasst wird), kann es daher zu übermäßigen Kalorienmengen und entsprechendem Übergewicht kommen. Das ist der erste Grund dafür, die Korrektur-KH in die tägliche KH-Bilanz einzubeziehen.

Der zweite Grund ist, dass auch Korrektur-KH häufig mit dem **Insulinspiegel** zusammenhängen. Denn Korrektur-KH (sofern sie nicht dem Ausgleich von körperlicher Aktivität dienen) sind meist deshalb notwendig, weil das Insulin überdosiert wurde, d.h. überschüssiges Insulin wirkt; die Insulinmenge liegt über dem (aktuellen individuellen) Insulinbedarf. Um den Insulinspiegel dennoch im gesunden Bereich zu halten, sollten diese überschüssigen Insulinmengen also wieder eingespart werden. Hierfür sollten die KH in den regulären Mahlzeiten (ausgehend von der 200g-Grenze) entsprechend reduziert werden. Das läuft darauf hinaus, dass die

Grundmenge KH *inklusive* Korrekturen bei maximal 200g pro
Tag liegen sollte. Für besonders Interessierte begründe ich
diesen Zusammenhang im Folgenden genauer (ansonsten
können Sie mit Abschnitt 13.4 fortfahren).

Aus den erforderlichen Korrektur-KH (in KE) kann ermittelt
werden, wie viel überschüssiges Insulin pro Tag eingesetzt
wird. Hierfür kann der (durchschnittliche) KE-Faktor der jeweiligen Patientin bzw. des jeweiligen Patienten verwendet
werden, denn der KE-Faktor gibt an, welche Insulinmenge 1
KE entspricht.

➢ Beispiel: Der Patient benötigt pro Tag 2,5 KE für Korrekturen. Sein KE-Faktor liegt durchschnittlich bei 0,8
I.E. pro KE. Die überschüssige Insulinmenge, die zum
Korrekturbedarf führt, liegt also pro Tag bei 2,5 KE ×
0,8 I.E. pro KE = 2 I.E.

Nachdem die überschüssige Insulinmenge pro Tag bestimmt
wurde, kann im nächsten Schritt – ebenfalls mit Hilfe des KE-
Faktors – ermittelt werden, in welchem Ausmaß die KH in
den regulären Mahlzeiten (pro Tag) reduziert werden müssen,
um dieses überschüssige Insulin wieder einzusparen.

➢ Beispiel (Fortsetzung): Die KH in den regulären Mahlzeiten sollen so reduziert werden, dass pro Tag 2 I.E. eingespart werden. Da 0,8 I.E. 1 KE entsprechen (KE-Faktor),
entsprechen (mit Dreisatz) 2 I.E. 2,5 KE. Die KH in den
regulären Mahlzeiten müssen also pro Tag um 2,5 KE reduziert werden, um 2 I.E. einzusparen.

An dem Beispiel ist sofort erkennbar, dass die KH in den regulären Mahlzeiten in demselben Ausmaß reduziert werden

müssen, in dem Korrektur-KH anfallen (im Beispiel sind das 2,5 KE pro Tag).

Man kann diesen Zusammenhang auch allgemeiner darstellen. Wenn die tägliche Menge Korrektur-KH (in KE) als k und der KE-Faktor als f bezeichnet wird, dann liegt die tägliche überschüssige Insulinmenge bei $k \times f$. Um diese Insulinmenge einzusparen, müssen die KE in den regulären Mahlzeiten pro Tag um k reduziert werden, weil sich dann die tägliche Insulinmenge wieder um $k \times f$ reduziert.

Die KE-Grundmenge in den regulären Mahlzeiten soll also (ausgehend von der 20-KE-Grenze) in demselben Ausmaß reduziert werden, in dem Korrektur-KE anfallen. Das ist gleichbedeutend damit, die KE-Grundmenge *inklusive* Korrekturen auf maximal 20 pro Tag zu begrenzen. Das lässt sich folgendermaßen zeigen.

Allgemein soll (wie oben beschrieben) die KE-Grundmenge (z) bei maximal 20 liegen. Das heißt:

$$z \leq 20$$

Bei Menschen mit Diabetes teilt sich die KE-Grundmenge auf reguläre Mahlzeiten ($z1$) und mögliche Korrektur-KE (k) auf. Wie oben beschrieben, müssen die KE in den regulären Mahlzeiten in dem Ausmaß der Korrektur-KE reduziert werden, um den Insulinspiegel im gesunden Bereich zu halten. Daher:

$$z1 \leq 20 - k$$

Diese Ungleichung kann auch umgeschrieben werden zu:

$z1 + k \leq 20$

Das bedeutet, dass die KE-Grundmenge (d.h. alle KE, die nicht durch körperliche Aktivität ausgeglichen werden) *inklusive* möglicher Korrektur-KE pro Tag bei maximal 20 liegen sollte.

13.4. BZ-Wirkung und Insulinbedarf bei Proteinen und Fetten im Vergleich zu KH

Die in diesem Buch vorgeschlagene Ernährung mit einer Grundmenge von maximal 200g KH pro Tag wird als KH-moderate Ernährung (Moderate-Carb) bezeichnet. (Wegen des Hinzufügens von KH für körperliche Aktivität spricht man auch von Flex-Carb.) Um den Kalorienbedarf zu decken, wird bei einer solchen Ernährung meist ein relativ großer Anteil der Kalorien aus Proteinen und/oder Fetten aufgenommen (vgl. Abschnitt 13.5 für genauere Hinweise zur Ausgestaltung einer solchen Ernährung). Im Vergleich zu einer KH-basierten Ernährung läuft es also darauf hinaus, dass ein Teil der KH durch Proteine und/oder Fette ersetzt wird. Auch Fette und Proteine haben eine BZ-steigernde Wirkung und erhöhen den Insulinbedarf (siehe Kapitel 21). Dann stellt sich die Frage, ob es tatsächlich Vorteile bringt, KH durch Proteine und/oder Fette zu ersetzen.

Meine Antwort ist klar: Ja, es lohnt sich, insbesondere bei Nutzer:innen einer Insulinpumpe. Denn die BZ-Wirkung und der Insulinbedarf durch Proteine und Fette sind deutlich kleiner als bei KH.[45] Wer einen Teil der KH durch Proteine und/oder Fette ersetzt, kann also den BZ im Allgemeinen besser regulieren und spart zugleich Insulin ein.

Um sich diesen Zusammenhang zu verdeutlichen, kann man vergleichen, wie viel Insulin für 100 Kilokalorien (kcal) aus KH und für 100 kcal aus Fetten oder Proteinen jeweils erforderlich ist. In beiden Fällen gehe ich von einem KE-Faktor von 1 I.E. pro KE aus.

➢ Beispiel 1: 100 kcal aus KH: Da 1g KH 4,1 kcal enthält, enthalten 100 kcal (mit Dreisatz) 24g KH, d.h. 2,4 KE. Um diese 2,4 KE zu regulieren, ist bei einem KE-Faktor von 1 I.E. pro KE eine Insulinmenge von 2,4 KE × 1 I.E. pro KE = 2,4 I.E. notwendig.

➢ Beispiel 2: 100 kcal aus Fetten oder Proteinen: 100 kcal aus Fetten oder Proteinen sind 1 Fett-Protein-Einheit (FPE; siehe Kapitel 21). Für 1 FPE entsteht der Insulinbedarf, der für 0,2 KE entsteht.[46] Um 0,2 KE (bzw. 1 FPE) zu regulieren, ist bei einem KE-Faktor von 1 I.E. pro KE eine Insulinmenge von 0,2 KE × 1 I.E. pro KE = 0,2 I.E. notwendig.

---

[45] Da die BZ-Wirkung von Fetten und Proteinen – außer bei sehr kleinen Mengen – sehr langsam ist, sollte ihre Regulation eher durch die Basalrate oder idealerweise durch einen verzögerten Bolus erfolgen. Hier sind daher Insulinpumpenträger:innen im Vorteil. Siehe Kapitel 21 für Details der Regulation von Fetten und Proteinen.

[46] Der genaue Zahlenwert (hier 0,2 KE pro FPE) stammt aus meiner eigenen Erfahrung; es kann diesbezüglich Unterschiede zwischen Individuen geben.

Die Insulinmenge, die zur Regulation von Fetten oder Proteinen notwendig ist, ist also viel kleiner als die Insulinmenge,
die zur Regulation von KH (bei gleicher Kalorienmenge) notwendig ist. Im obigen Beispiel sind nur 8% der Insulinmenge
erforderlich (0,2 I.E. ÷ 2,4 I.E. = 8%), wenn Fette oder Proteine statt KH eingesetzt werden.

Auch wenn man wegen individueller Unterschiede andere
Zahlenwerte verwendet, ist klar, dass der Insulinbedarf für
Fette und Proteine deutlich kleiner ist als für KH. Denn selbst
wenn man die für Fette oder Proteine erforderliche Insulinmenge mit dem Faktor 5 multipliziert (d.h. 1 statt 0,2 I.E.),
braucht man nur 42% der Insulinmenge, die für KH benötigt
wird (1 I.E. ÷ 2,4 I.E. = 42%).

13.5. Umsetzung einer KH-moderaten Ernährung

Wie lässt sich eine KH-moderate Ernährung, in der die KH-
Menge (wie in den vorigen Abschnitten beschrieben) begrenzt ist, auf gesunde, angenehme und praktikable Weise
umsetzen? Dafür gibt es natürlich verschiedene Möglichkeiten, und in diesem Abschnitt gebe ich einige Hinweise hierfür.

Zunächst weise ich darauf hin, dass eine Reduktion der pro
Tag aufgenommenen KH-Menge – und eine damit zusammenhängende Reduktion der Insulin-Boli – bekanntermaßen
(und wie in Abschnitt 13.1 erwähnt) zu einer verbesserten und
verstärkten Insulinwirksamkeit führen kann. Das bedeutet,
dass die gleiche Insulinmenge eine stärkere Wirkung hat, so
dass für die gleiche Wirkung weniger Insulin eingesetzt

werden muss. Deshalb kann es bei oder kurz nach einer Reduktion der täglich konsumierten KH notwendig sein, die Basalrate (bzw. das Basalinsulin) und die KE-Faktoren zu reduzieren, um eine Überdosierung des Insulins und entsprechende Unterzuckerungsgefahren zu vermeiden. (Diese Absenkung der Insulinmenge sollte prinzipiell *dauerhaft* beibehalten werden, sofern die KH-Begrenzung beibehalten wird. Natürlich sollten Sie den Insulinbedarf wie immer regelmäßig beobachten und mit dem diabetologischen Fachpersonal besprechen.)

Zum anderen wird bei einer KH-moderaten Ernährung (wie bereits in Abschnitt 13.4 erwähnt) meist eine relativ große Menge **Proteine und/oder Fette** eingenommen, um den Kalorienbedarf zu decken. In diesem Zusammenhang sind vor allem zwei Dinge zu beachten. Erstens haben (wie erwähnt) auch Fette und Proteine eine BZ-steigernde Wirkung, wobei diese Wirkung schwächer und langsamer ist als bei KH (siehe Kapitel 21 für Details der Regulation von Fetten und Proteinen). Zweitens sollte die Energieaufnahme aus Proteinen und Fetten so erfolgen, dass die allgemeine Gesundheit erhalten bleibt. Zu diesem Thema gebe ich nun einige Hinweise.

Diese Hinweise zum Thema gesunde Ernährung basieren auf meiner jahrelangen Beschäftigung mit diesem Themenbereich. Dazu gehören meine aktive Teilnahme an einem Kurs in Präventivmedizin und meine Mitwirkung an einer darauf aufbauenden Veröffentlichung im Deutschen Ärzteblatt.[47]

---

[47] Vgl. Scholl & Schneider (2015).

Seit dieser Zeit bin ich regelmäßiger Leser des präventivmedizinischen „Prevention First Journal"[48]. Anhand von empirischen wissenschaftlichen Befunden (von denen ich aus diesem Journal und weiteren Quellen erfahren habe) habe ich vor einigen Jahren Bausteine einer gesunden Ernährung in einem Internet-Beitrag zusammengetragen und diesen seitdem regelmäßig aktualisiert.[49] Die folgenden Hinweise zum Thema gesunde Ernährung habe ich zum Teil aus meinem Internet-Beitrag entnommen.

Fette sind *nicht* per se ungesund, sondern es sind lediglich ein paar Dinge zu beachten. Erstens enthalten Fette natürlich Kalorien (ca. 9 kcal pro Gramm), so dass der Konsum maßvoll genug erfolgen sollte, damit die Gesamtkalorien und das Körpergewicht sich in einem gesunden Rahmen bewegen. Bekanntermaßen und erfahrungsgemäß ist das aber meist kein Problem (gerade bei Begrenzung der KH-Menge). Denn zum einen werden durch die KH-Reduktion einige Kalorien eingespart. Außerdem sättigen Fette gut, so dass im Allgemeinen keine große Neigung besteht, sie übermäßig zu konsumieren.

Zweitens sollte die Qualität der Fette beachtet werden. Nachweislich **schädlich** sind sogenannte **Transfette**, die z.B. in frittierten Produkten und Chips verwendet werden. Der Konsum solcher Produkte sollte stark begrenzt sein. Verarbeitete Fleischprodukte (z.B. Wurst) werden (auch) in

---

[48] Vgl. Prevention First (2024b).

[49] Vgl. Ayaita, Adam (2025a).

gesundheitlicher Hinsicht ebenfalls *nicht* in größeren Mengen empfohlen.[50]

Weniger bedenklich sind **Milchprodukte** (auch in Vollfett-Form, z.B. Jogurt mit 3,8% Fett oder Käse mit 50% Fett). Obwohl Milchfett den LDL-Cholesterinspiegel erhöhen kann, deuten die verfügbaren empirischen wissenschaftlichen Studien deutlich darauf hin, dass Milchfett *nicht* mit einem erhöhten kardiovaskulären Risiko verbunden ist.[51] Erklärungen für diese Befunde sind offenbar, dass der Einfluss von Milchfett auf den LDL-Cholesterinspiegel im Blut nur gering ist und dass eine bloße *Vergrößerung* der LDL-Partikel – ohne Erhöhung der *Anzahl* von LDL-Partikeln – keinen negativen Effekt auf die Herz-Kreislauf-Gesundheit hat; außerdem kann Milchfett auch das HDL-Cholesterin erhöhen, das als gutes Cholesterin gilt und am Abtransport des potentiell schädlichen LDL-Cholesterins beteiligt ist.[52] Zudem sind Milchprodukte (v.a. Käse) ein wertvoller Lieferant von Kalzium. (Für Menschen mit bestehenden Nierenproblemen können ggf. strengere Regeln für den Konsum von Milchprodukten gelten.)

Milch als Getränk wird für Erwachsene **nur in Maßen empfohlen**. Denn ein hoher Konsum von Milch wird mit einem erhöhten Krebsrisiko in Verbindung gebracht. Grund dafür

---

[50] Siehe z.B. Verbraucherzentrale (2024).

[51] Siehe z.B. einen Vortrag des Ernährungswissenschaftlers Dr. Bernhard Watzl bei der Deutschen Gesellschaft für Ernährung (Watzl, Bernhard, 2016).

[52] Vgl. z.B. Kurz, Peter (2025).

könnte ein sogenannter Wachstumsfaktor in der Milch sein, der bei anderen Milchprodukten (wie Jogurt, Quark und Käse) weniger stark ausgeprägt ist.

Ungesättigte Fettsäuren (z.B. aus Nüssen, Mandeln, Cashew-Kernen, Olivenöl und Fisch) sind gesundheitlich besonders unbedenklich und wirken sich eher positiv auf die Gesundheit aus. Denn diese Fette erhöhen vor allem das HDL-Cholesterin.[53] Auch Eier (diese enthalten deutlich mehr ungesättigte als gesättigte Fettsäuren) gelten schon seit längerer Zeit *nicht* mehr als gesundheitlich bedenklich, insbesondere bei moderatem Konsum.[54]

In gesundheitlicher Hinsicht ist es allgemein empfehlenswert, auch **tierische Produkte** (wie Fisch, Eier und Milchprodukte) regelmäßig zu konsumieren. Das ist insbesondere sinnvoll, um den Bedarf an Vitamin B12 zu decken. Es gibt zwar auch B12 aus pflanzlichen Produkten, aber dieses kann vom Menschen anscheinend nicht verwertet werden.[55] Veganer:innen können ihren B12-Bedarf beispielsweise über Lutschtabletten decken, in denen hochkonzentriertes Vitamin B12 enthalten ist, das von Mikroorganismen produziert wird.[56]

---

[53] Vgl. z.B. Kurz, Peter (2025).

[54] Siehe z.B. das Interview mit dem Stoffwechselmediziner Stefan Kabisch in ZEIT Magazin (2025).

[55] Vgl. z.B. Foodwatch (2016).

[56] Vgl. Vitamin B12 & Gesundheit (2024).

Empfohlen wird insbesondere auch, zwei- bis dreimal pro Woche **fetten Fisch** (z.B. Makrele, Sardinen oder Hering) zu konsumieren. Denn darin sind viele Omega-3-Fettsäuren enthalten, die das Herz schützen. Dagegen können Omega-3-Fettsäuren aus pflanzlichen Produkten (z.B. Leinöl, Rapsöl und Walnüssen) vom Körper nur begrenzt verwertet werden. Wer keinen Fisch essen möchte, kann entsprechende Präparate nutzen, die aus Algen hergestellt wurden.[57]

Die beschriebenen Ernährungsprinzipien stehen weitgehend im Einklang mit der sogenannten „mediterranen Ernährung". In Kapitel 17 stelle ich beispielhaft einen Ernährungsplan vor, in dem eine entsprechende KH-moderate Ernährung unter Einhaltung der beschriebenen Prinzipien umgesetzt wird.

Den einzigen Nachteil einer KH-moderaten Ernährung sehe ich in den tendenziell höheren **finanziellen Kosten**. Denn billige Nahrungsmittel (wie Nudeln) sind meist KH-intensiv und kommen in einer KH-moderaten Ernährung daher nicht oder nur begrenzt vor. Wenn man die Möglichkeit dazu hat, empfehle ich, die tendenziell höheren Kosten einer KH-moderaten Ernährung in Kauf zu nehmen, denn Gesundheit und Wohlbefinden sollten Vorrang haben. Auch eine Schwerpunktsetzung auf relativ günstige KH-arme Nahrungsmittel (z.B. Eier) kann eine Möglichkeit sein. Wenn es allerdings aus finanziellen Gründen unmöglich sein sollte, eine KH-moderate Ernährung umzusetzen, dann empfehle ich (soweit möglich):

---

[57] Vgl. z.B. Scholl, Johannes (2018a).

- die KH zumindest so über den Tag zu verteilen, dass die pro Mahlzeit eingenommenen KH begrenzt sind (wie in Kapitel 12 beschrieben), und

- eher auf KH mit (relativ) niedrigem glykämischem Index und entsprechend langsamer Wirkung zu setzen (siehe Kapitel 15–16) und

- Sport und körperliche Bewegung besonders umfassend einzusetzen, um den Insulinbedarf zu senken und eine gute Insulinwirksamkeit zu erhalten (vgl. Teil VII des Buches).

14. Gründe für Vorsicht gegenüber einer strikten Low-Carb-Ernährung

Auf Grundlage der vorigen Kapitel könnte man auf die Idee kommen, dass es am besten wäre, KH vollständig oder nahezu vollständig aus der Ernährung zu verbannen. Eine solche Ernährung wird auch als Low-Carb-Ernährung bezeichnet. Darunter wird meist eine Ernährung verstanden, bei der in Summe weniger als 130g KH pro Tag konsumiert werden. (Bei besonders restriktiver Low-Carb-Ernährung, z.B. < 30g KH/Tag, wird auch von Very-Low-Carb oder ketogener Ernährung gesprochen.)[58] In diesem Kapitel beschreibe ich, weshalb so starke und durchgehende KH-Begrenzungen *nicht* immer empfohlen werden, auch nicht beim Typ-1-Diabetes – und weshalb ich diese Zurückhaltung teile.

---

[58] Vgl. z.B. Norwitz et al. (2022); Scholl, Johannes (2022).

Meine Hinweise zu diesem Thema basieren auf eigenen Erfahrungen, Gesprächen mit Internist:innen (innerhalb und außerhalb der Diabetologie) und Recherche bzw. Lektüre von entsprechender medizinischer Fachliteratur. Während ich grundsätzlich eine KH-moderate Ernährung verfolge (mit einer Gesamtmenge KH von ca. 200g pro Tag), habe ich vorübergehend für einige Monate (von Juni 2023 bis Februar 2024) eine Low-Carb-Ernährung mit einer Gesamtmenge von ca. 80–100g KH pro Tag ausprobiert.

14.1. Allgemeine Gesundheit und Lebensqualität

Ein Grund zur Vorsicht in Bezug auf Low-Carb ist, dass bei einer solchen Ernährung viele prinzipiell gesunde Nahrungsmittel aus der Ernährung (weitgehend) verbannt werden müssen. Zum Beispiel sind Vollkornprodukte (wie Haferflocken und Vollkornbrot) und (in Maßen) auch Obst prinzipiell gesunde und wertvolle Nahrungsmittel. Bei einer durchgehenden Low-Carb-Ernährung müssen solche Nahrungsmittel in einem Ausmaß reduziert werden, das nicht unbedingt gesund ist. So hat eine neue Studie deutliche Hinweise dafür gefunden, dass ein Mangel an KH und Ballaststoffen das Darmkrebsrisiko erhöht.[59] Auch negative Auswirkungen auf die Nährstoff- und Energieversorgung sowie auf die Lebensqualität sind bei übermäßig strengem Verzicht auf KH möglich.

---

[59] Vgl. Thakur et al. (2025) und den Bericht über die Studie in Schneider, Paula (2025).

Ich persönlich habe durch Low-Carb zwar keine ernsthaften Probleme bekommen. Doch obwohl ich mich bemüht habe, die Low-Carb-Ernährung ausgewogen zu gestalten, kam es mit dieser Ernährung zu Mangelerscheinungen, die ich nur durch erhebliche Aufnahme von Nahrungsergänzungsmitteln (neben Magnesium auch Kalium) beheben konnte. Mein Körpergewicht fiel zwar nicht ins Untergewicht, sank innerhalb des Normalgewichts aber in einem Ausmaß, das nicht unbedingt gewünscht war (auf 60–61 kg als Mann mit einer Körpergröße von 1,78 m). Auch im Hinblick auf die Lebensqualität ist es mir während meiner Low-Carb-Ernährung nicht gelungen, mich vollständig daran zu gewöhnen, auf Vollkornprodukte zu verzichten und Obst sehr stark einzuschränken. Deshalb bin ich im Verlauf der Zeit dazu übergegangen, zumindest morgens wieder Moderate-Carb zu wählen, indem ich eine moderate Menge Obst und Haferflocken ins Frühstück integriert habe (bevor ich später dann auch insgesamt wieder zu Moderate-Carb zurückgekehrt bin).

14.2. LDL-Cholesterin

Ein weiterer Grund für Zurückhaltung in Bezug auf eine strikte Low-Carb-Ernährung ist, dass eine solche Ernährung zu einem (auch starken) Anstieg des LDL-Cholesterinspiegels führen kann. LDL-Cholesterin gilt als potentiell schädlich und wird im Allgemeinen als Risikofaktor u.a. für kardiovaskuläre Probleme angesehen.

Während eine KH-*moderate* Ernährung oft mit besonders guten LDL-Werten einhergeht (auch im Zusammenhang mit gesunden Insulinspiegeln, guter Insulinwirksamkeit und gesundem Körpergewicht), kommt es bei einer noch stärkeren KH-Begrenzung teilweise zum umgekehrten Effekt, indem der LDL-Wert ansteigt. Dieser Effekt ist insbesondere bei sehr restriktiver Low-Carb-Ernährung (d.h. ketogener Ernährung) in Kombination mit hoher körperlicher Aktivität nachgewiesen worden. Der Effekt wird nicht (allein) dadurch erklärt, dass bei einer strikten Low-Carb-Ernährung möglicherweise mehr gesättigte Fettsäuren konsumiert werden, sondern vor allem dadurch, dass der Körper bei geringer KH-Zufuhr (und entsprechend niedrigen Insulinspiegeln) vermehrt Fett verbrennt bzw. Fett als Energiequelle nutzt; bei diesem Prozess steigt das LDL-Cholesterin. Unklar ist bislang noch, ob ein auf diese Weise (d.h. durch Fettverbrennung) entstehender LDL-Anstieg tatsächlich gesundheitliche Probleme verursacht (konkrete Hinweise für eine solche Verschlechterung der kardiovaskulären Gesundheit gibt es aktuell wohl nicht). Jedenfalls ist nachgewiesen worden, dass der LDL-Wert sich wieder reduziert und normalisiert, wenn die KH-Begrenzung weniger strikt erfolgt, d.h. wieder etwas mehr KH in die Ernährung eingefügt werden.[60]

Meine eigene Erfahrung steht mit diesen Befunden weitgehend im Einklang. Mit meiner Moderate-Carb-Ernährung (Grundmenge KH < 200g/Tag) hatte ich einen LDL-Wert von ca. 75 mg/dl (ein solches Niveau gilt im Allgemeinen als gut). Nach Umstieg auf die beschriebene Low-Carb-Ernährung stieg der LDL-Wert innerhalb von einigen Monaten zunächst auf 90 und dann auf 112 mg/dl an (insgesamt ein

---

[60] Vgl. Norwitz et al. (2022); Scholl, Johannes (2022).

Anstieg von fast 50% in zehn Monaten).[61] Dieser Anstieg war erfolgt, obwohl ich den Konsum von Nahrungsmitteln mit einem hohen Anteil gesättigter Fettsäuren bewusst nicht ausgebaut hatte. Die wahrscheinlichste Ursache ist (im Einklang mit den oben beschriebenen Befunden), dass der Körper bei der Low-Carb-Ernährung vermehrt Fett als Energiequelle nutzte. Dafür spricht auch, dass der direkte BZ-senkende Effekt von körperlicher Aktivität sich in dieser Zeit deutlich verringerte. Das deutet darauf hin, dass der Körper weniger KH als Energiequelle nutzte (denn durch diese Nutzung entsteht bekanntermaßen die direkte BZ-senkende Wirkung der Bewegung) und stattdessen mehr auf Fett als Energiequelle zurückgriff (siehe auch Kapitel 29).

Doch warum trat der deutliche LDL-Anstieg auf, obwohl ich zumindest 80–100g KH pro Tag konsumierte, d.h. nicht im Bereich von Very-Low-Carb lag? Das kann mit dem Insulinspiegel zusammenhängen, denn bei niedrigem Insulinspiegel stellt der Körper (bekanntermaßen und erfahrungsgemäß) verstärkt auf Fettverbrennung um. Auf Grund von guter Insulinwirksamkeit und regelmäßiger Bewegung brauche ich erfahrungsgemäß nicht viel Insulin. Mit Low-Carb-Ernährung sank meine tägliche Insulinmenge auf einen sehr niedrigen Wert von unter 15 I.E. pro Tag – das ist weniger, als eine gesunde Bauchspeicheldrüse typischerweise produziert (20–

---

[61] Auch nachdem der mit Low-Carb einhergehende Gewichtsverlust aufgehört und das Körpergewicht sich stabilisiert hatte, ging der LDL-Wert bei mir *nicht* zurück, bis ich (wie unten beschrieben) den KH-Anteil in der Ernährung (moderat) erhöhte, d.h. zu Moderate-Carb zurückkehrte.

40 I.E.).[62] Dieser sehr niedrige Insulinspiegel könnte erklären, weshalb die verstärkte Fettverbrennung und der Anstieg des LDL-Cholesterins bei mir aufgetreten sind.

Zu konkreten gesundheitlichen Problemen durch den LDL-Anstieg kam es nicht. Um jedoch mögliche gesundheitliche Risiken in der Zukunft zu vermeiden (ohne auf Cholesterin-senkende Medikamente angewiesen zu sein), kehrte ich insgesamt auf Moderate-Carb zurück (mit einer Gesamtmenge KH von ca. 200–210g pro Tag) und blieb nur ab dem Abend (spätestens ab 18:30 Uhr) meist bei Low-Carb. Wie erwartet sank mein LDL-Spiegel dann wieder ab, und zwar nach acht Monaten auf 96 mg/dl und ein Jahr später (bei der letzten Untersuchung) auf 93 mg/dl; solche Werte gelten im Allgemeinen als recht gut. Ich habe mich bis auf Weiteres entscheiden, bei dieser Moderate-Carb-Ernährung zu bleiben.

14.3. Fazit: Wie weit sollte die KH-Begrenzung gehen?

Der Umgang mit der Frage, wie weitgehend man die tägliche KH-Menge reduzieren sollte, ist ein Balanceakt: Einerseits sollten die KH begrenzt werden, um eine möglichst gute und stabile BZ-Einstellung zu erreichen und den Insulinspiegel im gesunden Bereich zu halten; andererseits sollten ein möglicher Verlust an Lebensqualität und mögliche gesundheitliche Risiken durch zu extreme KH-Begrenzung (z.B. LDL-Anstieg) vermieden werden. Als **Mittelweg** gibt es in der

---

[62] Vgl. Ballani et al. (2006).

Präventivmedizin[63] die Empfehlung, die **Grundmenge KH** zwar auf max. 200g pro Tag zu begrenzen, aber hierbei **nicht unter 80g pro Tag** zu gehen.

Auf Grund meiner Erfahrung (vgl. Abschnitt 14.2) empfehle ich Menschen mit guter Insulinwirksamkeit und entsprechend niedrigen Insulinspiegeln (z.B. schlanken Menschen mit regelmäßiger körperlicher Aktivität) sogar, die (durchschnittliche) Grundmenge KH **nicht unter ca. 130g pro Tag** abzusenken, d.h. eine Grundmenge von 130–200g pro Tag zu verwenden. Damit hält man die empfohlene KH-Höchstgrenze ein und reduziert zugleich mögliche Risiken, die durch zu starke KH-Begrenzung entstehen könnten.

Eine plausible Möglichkeit, starke LDL-Anstiege zu vermeiden, besteht darin, **insbesondere vor (signifikanter) körperlicher Aktivität** meist (und wenn möglich) auf eine **ausreichende KH-Grundmenge** zu achten, damit der Insulinspiegel nicht so weit absinkt, dass der Körper primär Fett als Energiequelle nutzt und das LDL-Cholesterin ansteigt. Meine Erfahrung mit den BZ- und Insulinwerten deutet darauf hin, dass bei einem Bolus < ca. 2 I.E. der BZ-senkende Effekt der Bewegung zurückgeht, der Körper also weniger KH und stattdessen mehr Fett als Energiequelle nutzt. Demnach ist es sinnvoll, vor der körperlichen Aktivität eine so große KH-Grundmenge einzunehmen, dass der **Insulin-Bolus** bei **mindestens 2 I.E.** liegt.

---

[63] Vgl. z.B. Prevention First (2024a).

➢ Beispiel: Wenn der KE-Faktor bei 1 I.E. pro KE liegt, sollte die KH-Grundmenge vor dem Sport bei mindestens 2 KE liegen, damit der Bolus mindestens 2 I.E. beträgt.

Dabei handelt es sich nur um die KH-*Grundmenge*, d.h. die Menge, die mit Insulin abgedeckt wird. Zusätzliche KH sind meist sinnvoll, um den direkten BZ-senkenden Effekt der Bewegung auszugleichen (vgl. Kapitel 29).

Ich habe gute Erfahrungen damit gemacht, vor dem Sport und umfassender Bewegung – sofern es praktikabel ist – eine entsprechend große KH-Grundmenge sicherzustellen. Ein möglicher Nachteil dieses Vorgehens kann darin gesehen werden, dass Sport dann nicht mehr so gut für das Abnehmen genutzt werden kann (sofern der Patient abnehmen soll oder möchte), weil die Fettverbrennung zurückgeht. Tatsächlich kann man aber – wie die Erfahrung bestätigt – trotzdem durch Bewegung abnehmen. Das liegt zum einen daran, dass die Bewegung auch einen *indirekten* Effekt auf den Stoffwechsel hat, der weit über die direkte Trainingszeit hinausgeht (vgl. Kapitel 30). Zum anderen hängt die Frage, ob man abnimmt, vor allem von der gesamten Kalorienbilanz ab (d.h. davon, ob insgesamt weniger Kalorien aufgenommen werden, als man verbraucht). Auch wenn man vor dem Sport eine bestimmte KH-Grundmenge einsetzt, kann man die Gesamt-Kalorienbilanz immer noch in einem Defizitbereich halten und dadurch abnehmen. Wenn man zum Beispiel vor dem Sport insgesamt 6 KE zu sich nimmt (d.h. 60g KH), dann sind das $60 \times 4{,}1 = 246$ kcal, so dass es immer noch möglich ist, die tägliche Kalorienaufnahme z.B. bei unter 2.500 kcal (oder auch unter 2.000 kcal) zu halten und damit abzunehmen.

Wenn Sie sich dennoch für eine (strikte) Low-Carb-Ernährung entscheiden sollten, empfehle ich Ihnen, besonders stark auf den LDL-Cholesterinwert zu achten. Bei erhöhten LDL-Werten ist es besonders wichtig, Präventivuntersuchungen wahrzunehmen (z.B. Untersuchung der Gefäße an der Halsschlagader durch eine Kardiologin bzw. einen Kardiologen), um zu überprüfen, ob es zu gesundheitlichen Problemen kommen könnte.

Auf Grund meiner Erfahrung weise ich außerdem darauf hin, dass sich bei der Einführung einer Low-Carb-Ernährung die Insulinwirksamkeit verstärken kann (auch gegenüber einer KH-moderaten Ernährung). Der Zusammenhang, dass KH-Reduktion zu einer Verstärkung der Insulinwirksamkeit führen kann, ist in der Inneren Medizin bekannt.[64] Auf Grund der verstärkten Insulinwirksamkeit kann es während und/oder nach der Einführung einer Low-Carb-Ernährung erforderlich sein, die Basalrate (bzw. das Basalinsulin) und die KE-Faktoren zu reduzieren, um Unterzuckerungsgefahren zu vermeiden.

Und natürlich sollten Sie auch dann, wenn Sie keine KH aufnehmen, dennoch eine ausreichende Versorgung mit Insulin (insbesondere Basalinsulin bzw. Basalrate und, wenn nötig, Korrektur-Insulin) sicherstellen. Denn auch ohne KH (und trotz verstärkter Insulinwirksamkeit) bleibt bekanntermaßen ein Grundbedarf an Insulin bestehen, da die Leber

---

[64] Vgl. z.B. Prevention First (2024b).

kontinuierlich Glukose freisetzt. (Außerdem haben Proteine und Fette eine BZ-steigernde Wirkung, die durch Insulin ausgeglichen werden sollte; siehe Kapitel 21.) Diabetolog:innen weisen deshalb darauf hin, dass Menschen mit Typ-1-Diabetes auch bei KH-Verzicht das Insulin *nicht* absetzen sollten, denn sonst droht ein gefährlicher Insulinmangel. Auch schnell wirkendes Insulin sollte verfügbar sein, weil es unter bestimmten Umständen – z.B. bei Infekten – zu einem plötzlichen Insulin-Mehrbedarf kommen kann.

15. Glykämischer Index und Wirkungsdauer von Kohlenhydraten

Um den BZ-Spiegel durchgehend möglichst gut einzustellen, ist es wichtig, nicht nur die Insulinwirkung (vgl. Kapitel 7), sondern auch die Wirkung von KH im Zeitverlauf zu verstehen. Denn damit der BZ nach dem Essen hinreichend stabil bleibt, müssen die Wirkung der KH und die Wirkung des Bolus-Insulins auch im Zeitverlauf hinreichend gut zusammenpassen. Und wenn die BZ-senkende Wirkung von körperlicher Aktivität durch KH reguliert wird (vgl. Kapitel 29), dann muss – analog dazu – die Wirkung dieser KH möglichst gut mit der Bewegungswirkung zusammenpassen, um BZ-Schwankungen zu vermeiden. Aus diesen Gründen gebe ich in diesem Kapitel Hinweise zur Wirkungsdauer von KH auf Grundlage des glykämischen Index.

Der **glykämische Index (GI)** gibt an, wie schnell die KH in einem Nahrungsmittel auf den BZ wirken. Der höchste mögliche GI-Wert ist 100; das ist der GI von purem Zucker

(Glukose). Je niedriger der GI liegt, desto langsamer wirkt ein Nahrungsmittel. Es gibt verschiedene Quellen, in denen der GI von verschiedenen Nahrungsmitteln angegeben wird.[65]

Aus dem GI eines Nahrungsmittels kann auch dessen **Wirkungsdauer** (d.h. die Dauer der BZ-Wirkung ab dem Konsumzeitpunkt) in Minuten bestimmt werden. Als Ausgangspunkt für die Berechnung benötigt man die Wirkungsdauer von Glukose. Nach meiner Erfahrung (insbesondere mit CGM-Daten) beginnt die BZ-Wirkung von Glukose zwar sofort, verteilt sich aber insgesamt auf einen Zeitraum von 30 Minuten. Die Wirkungsdauer anderer Nahrungsmittel kann dann auf Grundlage dieses Zeitraums – und unter Verwendung des jeweiligen GI – berechnet werden.

In Abschnitt 15.1 beschreibe ich für besonders Interessierte das Verfahren, mit dem ich die Wirkungsdauer auf Grundlage des GI berechnet habe, genauer. Anschließend gehe ich auf den GI und die Wirkungsdauer von einigen Nahrungsmitteln ein (15.2) und mache hierzu ein paar wichtige Anmerkungen (15.3).

15.1. Berechnung der Wirkungsdauer aus dem GI

Auf Grund der Definition des GI gilt: Wenn der GI eines Nahrungsmittels *halb so hoch* wie bei Glukose ist, dann ist die Wirkungsdauer dieses Nahrungsmittels *doppelt so lang* wie bei Glukose. Und wenn der GI *ein Drittel* so hoch ist wie bei

---

[65] Vgl. z.B. GI-Handbuch Nr. 1 (2024).

Glukose, dann ist die Wirkungsdauer *dreimal so lang* wie bei Glukose (usw.). Das Verhältnis der Wirkungsdauern (relativ zu Glukose) verhält sich also antiproportional zum Verhältnis der GIs: Das Verhältnis der Wirkungsdauern ist der *Kehrwert* des GI-Verhältnisses (in den Beispielen: 1/2 wird zu 2, 1/3 wird zu 3 usw.). Mit dem Verhältnis der Wirkungsdauern kann dann die Wirkungsdauer eines Nahrungsmittels bestimmt werden.

➢ Beispiel 1: Der GI eines Nahrungsmittels *N1* liegt bei 25. Dieses Nahrungsmittel wirkt also *ein Viertel so schnell*, d.h. *viermal so lang*, wie Glukose. Da Glukose eine Wirkungsdauer von 30 Minuten hat, hat Nahrungsmittel *N1* eine Wirkungsdauer von 4 × 30 Minuten = 120 Minuten.

➢ Beispiel 2: Der GI eines Nahrungsmittels *N2* liegt bei 38. Das GI-Verhältnis (relativ zu Glukose) beträgt also 38/100 = 0,38. Das Verhältnis der Wirkungsdauern beträgt demnach 1/0,38 = 2,63. Die Wirkungsdauer von Nahrungsmittel *N2* beträgt somit 2,63 × 30 Minuten = 79 Minuten.

Auf diese Weise habe ich in einer Tabellenkalkulations-Datei[66] die Wirkungsdauer verschiedener, ausgewählter Nahrungsmittel aus ihrem jeweiligen GI berechnet (siehe Abschnitt 15.2).

---

[66] Bei Interesse finden Sie diese Excel-Datei als Vorlage mit Beispielen auf der Website zum Buch (https://t1dhealth.wordpress.com).
Ansonsten können Sie mich kontaktieren (siehe E-Mail-Adresse am Ende des Buches).

15.2. GI und Wirkungsdauer verschiedener Nahrungsmittel

In Tabelle 1 gebe ich den GI und die Wirkungsdauer ausgewählter Nahrungsmittel an (aufsteigend sortiert nach GI). Zum Beispiel bedeutet eine Wirkungsdauer von 56 Minuten (Banane), dass sich die BZ-Wirkung dieses Nahrungsmittels (wenn es isoliert konsumiert wird) ab Konsum im Allgemeinen auf einen Zeitraum von 56 Minuten verteilt.

Die GIs und die aus ihnen berechneten Wirkungsdauern (siehe Tabelle) stehen etwa im Einklang mit den Wirkungsdauern, die in einer Diabetes-Einführungsschulung zur Orientierung angegeben wurden. Zum Beispiel wurde dort bei Obst von einer Wirkungsdauer von ca. 60 Minuten ausgegangen (siehe auch die Anmerkungen in Abschnitt 15.3).

Aus Tabelle 1 ist sofort erkennbar, dass bestimmte gängige Nahrungsmittel eine schnelle BZ-Wirkung haben: z.B. **Kartoffeln** (GI = 70), **weißer Reis** (GI = 70) und **Weißbrot** (GI = 90). Die Wirkung dieser Nahrungsmittel (wenn man sie isoliert konsumiert) erstreckt sich über einen Zeitraum von nur 33–43 Minuten und passt damit *nicht* gut zur Wirkung des von außen injizierten Bolus-Insulins, die sich über einen Zeitraum von mindestens ca. drei Stunden verteilt (siehe Kapitel 7).

Die Tabelle zeigt auch, dass es bei **Obst** relevante Unterschiede zwischen verschiedenen Sorten gibt: Während Bananen (wie erwähnt) relativ schnell wirken, erstreckt sich die Wirkung von anderen Obstsorten (wie Datteln und Weintrauben) über einen etwas längeren Zeitraum, und einige Sorten (z.B. Beeren, Apfel, Birne, Pfirsich, Nektarine und Aprikose) wirken im Vergleich noch langsamer.

Dass Obst trotz des enthaltenen Fruchtzuckers (Fruktose) bei weitem nicht so schnell wirkt wie pure Glukose, liegt *nicht* daran, dass Fruktose per se deutlich langsamer wirken würde (diese Vorstellung gilt als überholt). Sondern der Grund ist, dass Obst (je nach Sorte) recht viele Ballaststoffe enthält und dass Ballaststoffe (bekanntermaßen und erfahrungsgemäß) die Wirkung von KH verzögern. Das ist auch der Grund dafür, dass Hülsenfrüchte (wie Erbsen und Linsen) nur langsam auf den BZ wirken, denn diese Nahrungsmittel enthalten viele Ballaststoffe.

Vollkornprodukte (diese sind ebenfalls reich an Ballaststoffen) haben einen mittleren GI (z.B. Haferflocken: GI = 47, Vollkornbrot: GI = 53). Auch **Nudeln** (selbst ohne Vollkorn) liegen etwa in diesem Bereich (GI = 45). Sie wirken also deutlich langsamer als Kartoffeln, weißer Reis und Weißmehl und lassen sich daher im Allgemeinen besser durch Insulin regulieren.[67]

---

[67] Außerdem gibt es Hinweise dafür, dass die KH aus Nudeln auch insgesamt nicht ganz so stark auf den BZ wirken wie die KH aus anderen (KH-intensiven) Nahrungsmitteln. Zum einen ist darüber im präventivmedizinischen Prevention First Journal berichtet worden (vgl. Prevention First 2024b). Und im Einklang damit sprechen meine BZ- und Insulindaten dafür, dass 1 KE aus Nudeln – auch bei Vollkornnudeln – nur den BZ-Effekt von 0,82 KE hat (d.h., für 1 KE aus Nudeln sollten nur 0,82 KE angerechnet werden). Da ich jedoch fast immer auf Beilagen verzichte und daher auch Nudeln nicht regelmäßig konsumiere, ist meine Erfahrung mit diesem Nahrungsmittel begrenzt.

Tabelle 1: GI und Wirkungsdauer ausgewählter Nahrungsmittel

Nahrungsmittel	Glykämischer Index (GI)	Dauer der BZ-Wirkung (in Minuten)
Blaubeere	25	120
Mandarine	30	100
Birne	30	100
Aprikose	34	88
Nektarine	35	86
Pfirsich	35	86
Apfel (grün)	36	83
Datteln	40	75
Pflaumen	40	75
Vollkornnudeln	40	75
Nudeln	45	67
Weintrauben	45	67
Haferflocken	47	64
Basmati-Reis	50	60
Vollkornbrot	53	57
Banane	54	56
Roggenbrot	65	46
Kartoffeln	70	43
Weißer Reis	70	43
Weißmehlbrot	90	33

Die Berechnung der Wirkungsdauer basiert auf der Beobachtung, dass pure Glukose verteilt über einen Zeitraum von 30 Minuten wirkt.

Quelle für GIs: GI-Handbuch Nr. 1 (2024).

Weitere interessante Inhalte von Tabelle 1 sind, dass **Basmati-Reis** (mit einem GI von 50) nicht so schnell wirkt wie weißer Reis und dass die Wirkungsdauer von **Roggenbrot** zwischen den Wirkungsdauern von Weiß- und Vollkornbrot liegt.

15.3. Anmerkungen

Die in Abschnitt 15.2 angegebenen GIs (und daraus berechneten Wirkungsdauern) können aus zwei Gründen nicht immer genau auf das praktische Leben angewandt werden. Diese Gründe gebe ich in diesem Abschnitt an.

Erstens ist bekannt, dass der GI jedes Nahrungsmittel **isoliert** betrachtet, also davon ausgeht, dass das jeweilige Nahrungsmittel *nicht* in Kombination mit anderen Nahrungsmitteln konsumiert wird. Das ist natürlich nicht immer realistisch, denn zum Beispiel wird Brot häufig in Kombination mit Fetten und/oder Proteinen (z.B. aus Käse) konsumiert.

Aus den Schulungen bei zertifizierten Diabetesberater:innen, Gesprächen mit Diabetolog:innen und aus meiner Erfahrung mit verschiedenen Mahlzeiten und BZ-Werten weiß ich, dass nicht nur Ballaststoffe, sondern auch Fette und Proteine die BZ-Wirkung von KH **verzögern**. (Das wird damit erklärt, dass der Körper zusätzlich zu den KH dann auch die Fette und Proteine verarbeiten muss.) Wenn ein KH-haltiges Nahrungsmittel zusammen mit anderen Nahrungsmitteln konsumiert wird, die z.B. Fette und/oder Proteine enthalten, dann **verlängert** sich also die BZ-Wirkung der KH (im Vergleich zu den in Abschnitt 15.2 angegebenen Zahlen).

Bekanntermaßen und erfahrungsgemäß kann dieser Effekt durchaus erheblich sein.

Deshalb wird bei Vollkornprodukten, die zusammen mit Fetten und/oder Proteinen konsumiert werden, davon ausgegangen, dass die BZ-Wirkung sich über mehrere Stunden (z.B. 2,5 Stunden) verteilt. Meine Erfahrung steht damit im Einklang.[68] Aus diesem Grund können Vollkornprodukte in Kombination mit Fetten und/oder Proteinen im Allgemeinen gut mit von außen injiziertem (schnell wirkendem) Insulin reguliert werden (insbesondere bei moderaten KH-Mengen; siehe Kapitel 12).

Ein zweiter Grund für eine gewisse Vorsicht gegenüber den GI-Werten ist, dass sie sich nicht immer ganz mit der **Erfahrung** decken. Das gilt insbesondere für einige Zahlen zum **Obst**. Zwar steht die Erfahrung damit im Einklang, dass bestimmte Obstsorten (wie Beeren, Apfel, Birne, Pfirsich, Nektarine und Aprikose) langsamer wirken als z.B. Datteln und Weintrauben, und dass diese wiederum nicht so schnell wirken wie Banane. Es ist auch richtig, dass Obst bei weitem nicht so schnell wirkt wie purer Zucker und dass bei Banane (ohne Verzögerung durch andere Nahrungsmittel) eine Wirkungsdauer von ca. einer Stunde realistisch ist. Jedoch spricht meine Erfahrung *nicht* dafür, dass einige Obstsorten zu den Nahrungsmitteln mit *niedrigem* GI gerechnet werden sollten,

---

[68] Bei einem großen Anteil von Fetten und/oder Proteinen – wie es in einer KH-moderaten Ernährung häufig vorkommt – kann die BZ-Wirkung von KH (v.a. langsamen KH wie Vollkorn) sich bekanntermaßen und erfahrungsgemäß sogar über drei Stunden oder länger verteilen.

sondern auf Grund meiner Erfahrung – und im Einklang mit den Angaben von Diabetesberater:innen und Diabetolog:innen – sollte bei Obst grundsätzlich mit einer relativ schnellen (bzw. nicht-langsamen) Wirkung gerechnet werden. Eine zugrundeliegende Ursache ist vermutlich, dass der im Obst enthaltene Fruchtzucker trotz der ebenfalls enthaltenen Ballaststoffe eine recht schnelle BZ-Wirkung entfaltet. Außerdem wird Obst – im Gegensatz zu einigen anderen KH-haltigen Nahrungsmitteln (wie Vollkorn) – häufig *nicht* in Kombination mit Fetten oder Proteinen konsumiert, welche die BZ-Wirkung verzögern würden. (Wenn jedoch eine Mahlzeit neben dem Obst auch andere Nahrungsmittel enthält, welche die Wirkung des Fruchtzuckers verzögern – z.B. mit Fetten und Proteinen –, dann sollte diese Verzögerungswirkung berücksichtigt werden.)

Im Hinblick auf die Obstsorten in Tabelle 1 steht vor allem bei **Mandarine** der offizielle GI-Wert (und die daraus folgende Wirkungsdauer) *nicht* mit der Erfahrung im Einklang. Während Mandarine offiziell einen GI von 30 und daher eine Wirkungsdauer von 100 Minuten hat, deutet meine Erfahrung mit den BZ-Werten auf einen deutlich höheren GI und eine deutlich schnellere Wirkung (eher in der Größenordnung von insgesamt 60 Minuten) hin. Der Diabetologe, mit dem ich darüber gesprochen habe, hat berichtet, dass diese Erfahrung auch von anderen Patient:innen gemacht wird.

Aus den beschriebenen Gründen empfehle ich, die angegebenen GIs und Wirkungsdauern lediglich zur **Orientierung** zu verwenden. Man sollte sich einerseits bewusst sein, dass es durch die Kombination mit anderen Nahrungsmitteln (z.B.

Fetten und Proteinen) zu Verzögerungseffekten kommen kann, und sollte andererseits bei Obst mit einer möglicherweise (etwas) schnelleren BZ-Wirkung rechnen, als es einige GI-Werte nahelegen.

Ich mache außerdem noch eine Anmerkung zu KH-haltigem **Gemüse**.[69] Im Allgemeinen wird für Gemüse ein niedriger GI angegeben (nicht in Tabelle 1 enthalten), der deutlich unter dem von Vollkornprodukten liegt. Meine Erfahrung mit BZ-Daten (insb. CGM) steht damit aber *nicht* im Einklang. Stattdessen sprechen die Daten deutlich dafür, dass Gemüse unter sonst vergleichbaren Bedingungen zwar langsamer wirkt als relativ schnell wirkende KH (z.B. Obst oder Weißmehl), aber schneller als langsam wirkende KH (z.B. Vollkorn). Auf Grund meiner Erfahrung gehe ich bei den KH aus Gemüse daher von einer mittleren Wirkungsgeschwindigkeit aus.

Das bedeutet *nicht*, dass Gemüse gemieden werden sollte – im Gegenteil: Auf Grund des niedrigen KH-*Gehalts* vieler Gemüsesorten und der allgemeinen gesundheitlichen Vorteile kann und sollte Gemüse natürlich sehr regelmäßig konsumiert werden. Die Beobachtung, dass die Wirkungsgeschwindigkeit nicht langsam ist, hat aber zur Folge, dass der Insulin-Bolus für die in Gemüse enthaltenen KH rechtzeitig abgegeben werden sollte, um einen ungesunden BZ-Anstieg nach dem Essen zu vermeiden. Bei schnell wirkendem Analoginsulin

---

[69] Dabei beziehe ich mich *nicht* auf Gemüse mit hohem GI (wie Kartoffeln) und *nicht* auf Hülsenfrüchte (die sehr langsam wirken), sondern auf andere Gemüsesorten (z.B. Paprika, Tomate, Rosenkohl, Brokkoli, Zucchini und Grünkohl).

wie Humalog empfehle ich auf Grund meiner Erfahrung, den Bolus prinzipiell (abhängig vom Ausgangs-BZ) mindestens zehn Minuten vor Einnahme der KH abzugeben, wenn die Mahlzeit relevante KH-Mengen aus Gemüse enthält (siehe Kapitel 20).

16. Begrenzung von schnell wirkenden Kohlenhydraten

In den Kapiteln 12–13 habe ich beschrieben, weshalb es (insb. beim Diabetes, einschließlich Typ-1-Diabetes) sinnvoll ist, KH *allgemein* – d.h. sowohl schnell wirkende als auch langsam wirkende KH – nur begrenzt zu konsumieren. In diesem Kapitel beschreibe ich, weshalb besonders bei *schnell* wirkenden KH eine Begrenzung empfehlenswert ist (Abschnitt 16.1). Ich gebe außerdem konkrete Orientierungswerte für den (maximalen) Konsum von schnell wirkenden KH pro Mahlzeit an (16.2). Dabei nehme ich jeweils auch Bezug auf die Angaben zu GIs und Wirkungsdauern aus Kapitel 15.

Ich beziehe mich in diesem Kapitel nur auf KH, die **mit Insulin reguliert** werden müssen. KH, die zur Korrektur oder Vermeidung von zu niedrigem BZ (siehe Kapitel 25) oder zum Ausgleich der BZ-Wirkung von körperlicher Aktivität eingesetzt werden (siehe Kapitel 29), sind in diesem Kapitel *nicht* gemeint.

Meine Hinweise in diesem Kapitel beruhen zum einen auf meinem jahrzehntelangen Austausch mit diabetologischem Fachpersonal und meiner Lektüre entsprechender Veröffentlichungen. Zum anderen sind vor allem meine Berechnungen bezüglich KH- und Insulinwirkungen im Zeitverlauf sowie daraus folgender BZ-Verläufe eingeflossen. (Die grundlegenden Berechnungen lege ich in diesem Kapitel offen.) Die Ergebnisse habe ich über Jahrzehnte mit meinen BZ-Daten (stichprobenartig vor CGM und dann genauer mit CGM) überprüft und bestätigt. Die grundsätzliche Empfehlung, schnell wirkende KH beim Typ-1-Diabetes zu begrenzen, steht außerdem im Einklang mit der üblichen Empfehlung, bei KH (gerade im Falle von Diabetes) eher auf Nahrungsmittel mit niedrigem GI zu setzen.

16.1. Begründung für die Begrenzung von schnell wirkenden KH

Das grundlegende Problem bei schnell wirkenden KH ist, dass deren BZ-Wirkung (vgl. Kapitel 15) im Allgemeinen deutlich schneller ist als die BZ-Wirkung des von außen injizierten Bolus-Insulins, selbst wenn ein schnell (oder sehr schnell) wirkendes Insulin eingesetzt wird (vgl. Kapitel 7). Dadurch kommt es bei schnell wirkenden KH meist zu einem BZ-Anstieg nach dem Essen, der (je nach Konsummenge) auch erheblich und ungesund sein kann, bevor der BZ dann schließlich wieder sinkt. Solche BZ-Spitzen nach dem Essen erhöhen den HbA1c-Wert, und wenn sie zu stark sind, dann reduzieren sie außerdem die Zeit im Zielbereich und wirken sich bekanntermaßen negativ auf die gesundheitliche Prognose aus – vor allem dann, wenn sie zu häufig vorkommen.

Die folgenden Beispiele verdeutlichen das Problem und illustrieren zugleich, weshalb die *Menge* der schnell wirkenden KH eine Rolle spielt. In beiden Fällen gehe ich davon aus, dass

Obst mit einer Wirkungsdauer von 60 Minuten (d.h. relativ schnell wirkendes Obst) konsumiert wird, dass zur Regulation ein korrekt berechneter Bolus mit schnell wirkendem Insulin (z.B. Humalog) eingesetzt wird und dass – wie allgemein empfohlen – dieser Bolus zehn Minuten vor dem Essen abgegeben wird.

➤ Beispiel 1 (kleine Menge schnell wirkender KH): Der Patient isst 1 KE aus (relativ schnell wirkendem) Obst. Auf Grund seines KE-Faktors von 1 I.E. pro KE gibt er zehn Minuten vor dem Essen einen Bolus von 1 I.E. ab. Eine Stunde nach dem Essen haben bereits alle KH, aber erst ca. 31% des Bolus-Insulins gewirkt. Diese 31% des Bolus regulieren 31% der KH (da 100% des Bolus 100% der KH regulieren). Somit sind die restlichen 69% der KH zu diesem Zeitpunkt noch unreguliert. Dabei handelt es sich um 69% × 1 KE = 0,69 KE. Wenn 1 KE eine BZ-Wirkung von 60 mg/dl hat, dann haben die 0,69 KE eine BZ-Wirkung von 0,69 × 60 mg/dl = 41 mg/dl. Zu diesem Zeitpunkt ist also ein BZ-Anstieg von 41 mg/dl eingetreten (z.B. von 100 mg/dl auf 141 mg/dl).

➤ Beispiel 2 (größere Menge schnell wirkender KH): Der Patient isst 3 KE aus (relativ schnell wirkendem) Obst. Auf Grund seines KE-Faktors von 1 I.E. pro KE gibt er zehn Minuten vor dem Essen einen Bolus von 3 I.E. ab. Eine Stunde nach dem Essen sind ca. 69% der KH noch unreguliert (siehe Beispiel 1). Dabei handelt es sich um 69% × 3 KE = 2,07 KE. Diese haben eine BZ-Wirkung von 2,07 × 60 mg/dl = 124 mg/dl. Zu diesem Zeitpunkt ist also ein BZ-Anstieg von 124 mg/dl eingetreten (z.B. von 100 mg/dl auf 224 mg/dl).

Die Beispiele verdeutlichen, dass (eher) schnell wirkende KH in kleinen Mengen zu einem vertretbaren BZ-Anstieg führen (Beispiel 1), während größere Mengen einen übermäßigen BZ-Anstieg verursachen können (Beispiel 2). Es ist daher wichtig, die Menge schnell wirkender KH pro Mahlzeit zu begrenzen.

Es gibt zwar verschiedene bekannte Möglichkeiten, die Regulation von schnell wirkenden KH zu erleichtern. Wie die Berechnungen und Erfahrungen zeigen, ändern diese Möglichkeiten aber nichts an der grundsätzlichen Schlussfolgerung, dass Menschen mit Typ-1-Diabetes vorsichtig mit schnell wirkenden KH umgehen sollten. Im Folgenden fasse ich typische Optionen zusammen.

Erstens gibt es die Möglichkeit, **die Abgabe des Bolus-Insulins vorzuverlegen** (d.h. einen größeren Abstand zwischen Bolus-Abgabe und Mahlzeit zu verwenden), um BZ-Anstiege nach dem Essen zu reduzieren. Diese Maßnahme kann jedoch nur begrenzt eingesetzt werden, denn wenn das Bolus-Insulin zu weit vorverlegt wird, kommt es zu einer Unterzuckerung vor dem Essen, da das Bolus-Insulin bereits wirkt, während noch keine KH aufgenommen wurden (vgl. Kapitel 20 für nähere Angaben zum Zeitpunkt der Bolus-Abgabe).

Zweitens kann ein (sogenanntes) **sehr schnelles Insulin** (z.B. Lyumjev) eingesetzt werden, dessen Wirkungsverlauf etwas besser zum Wirkungsverlauf von schnell wirkenden KH passt. Doch auch dieses Insulin hat einen Wirkungsverlauf, der sich über mehrere Stunden verteilt (vgl. Kapitel 7 und Abbildung 4), und wirkt daher tendenziell langsamer als schnell wirkende KH (vgl. Kapitel 15). Daher gilt die Empfehlung, schnell wirkende KH zu begrenzen, in einem gewissen Maße auch für sehr schnelles Insulin (siehe Abschnitt 16.2).

Drittens ist die Regulation von schnell wirkenden KH im Allgemeinen (etwas) besser möglich, wenn diese in **Kombination mit Fetten und/oder Proteinen** konsumiert werden, da diese die BZ-Wirkung der KH verzögern (vgl. Kapitel 15.3). Zum Beispiel lässt sich Weißmehl besser regulieren, wenn es mit Fett- (und Protein-)haltigen Nahrungsmitteln wie Butter und/oder Käse konsumiert wird. Aus dem gleichen Grund wird empfohlen, *wenn* man trotz Typ-1-Diabetes Süßigkeiten isst, diese besser in Kombination mit Fetten und/oder Proteinen (z.B. Eiern, Sahne oder sonstigen Milchprodukten) zu konsumieren. Doch bekanntermaßen und erfahrungsgemäß lässt sich das Problem mit der Regulation von schnell wirkenden KH durch solche Maßnahmen bei weitem *nicht* immer vollständig lösen. Denn die Wirkungsdauer von schnell wirkenden KH (z.B. 30–60 Minuten) weicht so deutlich von der Wirkungsdauer des Bolus-Insulins ab, dass diese KH auch bei Verzögerung häufig immer noch zu schnell wirken und daher einen vorübergehenden BZ-Anstieg verursachen (der, wie oben skizziert, je nach konsumierter Menge unterschiedlich stark ausfällt).

Aus den beschriebenen Gründen bleibt es sinnvoll, die Menge schnell wirkender KH pro Mahlzeit zu begrenzen.

16.2. Orientierungswerte

In diesem Abschnitt beziehe ich mich konkret auf **Obst**. Ein ähnliches Prinzip gilt aber auch für andere Nahrungsmittel mit relativ hohem GI – wie z.b. **Weißmehl**, **Kartoffeln** und **weißen Reis** (vgl. Kapitel 15) –, denn auch solche Nahrungsmittel sollten auf Grund ihrer schnellen BZ-Wirkung nur begrenzt konsumiert werden. Vorsicht ist natürlich besonders bei Nahrungsmitteln mit (signifikanten Mengen) zugesetztem Zucker geboten (z.b. **Süßigkeiten**), da dieser (an sich) eine sehr schnelle BZ-Wirkung entfaltet. Am sichersten ist es im Allgemeinen, bei KH Vollkornprodukte und/oder Hülsenfrüchte zu bevorzugen (gern in Kombination mit Proteinen und/oder gesunden Fetten), da solche Produkte eine relativ langsame BZ-Wirkung haben.

Im Einklang mit meinen Erfahrungen zeigen meine Berechnungen, dass **relativ schnell wirkendes Obst** (mit einer Wirkungsdauer von 60 Minuten) bei Verwendung eines schnell wirkenden Insulins (z.b. Humalog) im Allgemeinen **maximal** im Umfang von **ca. 1,33 KE pro Mahlzeit** konsumiert werden sollte, damit der BZ nach dem Essen durchgehend unter 160 mg/dl bleibt.[70] Das bedeutet beispielsweise, dass eine Mandarine mit 110g[71] (diese Menge enthält ca. 1 KE) als

---

[70] Weshalb ich empfehle, dass der BZ auch nach dem Essen idealerweise durchgehend unter 160 mg/dl bleiben sollte, beschreibe ich in den Kapiteln 10.2 und 22. Im Kern geht es dabei um möglichst gute Langzeit-BZ-Werte und eine möglichst gute langfristige Gesundheit.

[71] Die in diesem Abschnitt angegebenen Gewichtsangaben beziehen sich jeweils auf das Gewicht *mit* Schale bzw. Kern.

Mahlzeit oder Teil einer Mahlzeit möglich ist, wohingegen eine ganze Orange mit 220g (ca. 2,1 KE) oder eine Banane mit 160g (ebenfalls ca. 2,1 KE) schon eher zu viel ist.

Bei **sehr schnellem Insulin** (z.B. Lyumjev) ist auf Grund der schnelleren Wirkung dieses Insulintyps eine etwas größere Menge von schnell wirkenden KH pro Mahlzeit möglich. Im Einklang mit meinen Erfahrungen zeigen meine Berechnungen, dass bei Lyumjev im Allgemeinen **bis ca. 1,51 KE** aus relativ schnell wirkendem Obst pro Mahlzeit möglich sind.

Obstsorten mit einer **etwas langsameren Wirkung** (z.B. Beeren, Apfel, Birne, Pfirsich, Nektarine und Aprikose; vgl. Kapitel 15) können auf Grund ihres niedrigeren GI in etwas größerem Umfang konsumiert werden. Von solchem Obst sind erfahrungsgemäß **ca. 20% mehr KE** pro Mahlzeit problemlos möglich, d.h. bei schnell wirkendem Insulin (z.B. Humalog) ungefähr bis 1,6 KE pro Mahlzeit. Das bedeutet zum Beispiel, dass ein kleiner Apfel bis ca. 131g als Mahlzeit oder Teil einer Mahlzeit konsumiert werden kann.

Wenn Obst **zusammen mit anderen Nahrungsmitteln** konsumiert wird, die eine relevante Menge von Fetten und/oder Proteinen enthalten, dann ist eine etwas größere Obstmenge möglich, weil sich die Wirkung der KH dann (wie zuvor beschrieben) verzögert. Zum Beispiel sind bei einer Mahlzeit, die $\geq$ ca. 4 FPE (d.h. $\geq$ ca. 400 kcal aus Fetten oder Proteinen) enthält, nach meiner Erfahrung (mit Humalog) je nach Obstsorte ca. 2,2–2,6 KE aus Obst problemlos möglich (wenn die Mahlzeit ansonsten keine oder nur langsam wirkende KH enthält). Im Zweifel sollte bei den Obstmengen trotzdem eher vorsichtig vorgegangen werden, um einen zu großen BZ-Anstieg durch den enthaltenen Fruchtzucker zu vermeiden.

Ich weise darauf hin, dass die genauen Zahlenwerte für den maximalen Konsum von schnell wirkenden KH sich zwischen Individuen unterscheiden können. Das liegt vor allem daran, dass nicht alle Menschen dieselbe **Insulinwirksamkeit** haben. Bekanntermaßen gilt: Je geringer die Insulinwirksamkeit ist, desto mehr Insulin muss eingesetzt werden, um die gleiche Wirkung zu erzielen, und desto langsamer wirkt das Insulin. Menschen, die Probleme mit der Insulinwirksamkeit haben (z.B. bei Übergewicht und/oder hohem KH-Konsum mit wenig körperlicher Aktivität und entsprechend hohen Insulinspiegeln), müssen daher mit Obst und anderen schnell wirkenden KH besonders vorsichtig sein, um den BZ hinreichend stabil zu halten.

Für besonders Interessierte gebe ich im Folgenden die **Herleitung** an, die ich zur Berechnung der maximalen Menge von relativ schnell wirkendem Obst pro Mahlzeit verwendet habe (andernfalls können Sie mit Abschnitt 16.3 fortfahren). Ich gehe zunächst von schnell wirkendem Insulin (Humalog) aus.

➢ Herleitung: Es wird Obst mit einer Wirkungsdauer von einer Stunde konsumiert und hierfür zehn Minuten vor dem Konsum ein korrekt berechneter Bolus mit schnell wirkendem Insulin abgegeben. Eine Stunde nach Konsum haben 100% der KE aus dem Obst bereits auf den BZ gewirkt. Zu dieser Zeit haben aber erst ca. 31% des Bolus-Insulins, das für das Obst verwendet wurde, auf den BZ gewirkt. Diese 31% des Bolus regulieren 31% der

Obst-KE (da 100% des Bolus 100% der Obst-KE regulieren). Somit sind die restlichen 69% der Obst-KE zu dieser Zeit noch unreguliert. Diese 69% der Obst-KE sollen den BZ um maximal 59 mg/dl erhöhen (wenn der BZ, ausgehend von 100 mg/dl, durchgehend unter 160 mg/dl bleiben soll). Wie viele KE entsprechen diesen 59 mg/dl? Wenn 1 KE einen BZ-Effekt von 64 mg/dl[72] hat, dann haben (mit Dreisatz) (59 ÷ 64) × 1 KE = 0,92 KE den Effekt von 59 mg/dl. Die bisher unregulierten 69% der Obst-KE sollen also maximal 0,92 KE betragen. Die gesamte Menge der Obst-KE in der Mahlzeit[73] darf also (mit Dreisatz) maximal (100% ÷ 69%) × 0,92 KE = 1,33 KE betragen.

Bei **sehr schnellem Insulin** (Lyumjev) kann davon ausgegangen werden, dass eine Stunde nach der Mahlzeit bereits ca. 39% des Bolus-Insulins gewirkt haben (sofern der Bolus auch hier zehn Minuten vor dem Essen abgegeben wird). Analog zur oben vorgestellten Berechnung ergibt sich daraus das Maximum von 1,51 KE pro Mahlzeit für relativ schnell wirkendes Obst bei sehr schnellem Insulin.

---

[72] Wie in den Kapiteln 12.2 und 23 beschrieben, basiert dieser Wert auf meiner Erfahrung mit BZ-Daten und Zahlen des diabetologischen Fachpersonals. Der genaue Zahlenwert kann sich ebenfalls zwischen Individuen unterscheiden.

[73] Wie am Anfang des Kapitel erwähnt, beziehe ich mich hier weiterhin nur auf KE, die mit Insulin reguliert werden müssen (und z.B. *nicht* auf KE, die dem Ausgleich der BZ-Effekte von körperlicher Aktivität dienen).

Dass ich in den Berechnungen den Zeitpunkt eine Stunde nach Konsum verwendet habe, liegt daran, dass dieser Zeitpunkt besonders kritisch ist. Denn es kann davon ausgegangen werden, dass zu dieser Zeit das (relativ schnell wirkende) Obst vollständig gewirkt hat, während ein erheblicher Teil der Insulinwirkung noch nicht eingetreten ist. Anschließend sinkt der BZ wieder, weil das Obst keine BZ-Wirkung mehr entfaltet, das Bolus-Insulin aber weiter wirkt.

16.3. Umsetzung einer nicht-süßen Ernährungsweise

Wie lässt sich eine nicht-süße Ernährungsweise praktisch umsetzen, ohne auf wertvolle Nährstoffe und Lebensqualität zu verzichten? Bei Nahrungsmitteln mit **Zuckerzusatz** (z.B. Süßigkeiten) ist nach meiner Erfahrung vor allem der Aspekt der – auch geschmacklichen – Gewöhnung (bzw. Entwöhnung) wichtig. Ich wuchs in einer Zeit auf, in der bestimmte Süßigkeiten (z.B. Milchschokolade und Milcheis) für Menschen mit Typ-1-Diabetes bereits zugelassen waren. Im Verlauf der Zeit bin ich aber (auch aus den in diesem Kapitel beschriebenen Gründen) zu einer Ernährung übergegangen, in der Süßigkeiten praktisch nicht mehr vorkommen. Das Ergebnis ist, dass heute z.B. Naturjogurt für mich süß schmeckt, weil ich die darin enthaltene Stärke sehr deutlich wahrnehme. Ich brauche also keinen Zuckerzusatz mehr, um den Genuss von Süße zu erleben. Auf diese Weise kann ich Gesundheit mit Genuss kombinieren.

Bei der praktischen Umsetzung der **Obst**-Beschränkung möchte ich vor allem auf drei Aspekte hinweisen. Erstens können Vitamine, die in Obst enthalten sind, auch durch Gemüse (mit eher geringem KH-Gehalt) aufgenommen werden, was für die BZ-Regulation im Allgemeinen besser und einfacher ist. Zum Beispiel ist Paprika sehr reich an Vitamin C. Zweitens gibt es (wie bereits beschrieben) Obstsorten, die auf Grund eines niedrigeren GI nicht ganz so schnell auf den BZ wirken und die sich daher besser in die Ernährung integrieren lassen. Besonders geeignet sind Beeren (z.B. Blaubeeren, Brombeeren, Himbeeren, Johannesbeeren oder Erdbeeren), weil nicht nur ihr GI relativ niedrig ist, sondern auch der in ihnen enthaltene KH-Gehalt relativ klein ist; d.h. die glykämische *Last* ist ebenfalls relativ gering. Und drittens kann eine gewisse Menge Obst – auch Obst mit relativ schneller Wirkung – direkt vor körperlicher Aktivität eingesetzt werden, um die direkte BZ-senkende Wirkung der Bewegung auszugleichen und den BZ damit weitgehend stabil zu halten (vgl. Kapitel 29). Es gibt also durchaus Möglichkeiten, moderate Mengen Obst in die Ernährung zu integrieren und sich ausreichend mit Vitaminen zu versorgen, ohne die BZ-Regulation zu gefährden.

17. Ernährungsplan als Beispiel

In diesem Kapitel stelle ich als Beispiel einen Ernährungsplan vor, den ich so konzipiert habe, dass er die in den Kapiteln 12–16 beschriebenen Prinzipien und Begrenzungen einhält. Ich habe außerdem darauf geachtet, dass er auch sonst möglichst ausgewogen ist (z.B. häufiges Gemüse, ausreichend Vitamin B12, reichlich Vitamin C und regelmäßige

Kalziumzufuhr). Ich verwende diesen Ernährungsplan meist selbst und empfinde ihn als sehr angenehm und bekömmlich.

Die **Basis** lässt sich so zusammenfassen:[74]

- Frühstück (4 KE): ein Spiegelei mit ca. 5–6g Olivenöl und einer Scheibe (33g) Gouda-Käse; dazu 200g Naturjogurt mit einer moderaten Portion Obst (z.B. 130g Beeren), drei kleinen Stücken (insg. 7g) ungesüßter 100%-Zartbitterschokolade und ca. 38g Haferflocken (siehe Abbildung 6);

---

[74] Die genauen KE-Angaben basieren auf den von mir genutzten Produkten; je nach genutztem Produkt kann es zu Unterschieden in den KE-Mengen kommen. Kalorienfreie Getränke, Gewürze, vom Konsumenten zugesetztes Salz (dieses setze ich nur moderat und nur im Mittagessen, ggf. im Abendessen und bei starker oder andauernder Hitze ein) und Nahrungsergänzungsmittel (insb. Magnesium und im Winterhalbjahr Vitamin D; siehe Kapitel 37) sind in diesem Kapitel nicht angegeben.

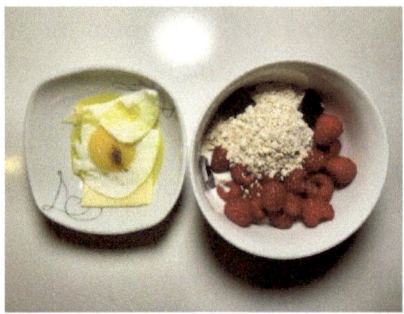

Abbildung 6: Beispiel für ungesüßtes Moderate-Carb-Frühstück

Quelle: eigenes Foto.

- Vormittagsmahlzeit (0,3 KE): 8g Walnüsse, 9g Mandeln[75], 9g Cashew-Kerne und 0,4 Scheiben Gouda-Käse;

- Mittagessen (4,1 KE): Salatblätter mit einer Paprika, einer Tomate, einem guten Stück Gurke, ca. 7–17g Walnüssen und 12g Leinöl; dazu ca. 80–84g Vollkornbrot mit 0,6 Scheiben Gouda-Käse; dazu 8g ungesüßte Kakaobohnen oder 8g pures, ungesüßtes Kakaopulver gemischt mit warmem Wasser (siehe Abbildung 7);

---

[75] Die in dieser Liste enthaltenen Nüsse, Mandeln, Cashew-Kerne und Pistazien sind alle naturbelassen und ungesalzen.

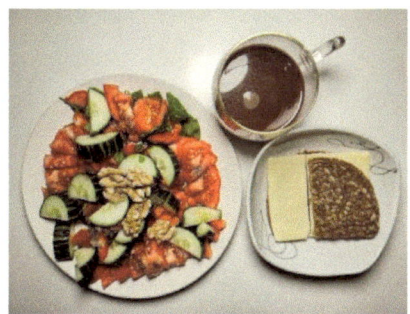

Abbildung 7: Beispiel für nicht-süßes Moderate-Carb-Mittagessen

Quelle: eigenes Foto.

- Nachmittagsmahlzeit (3 bis 3,8 KE): 95g Vollkornbrot mit einer Scheibe Gouda-Käse; dazu ggf. 9g Haferflocken oder 330 ml zuckerfreies und alkoholfreies Bier;

- Abendessen (ca. 0,1 bis 1,7 KE): eine (bis zwei) Portion(en) gekochtes oder gebratenes Gemüse (z.B. Rosenkohl, Grünkohl, Oliven, Brokkoli, Zucchini, Rahmspinat, grüne Bohnen oder Erbsen); dazu 3–23g Olivenöl, 0,3 Scheiben Gouda-Käse, ggf. ein Spiegelei, ggf. ca. 135g Champignons und ggf. eine kleine Portion (insg. bis ca. 22g) Mandeln und Cashew-Kerne (siehe Abbildung 8);

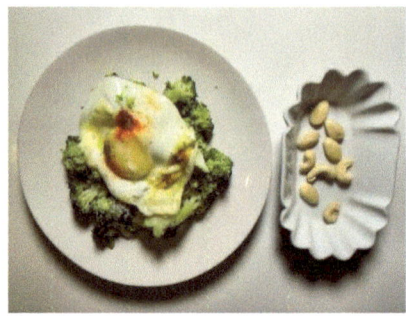

Abbildung 8: Beispiel für Low-Carb-Abendessen

Quelle: eigenes Foto.

- Spätmahlzeit (0,3 bis 0,4 KE): 5g Pistazien, 5–10g Mandeln, 5–10g Cashew-Kerne und ggf. 8g Walnüsse.

An **Arbeitstagen** verteile ich die Mahlzeiten aus praktischen Gründen zum Teil etwas anders. Insbesondere verschiebe ich dann aus der Nachmittagsmahlzeit den Käse ins Mittagessen und den Rest der Nachmittagsmahlzeit in den frühen Abend (ca. 18:15 Uhr, kurz vor umfassenderer Bewegung bzw. vor dem Sport und deutlich vor dem oben aufgeführten Abendessen).

In **Summe** umfasst die oben aufgeführte Basis des Ernährungsplans ca. 11,8 bis 14,3 KE (d.h. 118–143g KH) pro Tag.

Noch nicht eingerechnet sind hier zum einen kleine Snacks, die ich **nach (umfangreicher) körperlicher Aktivität** einnehme. Diese machen weniger als 1 KE pro Tag aus, weil ich dabei vor allem auf Proteine (und gesunde Fette) setze. Konkret nutze ich hierfür z.B. 80–95g Fisch (dreimal pro Woche),

19g gewürzte Erdnüsse oder 14g gesalzene Macadamia-Nüsse.[76]

Zum anderen müssen noch außerplanmäßige KH, wie insbesondere **Korrektur-KH**, eingerechnet werden. Insgesamt liegt meine Grundmenge KH (inkl. den oben beschriebenen Snacks und den Korrekturen und wie in Kapitel 13.2 erwähnt) durchschnittlich bei unter 160g pro Tag.

Direkt vor körperlicher Aktivität setze ich zusätzliche KH ein, um die direkte BZ-senkende Wirkung der Bewegung auszugleichen. Zum Beispiel verwende ich eine (moderate) Menge Obst direkt vor kurzfristiger Bewegung (vgl. jeweils Kapitel 29). Wie in Kapitel 13 beschrieben, zählen diese Bewegungs-KH nicht zur KH-Grundmenge. Meine *Gesamtmenge* KH (inkl. körperlicher Aktivität) liegt bei durchschnittlich ca. 200g pro Tag.

Je nachdem, wie viele außerplanmäßige KH (z.B. für Korrekturen) dazukommen, reduziere ich entsprechend die **Kalorien** in den geplanten Mahlzeiten (z.B. durch Reduktion von Nüssen, Mandeln, Cashew-Kernen oder Olivenöl). Ich nehme pro Tag insgesamt (durchschnittlich) ca. 2.600 kcal zu mir, wobei ich sehr regelmäßig körperlich aktiv bin und regelmäßig Sport treibe. Ich halte damit mein Körpergewicht stabil bei ca. 64,5 kg.

---

[76] Da beim Sport durch das Schwitzen Salz ausgeschieden wird und durch den zusätzlichen Wasserkonsum nach dem Sport das Salz im Körper stärker verdünnt wird, ist es bekanntermaßen und erfahrungsgemäß sinnvoll, nach dem Sport tendenziell etwas mehr Salz zu konsumieren.

Die Ernährung kann natürlich (im Rahmen der gesundheitlichen Erfordernisse) an die individuellen **Vorlieben** und **Lebensumstände** angepasst werden. Auch der **Kalorienbedarf** unterscheidet sich zwischen Menschen und kann z.B. von der Körpergröße, dem Geschlecht und der körperlichen Aktivität abhängen.

IV. Regulation von Makronährstoffen

Makronährstoffe sind die Nährstoffe, die dem Körper Energie liefern, und gliedern sich in **Kohlenhydrate (KH)**, **Proteine** und **Fette**. Da KH die stärkste, schnellste und direkteste BZ-Wirkung haben, gebe ich zunächst Hinweise zur KH-Regulation (Kapitel 18–20). Anschließend gehe ich auf die Regulation von Fetten und Proteinen ein (Kapitel 21).

18. Genaue und effiziente Bestimmung von Kohlenhydrat-Mengen

Eine Voraussetzung für die erfolgreiche Regulation von KH ist, dass die KH-Menge für jede Mahlzeit hinreichend genau bestimmt wird. In diesem Kapitel gebe ich deshalb ein paar Hinweise dafür, wie das erfolgreich und effizient umgesetzt werden kann. Diese Hinweise basieren auf meinem Austausch mit diabetologischem Fachpersonal sowie auf meinen Erfahrungen und Berechnungen.

Ich gehe zunächst auf die Genauigkeit der Bestimmung von Kohlenhydrat-Einheiten (KE) ein (Abschnitt 18.1). Dann beschreibe ich, weshalb auch die KE aus Nahrungsmitteln mit relativ niedrigem KH-Gehalt berücksichtigt werden sollten (18.2), und erläutere, weshalb Wiegen für die BZ-Regulation besser als Schätzen ist (18.3).

18.1. Genauigkeit der KE-Bestimmung

Um eine möglichst gute BZ-Einstellung zu erreichen, empfehle ich, die KH-Menge pro Mahlzeit **auf 0,5 KE** (d.h. 5g KH) **oder genauer** zu bestimmen. (Das bedeutet zum Beispiel, dass für 2,8 KE 3 KE und für 4,3 KE 4,5 KE angerechnet werden können.) Ich persönlich bestimme die KH-Menge pro Mahlzeit meist auf 0,25 KE oder noch genauer.

Bei Verwendung von entsprechenden **technischen Hilfsmitteln** (z.B. Taschenrechner, Smartphone oder Tabellenkalkulations-Software) ist es kein Problem, die KE-Menge genau zu berechnen. Ich habe in einer Tabellenkalkulations-Datei den jeweiligen KE-Gehalt von allen Nahrungsmitteln, die ich regelmäßig konsumiere, (und einigen anderen Nahrungsmitteln) gespeichert. Auf dieser Grundlage kann ich die KE-Menge in einer Mahlzeit unter Berücksichtigung der Mengen, die ich jeweils konsumiere, einfach (mit Dreisatz-Anwendung) bestimmen. Häufiger vorkommende Mahlzeiten habe ich in der Datei als Kombination der jeweiligen Nahrungsmittel mit entsprechenden Mengen nach dem gleichen Prinzip vorbereitet und kann die Konsummengen bei Bedarf flexibel anpassen.[77]

Wenn die KE-Menge pro Mahlzeit dagegen nur auf 1 KE genau bestimmt wird, dann erhöht sich das Risiko von

---

[77] Bei Interesse finden Sie eine solche Excel-Datei als Vorlage mit Beispielen auf der Website zum Buch (https://t1dhealth.wordpress.com). Ansonsten können Sie mich kontaktieren (siehe E-Mail-Adresse am Ende des Buches).

relevanten Abweichungen vom Ziel-BZ. Das wird durch das folgende Beispiel verdeutlicht.

> ➢ Beispiel: Eine Mahlzeit enthält 4,49 KE. Wegen Rundung auf ganze Zahlen werden aber nur 4 KE angerechnet. Somit bleiben 0,49 KE unreguliert. Wenn 1 KE einen BZ-Effekt von 60 mg/dl hat, dann haben 0,49 KE einen BZ-Effekt von 0,49 × 60 mg/dl = 29 mg/dl. Es kommt also zu einem BZ-Anstieg von 29 mg/dl (z.B. von 100 auf 129 mg/dl).

Ein solcher BZ-Anstieg geht (ohne Automatik-Modus) *nicht* automatisch zurück, da für die nicht berechneten KE kein Bolus eingestellt wurde. Sollten noch weitere BZ-steigernde Einflüsse (z.B. durch Stresshormone) dazukommen, dann kann der BZ-Anstieg auch noch größer ausfallen.

Das Äquivalente gilt für *überschätzte* KE-Mengen: Dann erhöht sich das Unterzuckerungsrisiko, weil der Insulin-Bolus zu groß ausfällt. Aus diesen Gründen empfehle ich, bei der Bestimmung der KE-Mengen genauer vorzugehen.

18.2. Berücksichtigung von Nahrungsmitteln mit relativ niedrigem KH-Gehalt

Ich empfehle, prinzipiell auch Nahrungsmittel mit relativ niedrigem KH-Gehalt – z.B. Gemüse[78], Hülsenfrüchte und

---

[78] Ich beziehe mich in diesem Abschnitt auf Gemüse mit relativ niedrigem KH-Gehalt. Bei Gemüse mit *hohem* KH-Gehalt (z.B. Kartoffeln) ist ohnehin klar, dass – wenn man solche Nahrungsmittel konsumiert – die enthaltenen KE bestimmt und angerechnet werden müssen.

Nüsse – in die KE-Kalkulation einzubeziehen. Das liegt daran, dass auch solche Nahrungsmittel relevante KH-Mengen enthalten können.

➤ Beispiel: Eine Paprika enthält pro 100g ca. 0,48 KE.[79] Eine typische Paprika mit 225g enthält daher 1,08 KE. Wenn 1 KE einen BZ-Effekt von 60 mg/dl hat, dann haben 1,08 KE einen BZ-Effekt von 1,08 × 60 mg/dl = 65 mg/dl.

Ich empfehle, Gemüse (und/oder andere Nahrungsmittel mit relativ niedrigem KH-Gehalt) *nicht* lediglich durch eine Pauschallösung abzudecken. Bei einer solchen Pauschallösung wird zum Beispiel der KE-Faktor so festgelegt, dass er im Durchschnitt auch mit Gemüse passt. Denn solche Pauschallösungen haben das Problem, dass sie nur dann funktionieren, wenn die jeweils eingenommenen Gemüse-KE tatsächlich zu der in der Pauschallösung vorgesehenen Menge passen. Gerade wenn die eingenommenen Gemüse-KE nicht jeden Tag gleich sind, führt die Pauschallösung daher in einigen Fällen zu relevanten BZ-Abweichungen.

➤ Beispiel: Die KE aus Gemüse werden nicht pro Mahlzeit bestimmt, sondern sollen durch den Insulin-Bolus in pauschaler Form mit abgedeckt werden. Statt des tatsächlich erforderlichen KE-Faktors von 1 I.E. pro KE wird

---

[79] Wie schon zuvor basieren konkrete Angaben zum KH-Gehalt von Nahrungsmitteln primär auf dem Standardwerk „Kalorien mundgerecht" von Nestlé Deutschland (2019) bzw. auf USDA (2024). Und wie zuvor beziehen sich die Gewichtsangaben auf das Gewicht *mit* Kern.

daher ein höherer KE-Faktor von 1,2 I.E. pro KE eingesetzt, um Gemüse mit abzudecken. Pro KE (aus anderen Nahrungsmitteln) werden also zusätzlich 0,2 I.E. für Gemüse eingesetzt. Bei einer Mahlzeit mit 4 angerechneten KE werden also 4 × 0,2 I.E. = 0,8 I.E. für Gemüse eingesetzt. Wenn die Mahlzeit jedoch tatsächlich 1,6 KE aus Gemüse enthält, dann wären dafür (gemäß KE-Faktor) 1,6 I.E. notwendig, so dass der Bolus den Bedarf um 0,8 I.E. unterschreitet. Und wenn die Mahlzeit tatsächlich *kein* Gemüse enthält, dann sind die im Bolus enthaltenen 0,8 I.E. nicht notwendig und daher eine Überdosierung. Wenn 1 I.E. einen BZ-senkenden Effekt von 60 mg/dl hat, dann haben 0,8 I.E. einen Effekt von 0,8 × 60 mg/dl = 48 mg/dl. Durch die falsch berechneten Gemüse-KE entsteht also eine BZ-Abweichung von (+/−) 48 mg/dl.

Um solche Abweichungen vom BZ-Zielwert zu vermeiden, empfehle ich, Gemüse-KE nicht durch eine derartige Pauschallösung zu berücksichtigen, sondern für jede Mahlzeit zu bestimmen und anzurechnen.

Ich mache gute Erfahrungen damit, prinzipiell auch die KE aus Hülsenfrüchten (z.B. Erbsen und Bohnen) sowie aus Nüssen und ähnlichen Nahrungsmitteln (z.B. Mandeln und Cashew-Kernen) anzurechnen. Zu berücksichtigen ist allerdings, dass die BZ-Wirkung solcher Nahrungsmittel langsam ist, so dass der Insulin-Bolus nicht zu früh abgegeben werden sollte, weil er sonst ggf. schneller wirkt als die KH (siehe Kapitel 20).

Speziell bei **Hülsenfrüchten** (insb. Erbsen und Linsen) sollte außerdem beachtet werden, dass die KH aus diesen

Nahrungsmitteln nicht nur langsam, sondern offenbar auch insgesamt schwächer auf den BZ wirken als andere KH. Dafür spricht zum einen meine Erfahrung mit BZ- und Insulindaten, und zum anderen habe ich es mehrfach von diabetologischen bzw. medizinischen Fachleuten erfahren. Konkret sprechen meine BZ- und Insulindaten dafür, dass der **BZ-Effekt** von 1 KE aus **Erbsen** nur ca. **50%** so groß ist wie der BZ-Effekt von 1 KE aus anderen Nahrungsmitteln. Das bedeutet, dass die KE aus Erbsen mit dem Faktor 50% multipliziert werden sollten, bevor der Insulin-Bolus bestimmt (bzw. der KE-Faktor angewandt) wird. Wenn zum Beispiel der Inhalt einer Erbsenpackung 22g KH (d.h. 2,2 KE) enthält, dann sollten nur 50% × 2,2 KE = 1,1 KE angerechnet und mit Insulin abgedeckt werden. Bei Linsen habe ich gute Erfahrungen damit gemacht, 2/3 der KH anzurechnen.[80]

18.3. Wiegen statt schätzen

Ich empfehle, KH-haltige Nahrungsmittel im Allgemeinen zu wiegen, um die enthaltenen KE-Mengen möglichst genau bestimmen zu können. Es gibt natürlich Situationen, in denen das nahezu unmöglich ist (z.B. im Restaurant) und in denen die KH-Menge geschätzt werden muss. Aber zu Hause spricht aus meiner Sicht meist nichts dagegen, das Essen zu wiegen.

---

[80] Auch in die tägliche KH-Grundmenge (vgl. Kapitel 13) rechne ich nur diejenigen KH ein, die einen BZ-Effekt haben und mit dem Insulinbedarf zusammenhängen, z.B. bei Erbsen 50% der darin insgesamt enthaltenen KH.

In manchen Fällen müssen Nahrungsmittel nicht gewogen werden, weil das Gewicht (und die Nährstoffe) auf der Packung angegeben ist und zum Beispiel der gesamte Inhalt konsumiert wird. Erfahrungsgemäß stimmt das tatsächliche Gewicht des Inhalts aber nicht immer mit dem auf der Packung angegebenen Gewicht überein, sondern liegt zum Teil darüber. Ich empfehle daher, den Inhalt mindestens stichprobenartig zu wiegen, um daraus zu ermitteln, welches Gewicht tatsächlich enthalten ist, und dieses tatsächliche Gewicht zu berücksichtigen.

Ich empfehle, Situationen, in denen der KH-Gehalt von Mahlzeiten nicht genau bestimmt werden kann (z.B. Mahlzeiten im Restaurant), nach Möglichkeit eher zu vermeiden, damit möglichst wenige BZ-Abweichungen auftreten. Das liegt auch daran, dass in Restaurants erfahrungsgemäß häufig damit gerechnet werden muss, dass versteckter zugesetzter Zucker (z.B. in Soßen) enthalten ist. Vor allem in den letzten Stunden des Tages ist es sinnvoll, schwer vorhersehbare BZ-Einflüsse zu vermeiden, damit es nicht zu relevanten BZ-Schwankungen in der Nacht kommt.

Ich persönlich bereite meine Mahlzeiten meistens selbst zu. Zum Beispiel nehme ich mein eigenes Essen mit ins Büro und koche abends meist selbst. Wenn ich Leute im Restaurant treffe, prüfe ich ggf. Möglichkeiten, vorher und/oder nachher mein eigenes Essen zu mir zu nehmen und im Restaurant nur Tee zu trinken. Im Urlaub kaufe ich häufig im Supermarkt ein und nehme eine Waage mit, um zumindest bei den kalten Mahlzeiten genau zu wissen, was ich konsumiere. *Wenn* ich im Restaurant esse, dann gehe ich meist so vor, dass ich entweder

Low-Carb-Mahlzeiten bestelle (d.h. Mahlzeiten ohne Kartoffeln, Reis etc.) oder nur moderate Mengen von den KH-lastigen Nahrungsmitteln esse, damit möglichst keine signifikanten BZ-Schwankungen oder -Abweichungen auftreten.

19. Bestimmung von KE-Faktoren und Insulin-Boli für Kohlenhydrate

Um KH beim Typ-1-Diabetes zu regulieren, wird grundsätzlich ein **Insulin-Bolus** eingesetzt. Ein Insulin-Bolus ist allgemein eine Insulinmenge, die zur Regulation von Mahlzeiten oder zur Korrektur von (erhöhten) BZ-Werten eingesetzt wird. Meist kommt dabei schnell wirkendes Insulin zum Einsatz. Und meist handelt es sich dabei um eine auf einmal abgegebene Insulinmenge (Direkt-Bolus), wobei Insulinpumpen auch eine zeitlich verteilte Abgabe ermöglichen (verzögerter Bolus). In diesem Kapitel geht es speziell um Insulin-Boli für KH.

Um die erforderliche Größe eines Insulin-Bolus für KH zu bestimmen, muss neben der KH- bzw. KE-Menge (siehe Kapitel 18) auch der KE-Faktor bekannt sein (dieser gibt an, wie viele Insulineinheiten (I.E.) pro KE erforderlich sind).[81] In diesem Kapitel gebe ich deshalb Hinweise zur Bestimmung von KE-Faktoren (Abschnitt 19.1) sowie zur genauen und effizienten Bestimmung der Größe von Insulin-Boli für KH (19.2). Wie schon zuvor basieren die Hinweise vor allem auf

---

[81] Wie bereits zuvor steht 1 KE für 10g Kohlenhydrate (KH). Alternativ können BE (mit 1 BE = 12g KH) bzw. BE-Faktoren verwendet werden.

meinem Austausch mit diabetologischem Fachpersonal sowie auf meinen Erfahrungen und Berechnungen.

19.1. Bestimmung von KE-Faktoren

Nach der Typ-1-Diabetes-Diagnose haben Sie vermutlich – so wie ich damals – KE- (oder BE-)Faktoren vom diabetologischen Fachpersonal erhalten (z.B. morgens 3, mittags 1 und abends 2 I.E. pro KE). Solche Startwerte sind für den Einstieg geeignet, können aber (bekanntermaßen und erfahrungsgemäß) häufig nicht auf Dauer beibehalten werden, wenn eine optimale Therapie gewünscht ist. Denn die KE-Faktoren können sich zum einen zwischen verschiedenen Individuen erheblich unterscheiden und können sich zum anderen auch bei derselben Person über die Zeit verändern. In diesem Abschnitt gehe ich deshalb speziell auf die **Anpassung** von KE-Faktoren ein.[82]

Grundsätzlich kann anhand von **BZ-Werten** nach Mahlzeiten festgestellt werden, ob ein höherer oder niedrigerer KE-Faktor erforderlich ist: Wenn zu bestimmten Tageszeiten systematisch erhöhte Werte nach dem Essen auftreten, dann spricht das dafür, dass der jeweilige KE-Faktor angehoben werden muss; bei Tendenz zu zu niedrigen Werten nach dem Essen sollte der KE-Faktor entsprechend reduziert werden.

---

[82] Ich beziehe mich dabei in diesem Kapitel auf *grundsätzliche* Anpassungen und *nicht* auf vorübergehende Anpassungen bei veränderter Insulinwirksamkeit, z.B. durch Sport (für Letzteres siehe z.B. Kapitel 30).

Allerdings ist nicht immer klar, ob Abweichungen vom Ziel-BZ durch einen unpassenden KE-Faktor entstehen und/oder dadurch, dass die **Basalrate** bzw. das Basalinsulin[83] (d.h. die Grund-Insulinmenge, die unabhängig von Mahlzeiten eingesetzt wird) falsch dosiert ist. Ich empfehle daher, vor KE-Faktor-Anpassungen zunächst möglichst sicherzustellen, dass die Basalrate korrekt eingestellt ist. Das ist insbesondere mit Hilfe von Fastentests (bzw. Basalraten-Tests) möglich, bei denen der BZ-Verlauf und Insulinbedarf ohne Essen überprüft wird (siehe Teil VI des Buches und v.a. Kapitel 28).

Wenn dann (weitgehend) sichergestellt ist, dass die Basalrate korrekt eingestellt ist, können alle verbleibenden Abweichungen vom Ziel-BZ, die nach dem Essen auftreten, prinzipiell auf den KE-Faktor zurückgeführt werden.[84] (Wenn dagegen zunächst noch unklar ist, weshalb erhöhte bzw. zu niedrige BZ-Werte entstehen, dann kann vorläufig entweder der KE-Faktor oder die Basalrate angepasst werden – oder eine Kombination aus beidem, die in Summe passend ist.) Im Folgenden gehe ich davon aus, dass die Basalrate korrekt eingestellt

---

[83] Wenn ich im weiteren Verlauf des Kapitels „Basalrate" schreibe, dann beziehe ich damit sowohl auf die Basalrate (bei Insulinpumpen) als auch auf das Basalinsulin (in der Pen-Therapie).

[84] Selbstverständlich können auch weitere Faktoren, wie z.B. körperliche Aktivität und Stress, den BZ beeinflussen. Ich gehe in diesem Kapitel davon aus, dass solche Einflüsse durch entsprechende Therapie-Anpassungen ausgeglichen und dadurch gewissermaßen neutralisiert werden (siehe Teile VII–VIII des Buches). Außerdem sollten für die dauerhafte Anpassung von KE-Faktoren mehrere Zeiträume betrachtet werden, die möglichst „repräsentativ" (d.h. nicht durch außergewöhnliche, schwer kontrollierbare Ereignisse beeinflusst) sind.

ist, so dass Abweichungen von Ziel-BZ allein auf den KE-Faktor zurückgeführt werden können.

Die **Größe** von erforderlichen, angepassten KE-Faktoren (je Tageszeit) kann bestimmt werden anhand der BZ-Werte nach Mahlzeiten und unter Berücksichtigung der BZ-Wirkung von 1 I.E. (d.h. des sogenannten Korrekturfaktors; vgl. Kapitel 23). Die folgenden Beispiele verdeutlichen, wie das funktioniert.

➢ Beispiel 1: Eine Patientin konsumiert mittags eine Mahlzeit von 4 KE und verwendet einen KE-Faktor von 1 I.E. pro KE. Sie gibt daher vor dem Essen einen Bolus von 4 KE × 1 I.E. pro KE = 4 I.E. ab. Vier Stunden nach dem Mittagessen liegt der BZ durchschnittlich bei 160 mg/dl. Der Ziel-BZ liegt dagegen bei 100 mg/dl. Somit wird der Ziel-BZ um 60 mg/dl überschritten. Verglichen mit der aktuellen Situation sollte der BZ also um 60 mg/dl abgesenkt werden. Wenn 1 I.E. den BZ um 60 mg/dl absenkt (d.h. Korrekturfaktor von 1 I.E. pro 60 mg/dl), dann ist somit zusätzlich 1 I.E. notwendig, um den Ziel-BZ zu erreichen. Der Gesamt-Insulinbedarf für die KH in der Mahlzeit beträgt also 4 I.E. (das ist der bereits abgegebene Bolus) + 1 I.E. = 5 I.E. Somit benötigt die Patientin 5 I.E. für 4 KE. Der erforderliche KE-Faktor am Mittag beträgt also 5 I.E. ÷ 4 KE = 1,25 I.E. pro KE.

➢ Beispiel 2: Ein Patient konsumiert abends eine Mahlzeit von 4 KE und verwendet einen KE-Faktor von 2 I.E. pro KE. Er gibt daher vor dem Essen einen Bolus von 4 KE × 2 I.E. pro KE = 8 I.E. ab. Vier Stunden nach dem Abendessen liegt der BZ durchschnittlich bei 60 mg/dl.

Der Ziel-BZ liegt dagegen bei 100 mg/dl. Somit wird der Ziel-BZ um 40 mg/dl unterschritten. Verglichen mit der aktuellen Situation sollte der BZ also um 40 mg/dl angehoben werden. Wenn 1 I.E. einen BZ-senkenden Effekt von 30 mg/dl hat (d.h. Korrekturfaktor von 1 I.E. pro 30 mg/dl), dann haben (mit Dreisatz) (40 ÷ 30) × 1 I.E. = 1,33 I.E. einen BZ-senkenden Effekt von 40 mg/dl. Um den BZ wie gewünscht um 40 mg/dl anzuheben, muss die Insulinmenge daher um 1,33 I.E. reduziert werden. Der Insulinbedarf für die KH in der Mahlzeit beträgt also 8 I.E. (das ist der bisher abgegebene Bolus) – 1,33 I.E. = 6,67 I.E. Somit benötigt der Patient 6,67 I.E. für 4 KE. Der erforderliche KE-Faktor am Abend beträgt also 6,67 I.E. ÷ 4 KE = 1,67 I.E. (gerundet 1,65 I.E.) pro KE.

Eine Herausforderung bei Anpassungen des KE-Faktors besteht darin, dass hierfür (wie oben beschrieben) die **BZ-Wirkung von 1 I.E.**, d.h. der Korrekturfaktor, (für die jeweilige Tageszeit) bekannt sein muss. Möglicherweise ist dieser aber nicht (genau) bekannt. Denn der Korrekturfaktor hängt – mathematisch betrachtet – vom jeweiligen KE-Faktor ab (vgl. Kapitel 23), während zugleich – wie oben beschrieben – die Bestimmung des KE-Faktors vom Korrekturfaktor abhängt.

Es gibt verschiedene Möglichkeiten, mit dieser Herausforderung umzugehen. Erstens kann – wenn keine anderen Zahlen zur Verfügung stehen – zunächst ein Korrekturfaktor angenommen werden, der in der Vergangenheit (z.B. am Anfang der Therapie) vom diabetologischen Fachpersonal vorgeschlagen wurde. Allerdings passt dieser nicht zwangsläufig für alle Patient:innen und für alle Zeit. Zweitens kann der

Korrekturfaktor angenommen werden, der bisher (auf Grundlage des bisherigen KE-Faktors) für die Patientin bzw. den Patienten gegolten hat (vgl. Kapitel 23). Eine weitere Möglichkeit ist, die BZ-Wirkung von 1 I.E. zu *testen*, indem – ohne Einfluss von Mahlzeiten – der BZ nach Abgabe eines (kleinen) Bolus beobachtet wird. Dabei muss allerdings vorsichtig vorgegangen werden, um Unterzuckerungen zu vermeiden; im Prinzip ist dieses Vorgehen nur ausgehend von (zumindest leicht) erhöhten BZ-Werten möglich.

Eine weitere Verkomplizierung kann dadurch entstehen, dass die BZ-Werte, die für Anpassungen des KE-Faktors ausgewertet werden, möglicherweise durch **BZ-Korrekturen** beeinflusst sind. In diesem Fall sollte für die Bestimmung des KE-Faktors die Situation *ohne* Korrektur betrachtet werden; denn das Ziel ist ja, einen KE-Faktor zu finden, der den BZ ohne Korrektur korrekt einstellt. Wenn faktisch aber BZ-Korrekturen eingesetzt werden mussten, dann sollte deren Einfluss bei der Auswertung der BZ-Werte deshalb herausgerechnet werden. Das folgende Beispiel (eine Variation von Beispiel 2 oben) verdeutlicht, wie das umgesetzt werden kann.

➢ Beispiel: Ein Patient konsumiert abends eine Mahlzeit von 4 KE und verwendet einen KE-Faktor von 2 I.E. pro KE. Er gibt daher vor dem Essen einen Bolus von 4 KE × 2 I.E. pro KE = 8 I.E. ab. Vier Stunden nach dem Mittagessen liegt der BZ durchschnittlich bei 90 mg/dl; zwischenzeitlich sank er aber und wurde durchschnittlich mit 0,5 KE korrigiert. Wenn 1 KE einen BZ-Effekt von 60 mg/dl hat, dann haben die 0,5 KE einen BZ-Effekt von 30 mg/dl. Ohne Korrektur hätte der BZ nach der

Mahlzeit also bei 90 mg/dl – 30 mg/dl = 60 mg/dl gelegen.

Nachdem auf diese Weise der Einfluss der Korrektur herausgerechnet und der BZ ohne Korrektur bestimmt wurde (im Beispiel 60 mg/dl), kann anhand dieses BZ-Werts und des Korrekturfaktors der erforderliche KE-Faktor bestimmt werden (wie in Beispiel 2 oben; mit dem Ergebnis eines KE-Faktors von ca. 1,65 I.E. pro KE).

Um das Prinzip möglichst einfach zu verdeutlichen, habe ich in den obigen Beispielen ignoriert, dass Anpassungen des KE-Faktors sich nicht nur auf den Insulin-Bolus für KH, sondern auch auf den Insulin-Bolus für Fette und/oder Proteine auswirken können, sofern solche Boli (z.B. FPE-Boli) eingesetzt werden und diese Regulation auf dem KE-Faktor basiert (siehe Kapitel 21). Wenn zusätzlich zu KE-Boli auch solche FPE-Boli eingesetzt werden, dann kann sich die Auswirkung von KE-Faktor-Anpassungen verstärken, weil diese dann nicht ausschließlich die KE-Boli, sondern auch die FPE-Boli beeinflussen. Entsprechend sollten Anpassungen des KE-Faktors dann in etwas weniger starkem Umfang vorgenommen werden, damit die Auswirkungen nicht übertrieben sind.

Mit den oben beschriebenen Vorgehensweisen bei der Bestimmung bzw. Anpassung von KE-Faktoren habe ich stets gute Erfahrungen gemacht. Zugleich gehören KE-Faktoren zu den zentralen Bausteinen der Typ-1-Diabetes-Therapie und sollten daher regelmäßig (z.B. jedes Quartal) dem diabetologischen Fachpersonal vorgelegt und bei Bedarf mit diesem besprochen werden. Wenn Sie zunächst nicht sicher sind, wie stark Sie Anpassungen vornehmen sollten, dann empfehle ich ein vorsichtiges Vorgehen, um insb. mögliche Überdosierungen zu vermeiden.

19.2. Genaue und effiziente Bestimmung des Insulin-Bolus

Anhand der KE-Menge in einer Mahlzeit und des KE-Faktors wird der erforderliche Insulin-Bolus berechnet. Wie Sie bereits wissen sollten, wird der Insulin-Bolus als das Produkt aus der KE-Menge und dem KE-Faktor bestimmt, da der KE-Faktor angibt, wie viele I.E. pro KE erforderlich sind.

Analog zu den KE-Mengen empfehle ich auch beim Bolus, diesen **möglichst genau** zu bestimmen – **idealerweise auf 0,1 oder 0,05 I.E. genau** –, um das Risiko zu minimieren, dass signifikante Abweichungen vom Ziel-BZ entstehen. Nutzer:innen von Insulinpumpen sind hier klar im Vorteil, da diese im Allgemeinen eine wesentlich genauere Festlegung der Größe des abzugebenden Bolus zulassen als Insulin-Pens. Bei Pens lässt sich die zu injizierende Insulinmenge üblicherweise nur in Intervallen von 1 oder 0,5 I.E. festlegen. Ich empfehle dann, zumindest einen Pen zu nutzen, der eine Genauigkeit von 0,5 I.E. zulässt.

Ebenso wie die KE-Menge in einer Mahlzeit kann auch die Größe des Insulin-Bolus einfach mit technischen Hilfsmitteln (z.B. Taschenrechner, Smartphone oder Tabellenkalkulations-Software) bestimmt werden. Nur im Notfall, wenn solche Geräte nicht verfügbar sind, würde ich bei diesem Thema

Kopfrechnen einsetzen und dabei ein etwas geringeres Genauigkeitsniveau akzeptieren.

Die Nutzung eines Bolus-Rechners, mit dem die Bolus-Größe in einer Insulinpumpe automatisch berechnet wird, empfehle ich eher *nicht*. Ich verwende dieses Hilfsmittel nicht, denn der Bolus-Rechner verwendet (nach meinem letzten Stand) für jede Tageszeit einen festgelegten KE-Faktor. Tatsächlich ist der KE-Faktor aber auch zu einer gegebenen Tageszeit nicht jeden Tag gleich. Denn Umstände wie vorangegangene körperliche Aktivität, Koffein bzw. Stress oder Infekte können die Insulinwirksamkeit verändern, so dass dann eine kleinere oder größere Insulinmenge erforderlich ist, um die gleiche Wirkung zu erzielen; dadurch wird für die gleiche KE-Menge weniger bzw. mehr Insulin benötigt, so dass sich der KE-Faktor entsprechend verändert (siehe Kapitel 30, 31–32 und 35). Um eine solche flexible Anpassung des KE-Faktors zu ermöglichen, empfehle ich, Bolus-Rechner eher zu vermeiden und stattdessen mit einer regulären Rechenmaschine die Bolus-Größe (als Produkt aus KE-Menge und aktuellem KE-Faktor) zu bestimmen.

20. Geeigneter Zeitpunkt der Abgabe des Insulin-Bolus für Kohlenhydrate

Neben der Bestimmung der *Größe* eines Insulin-Bolus (vgl. Kapitel 18–19) ist es auch wichtig, zu wissen, zu welchem *Zeitpunkt* der Insulin-Bolus für die Regulation der KH abgegeben werden sollte, damit die KH- und Insulin-Wirkung im Zeitverlauf möglichst gut zusammenpassen und der BZ nach dem

Essen möglichst stabil bleibt. In diesem Kapitel gebe ich einige Hinweise zu diesem Thema.

Auch in diesem Kapitel beziehen sich Angaben zu KH (sofern nicht ausdrücklich anders angegeben) nur auf KH, die mit Insulin reguliert werden müssen – d.h. *nicht* auf mögliche KH, die zum Ausgleich der BZ-senkenden Wirkung von körperlicher Aktivität (Bewegungs-KH; siehe Kapitel 29) oder zur Korrektur niedriger BZ-Werte eingesetzt werden.

Meine Hinweise basieren (wie schon in anderen Kapiteln) auf Schulungen und Austausch mit diabetologischem Fachpersonal, Gesprächen mit Diabetolog:innen sowie meinen Berechnungen und Erfahrungen mit BZ- und Insulindaten. Ich weise darauf hin, dass konkrete Zahlenangaben sich zwischen Individuen unterscheiden können, z.B. auf Grund der individuellen Insulinwirksamkeit und der Einstichstelle der Insulin-Injektionen.[85]

Ich gehe zunächst von schnell wirkendem Analoginsulin aus (Abschnitt 20.1) und beschreibe dann, wie sich die Situation bei Verwendung eines *sehr* schnellen Analoginsulins darstellt (20.2). Der größere Teil meiner Erfahrung basiert auf schnell wirkendem Analoginsulin (Humalog). Für einige Monate habe ich stattdessen das sehr schnelle Analoginsulin Lyumjev ausprobiert. (Mehr Informationen zur Wirkungsweise verschiedener Typen von schnell wirkendem Insulin finden Sie in Kapitel 7.)

---

[85] Vgl. z.B. DiabInfo (2023).

20.1. Schnell wirkendes Insulin

Im Einklang mit gängigen Empfehlungen spricht auch meine Erfahrung dafür, dass der Insulin-Bolus für die Regulation der KH bei schnell wirkendem Analoginsulin (z.b. Humalog) im Allgemeinen – wenn möglich – **zehn Minuten vor Beginn der KH-Aufnahme** abgegeben werden sollte. Der Grund dafür ist, dass das von außen injizierte Insulin einige Minuten braucht, um eine signifikante Wirkung zu entfalten (vgl. Abbildung 4). Bei einer zu späten Abgabe des Insulin-Bolus tritt ein Teil der Wirkung daher nicht rechtzeitig ein, um die KH schnell genug zu regulieren und den BZ hinreichend stabil zu halten.

Sollte der **Ausgangs-BZ** (vor dem Essen) bei **100 mg/dl oder höher** liegen, empfehle ich sogar (im Einklang mit meiner Erfahrung), den **Zeitabstand** zwischen Bolus und KH-Aufnahme im Allgemeinen auf **15 Minuten** zu erhöhen (den Bolus also 15 Minuten vor dem Essen abzugeben), damit der BZ vor dem Eintritt der KH-Wirkung ein wenig absinken kann und vermieden wird, dass er nach dem Essen auf einen zu hohen Wert ansteigt.

Wenn der Ausgangs-BZ **erhöht** sein sollte, gibt es die Empfehlung, den Zeitabstand zwischen Bolus und KH-Aufnahme ebenfalls zu **verlängern** (d.h. den Bolus relativ zur Mahlzeit noch früher abzugeben). Auch damit soll erreicht werden, dass der BZ vor dem Essen sinken kann und anschließend nicht auf einen zu hohen Wert steigt. (Beachten Sie bitte, dass bei erhöhten BZ-Werten vor dem Essen natürlich auch Korrektur-Insulin notwendig ist; siehe Teil V des Buches.)

Im Einklang mit diesen Prinzipien gebe ich in Tabelle 2 an, welchen Zeitabstand zwischen Bolus und KH-Aufnahme ich (auf Grund meiner Kenntnisse und Erfahrungen) in Abhängigkeit vom Ausgangs-BZ empfehle. Dabei gehe ich wie gesagt von schnell wirkendem Insulin (Humalog) aus. Ich weise darauf hin, dass ich mit deutlich erhöhten BZ-Werten (vor allem 200 mg/dl oder höher) nur sehr wenig eigene Erfahrung habe, da ich solche Werte auf Grund meiner guten BZ-Einstellung fast nie erlebe.

Tabelle 2: Zeitabstand zwischen Bolus-Abgabe und KH-Aufnahme in Abhängigkeit vom Ausgangs-BZ bei schnell wirkendem Insulin

Ausgangs-BZ (in mg/dl)	Zeitabstand zwischen Bolus-Abgabe und KH-Aufnahme (in Minuten)
Unter 100	10
100 bis 119	15
120 bis 139	20
140 bis 159	25
160 bis 199	30
200 bis 239	40
240 oder höher	50

Ausgangs-BZ ist der BZ vor der KH-Aufnahme. Ein Zeitabstand von [x] Minuten bedeutet, dass der Insulin-Bolus für die Regulation der KH [x] Minuten *vor* Aufnahme der KH abgegeben werden sollte. Es wird von schnell wirkendem Analoginsulin (Humalog) ausgegangen.

Wenn der Ausgangs-BZ *zu niedrig* oder sehr knapp sein sollte, dann kann – im Einklang mit gängigen Empfehlungen – der

Zeitabstand zwischen Bolus und KH-Aufnahme verringert werden (z.B. auf null Minuten), damit der BZ leicht ansteigen kann. Allerdings sind bei zu niedrigen BZ-Werten bzw. Unterzuckerungsgefahr Korrektur-KH notwendig, damit der BZ sich dauerhaft auf einem gesunden und sichereren Niveau stabilisiert (vgl. Kapitel 25). Sollten diese Korrektur-KH sofort eingenommen werden und aus purem Zucker (z.B. Traubenzucker) bestehen, dann wird damit normalerweise eine schnelle Korrektur des BZ erreicht. Daher ist es bei diesem Vorgehen erfahrungsgemäß nicht notwendig, den Zeitabstand zwischen dem Bolus und der (regulären) KH-Aufnahme zu reduzieren, sondern der allgemeine Zeitabstand von zehn Minuten ist möglich und führt meist zu einem stabileren BZ-Verlauf nach dem Essen.

Wenn die **KH** in einer Mahlzeit **besonders langsam bzw. verzögert** wirken, kann es sinnvoll sein, den Bolus (im Vergleich zu den Angaben in Tabelle 2) etwas später abzugeben, d.h. den Abstand zwischen Bolus-Abgabe und KH-Aufnahme zu verringern. Das liegt daran, dass langsam wirkende KH, die zusätzlich durch einen sehr erheblichen Anteil von Fetten und/oder Proteinen in der Mahlzeit verzögert werden, einen Wirkungsverlauf haben, der bereits gut zur Wirkung des Bolus-Insulins passt (siehe auch Kapitel 15). Wenn dann zusätzlich das Bolus-Insulin vorverlegt (d.h. z.B. zehn Minuten vor dem Essen abgegeben) wird, dann kann erfahrungsgemäß eine Situation eintreten, in der das Insulin insgesamt schneller wirkt als die KH. Zum Beispiel ist es in solchen Fällen möglich, dass eine bis zwei Stunden nach dem Essen die bis dahin eingetretene BZ-Wirkung des Insulins stärker ist als die bis dahin eingetretene BZ-Wirkung der KH. Dadurch sinkt der

BZ nach dem Essen, und es ist ggf. eine Korrektur erforderlich, um eine zwischenzeitliche Unterzuckerung zu verhindern. Ein solcher Verlauf ist natürlich nicht vorgesehen und sollte vermieden werden.

Konkret empfehle ich daher auf Grund meiner Erfahrung, den Zeitabstand zwischen Bolus-Abgabe und KH-Aufnahme (im Vergleich zu den Angaben in Tabelle 2) **um zehn Minuten zu verringern** (z.B. von zehn Minuten auf null Minuten oder von 15 Minuten auf fünf Minuten), wenn eine der folgenden Bedingungen zutrifft:

- Alle KH in der Mahlzeit wirken *sehr* langsam (z.B. Hülsenfrüchte), und zusätzlich enthält die Mahlzeit einen erheblichen Anteil von Fetten und/oder Proteinen;

- alle KH in der Mahlzeit wirken langsam (z.B. Vollkornprodukte), und zusätzlich enthält die Mahlzeit einen *sehr* erheblichen Anteil von Fetten und/oder Proteinen (Zahl der FPE[86] ≥ Zahl der KE).

Wenn alle KH in der Gesamt-Mahlzeit (inkl. möglicher Bewegungs-KH) langsam wirken, ist ein Zeitabstand zwischen Bolus-Abgabe und KH-Aufnahme im Allgemeinen nicht unbedingt notwendig (unabhängig vom Ausgangs-BZ). Denn bei langsam wirkenden KH (die mit Insulin reguliert oder direkt durch Bewegung ausgeglichen werden) ist kein signifikanter BZ-Anstieg zu erwarten, auch wenn das Insulin erst direkt vor dem Essen abgegeben wird. (Das gilt insbesondere

---

[86] 1 Fett-Protein-Einheit (FPE) entspricht 100 Kilokalorien aus Fetten oder Proteinen (vgl. Kapitel 21).

dann, wenn die langsam wirkenden KH zusätzlich durch eine signifikante Menge von Fetten und/oder Proteinen verzögert werden.) Meine Erfahrung mit den BZ-Daten – inklusive kontinuierlicher Glukosemessung (CGM) – steht damit im Einklang.

Analog dazu ist ein Zeitabstand von über 15 Minuten (auch bei erhöhtem Ausgangs-BZ) nicht unbedingt notwendig, wenn alle KH in der Gesamt-Mahlzeit nicht-schnell wirken (z.B. Vollkorn und/oder Gemüse[87]). Denn bei nicht-schnellen KH reicht ein Zeitabstand von bis zu 15 Minuten erfahrungsgemäß aus, um einen guten BZ-Verlauf zu erreichen.

Bei besonders langsam bzw. verzögert wirkenden KH sollte außerdem sichergestellt werden, dass das Bolus-Insulin (mindestens) so lange wirkt wie die KH. Denn sonst kann es (wie die Erfahrung bestätigt) mehrere Stunden nach der Mahlzeit zu einem späten BZ-Anstieg kommen, wenn die KH noch wirken, die Insulinwirkung aber bereits zu stark nachgelassen hat. Ich empfehle daher, wenn ein erheblicher Teil der KH in einer Mahlzeit langsam wirkt und die Mahlzeit einen sehr erheblichen Anteil von Fetten und/oder Proteinen enthält, den Zeitabstand zwischen Bolus und KH-Aufnahme auf **maximal 30 Minuten** zu begrenzen (auch dann, wenn der Ausgangs-BZ erhöht sein sollte). Bei einem noch größeren Anteil von Fetten und/oder Proteinen kann es sogar notwendig sein, die Höchstgrenze auf 10 Minuten festzulegen.

---

[87] Mit „Gemüse" ist in diesem Kapitel *nicht* Gemüse mit einem hohen GI (z.B. Kartoffeln) gemeint.

Wenn direkt oder kurz nach der Mahlzeit **(signifikante) körperliche Aktivität** stattfindet, dann kann es erfahrungsgemäß ebenfalls notwendig sein, den Zeitabstand zwischen Bolus-Abgabe und KH-Aufnahme (im Vergleich zu den Angaben in Tabelle 2) **um zehn Minuten zu verringern.** Diese Notwendigkeit kann insbesondere dann bestehen, wenn die KH-Grundmenge[88] insgesamt nicht schnell wirkt und die BZ-steigernden Mittel, die zum Ausgleich der direkten BZ-senkenden Wirkung der Bewegung eingesetzt werden (z.B. KH; vgl. Kapitel 29), insgesamt (deutlich) langsamer wirken als die Bewegung selbst. Ein Beispiel ist dafür eine Mahlzeit, deren KH-Grundmenge aus Vollkorn und Gemüse besteht, bei der die Bewegung eher kurzfristig ist und durch (direkt vor dem Start der Bewegung eingenommenes) Obst ausgeglichen wird und in der ein erheblicher Anteil von Fetten und/oder Proteinen aufgenommen worden ist, welche die Wirkung der KH verzögern. In solchen Fällen kann es (ohne Anpassung des Bolus-Abgabezeitpunkts) passieren, dass der BZ während der Bewegung absinkt, da der direkte BZ-senkende Effekt der Bewegung insgesamt schneller eintritt als die Wirkung der zum Ausgleich eingesetzten KH. Um eine Unterzuckerung während der körperlichen Aktivität zu verhindern, kann es dann sinnvoll und notwendig sein, den Bolus etwas später abzugeben als sonst. Auf diese Weise reduziert sich der Anteil des Insulin-Bolus, der bis zum Abschluss der Bewegung gewirkt hat (die Insulinwirkung verlagert sich

---

[88] Die KH-Grundmenge sind diejenigen KH, die mit Insulin reguliert werden müssen, d.h. *nicht* durch die BZ-Wirkung von körperlicher Aktivität ausgeglichen werden.

stärker in die Zukunft), so dass ein Insulin-Überschuss während der Bewegung vermieden wird.

20.2. Sehr schnelles Insulin

Wie bereits in Kapitel 7.1 erwähnt, ist bei sehr schnellem Analoginsulin (z.B. Lyumjev) ein **Zeitabstand** zwischen Bolus-Abgabe und KH-Aufnahme **prinzipiell nicht notwendig**, da das Insulin auch ohne einen solchen Abstand eine hinreichend schnelle Wirkung entfaltet.[89] Das Insulin kann also (wie die Erfahrung bestätigt) direkt vor der Mahlzeit abgegeben werden, ohne dass ein zu großer BZ-Anstieg entsteht (sofern die Mahlzeit ausgewogen ist; vgl. Teil III des Buches). Es kann sogar *schädlich* sein, bei sehr schnellem Insulin einen (größeren) Abstand zwischen Bolus und KH-Aufnahme einzurichten, denn auf Grund der kürzeren Wirkungsdauer dieses Insulintyps kann dann die Situation eintreten, dass wenige Stunden nach der Mahlzeit nicht mehr genug Bolus-Insulin wirkt, um die noch wirkenden KH auszugleichen (so dass es dann zu einem Anstieg des BZ kommt).

Wegen des Ziels, den BZ möglichst durchgehend gesund einzustellen, würde ich die Situation jedoch etwas differenzieren. Und zwar empfehle ich auf Grund meiner Erfahrung, sofern eine Mahlzeit (in signifikantem Umfang) **(eher) schnell wirkende KH** enthält (z.B. Obst, Weißmehl, Kartoffeln oder weißen Reis; vgl. Kapitel 15), den Bolus trotz Nutzung eines sehr schnellen Insulins **um zehn Minuten vorzuverlegen** (d.h. prinzipiell zehn Minuten vor der KH-Aufnahme

---

[89] Vgl. z.B. Lilly (2024).

abzugeben), um einen ungesunden BZ-Anstieg nach dem Essen zu vermeiden.

Analog empfehle ich bei **langsam oder verzögert wirkenden KH** (d.h. einem erheblichen Anteil von Ballaststoffen, Fetten und/oder Proteinen in der Mahlzeit), bei sehr schnellem Insulin den Bolus **um zehn bis 15 Minuten zu verschieben** (d.h. prinzipiell erst *nach* Beginn der KH-Aufnahme abzugeben). Zusammen mit dem vorigen Hinweis bedeutet das auch: Wenn eine Mahlzeit sowohl schnell als auch langsam wirkende KH enthält, kann der Bolus direkt vor dem Essen abgegeben werden (da sich beide Verschiebungen ausgleichen).

Bei einem *sehr* erheblichen Anteil von Ballaststoffen, Fetten und/oder Proteinen in der Mahlzeit (z.B. langsam wirkenden KH und zugleich Zahl der FPE $\geq$ Zahl der KE; siehe Abschnitt 20.1) kann es bei sehr schnellem Insulin sogar notwendig sein, für die KH entweder einen verzögerten Bolus einzusetzen (was bei Insulinpumpen prinzipiell möglich ist) oder den Bolus manuell aufzuteilen, indem z.B. zwei Drittel des Bolus direkt vor dem Essen abgegeben werden und das restliche Drittel erst eine Stunde später (vgl. Kapitel 7.2). So wird verhindert, dass die Insulinwirkung im Vergleich zur KH-Wirkung zu schnell eintritt.

Ähnlich wie bei schnell wirkendem Insulin (vgl. Abschnitt 20.1) kann es auch bei sehr schnellem Insulin sinnvoll und notwendig sein, den Insulin-Bolus etwas zu verschieben, wenn direkt nach der Mahlzeit **(signifikante) körperliche Aktivität** stattfindet. Um zu verhindern, dass es durch die Gleichzeitigkeit von intensiver Insulinwirkung und

Bewegungswirkung zu einer Unterzuckerung kommt, kann es bei Lyumjev erfahrungsgemäß notwendig sein, den Bolus vor der Bewegung (relativ zum Vorgehen ohne Bewegung) **um 15 Minuten zu verschieben**.

21. Regulation von Fetten und Proteinen

Fette und Proteine haben grundsätzlich zwei Effekte auf den BZ. Erstens **verzögern** Fette und Proteine die **BZ-Wirkung von KH**, so dass die KH-Wirkung langsamer bzw. über einen längeren Zeitraum verteilt eintritt. Dieses Phänomen wird von diabetologischen Fachleuten (inkl. Diabetolog:innen) beschrieben und durch die Erfahrung bestätigt. Ich bin in diesem Buch bereits an verschiedenen Stellen darauf eingegangen (vor allem in Kapitel 15.3).

In diesem Kapitel geht es jedoch um etwas anderes, nämlich den **eigenen BZ-steigernden Effekt** von Fetten und Proteinen. Dieser Effekt entsteht dadurch, dass die Leber aus Bestandteilen von Proteinen und Fetten Glukose bilden kann (Gluconeogenese).[90]

In Abschnitt 21.1 gehe ich näher darauf ein, weshalb es für eine präzise BZ-Einstellung sinnvoll ist, Fette und Proteine anzurechnen und mit Insulin zu regulieren. Anschließend beschreibe ich, wie die Regulation mit Fett-Protein-Einheiten (FPE) funktioniert (21.2). Dann gebe ich Hinweise zur Einführung dieser Regulation (21.3) und zur Regulation speziell von Protein-reichen Nahrungsmitteln (21.4). Schließlich

---

[90] Vgl. Deutsche Diabetes-Hilfe (2025b).

mache ich für besonders interessierte Leser:innen ein paar weiterführende Anmerkungen für eine genaue und praktikable Umsetzung der FPE-Regulation (21.5–21.6).

21.1. Begründung für die Regulation von Fetten und Proteinen

Bekanntermaßen ist die BZ-steigernde Wirkung von Fetten und Proteinen zwar langsamer und schwächer als die BZ-Wirkung von KH, kann aber trotzdem ein relevantes Ausmaß annehmen – vor allem bei größeren Konsummengen. Eine besonders große Relevanz kann die Regulation von Fetten und Proteinen daher bei einer KH-moderaten (oder Low-Carb-)Ernährung haben, weil bei solchen Ernährungsweisen nicht viele KH konsumiert werden und daher meist relativ große Mengen von Fetten und Proteinen eingenommen werden, um den Kalorienbedarf zu decken.

So wie einigen anderen Patient:innen hat auch mir das CGM geholfen, die BZ-Effekte von Fetten und Proteinen klarer zu erkennen. Ich stellte fest, dass es zu einem langsamen, aber insgesamt sehr deutlichen BZ-Anstieg kam, wenn ich wesentlich mehr Fette oder Proteine als üblich konsumierte – obwohl ich alle KH wie üblich regulierte und der KE-Faktor erfahrungsgemäß korrekt war. Wenn ich zum Beispiel eine Portion Walnüsse zu mir nahm, dann kam es – trotz Regulation der (wenigen) enthaltenen KH – über mehrere Stunden hinweg zu einem deutlichen BZ-Anstieg von bis zu ca. 100 mg/dl (z.B. von 100 auf 200 mg/dl). Ich musste dann einen Korrektur-Bolus einsetzen, um den BZ wieder abzusenken.

Auf Dauer wollte ich solche Abweichungen vom Ziel-BZ natürlich nicht akzeptieren und begab mich daher auf die Suche, welche BZ-Effekte Fette und Proteine haben. Ich fand schnell heraus, dass es sich um ein allgemeines Phänomen handelt, das vor allem CGM-Nutzer:innen auffiel. Und ich stieß auf das Konzept der FPE, mit denen die BZ-Effekte von Fetten und Proteinen reguliert werden können (siehe Abschnitt 21.2). Seitdem (das war vor über fünf Jahren) setze ich FPE ein und mache damit gute und sehr gute Erfahrungen. Überraschende BZ-Entwicklungen sind viel seltener geworden; die BZ-Kontrolle gelingt wesentlich besser. Dass Proteine und Fette eine relevante eigene BZ-steigernde Wirkung haben können, steht auch im Einklang mit den Aussagen eines Diabetologen, bei dem ich in Behandlung war, meiner Diabetesberaterin und den Ausführungen der Deutschen Diabetes-Hilfe.[91]

Personen, welche die Typ-1-Diabetes-Therapie besonders einfach halten wollen, bevorzugen es häufig, Fette und Proteine nicht explizit in der Behandlung zu berücksichtigen, sondern über die Basalrate und/oder den KE-Faktor „mit abzudecken". Das heißt, sie bestimmen die Menge von Fetten und Proteinen nicht und setzen keine FPE-Boli ein, sondern dosieren die sonstige Insulinmenge so, dass es trotz der BZ-Effekte von Fetten und Proteinen nicht zu einem BZ-Anstieg kommen soll. Ein solches Vorgehen kann unter bestimmten Umständen funktionieren, stößt aber an seine Grenzen, wenn nicht täglich die gleiche Menge von Fetten und Proteinen konsumiert wird und/oder das Verhältnis des Fett-Protein-

---

[91] Vgl. Deutsche Diabetes-Hilfe (2025a).

Konsums zum KH-Konsum nicht konstant ist. Im restlichen Teil dieses Abschnitts erkläre ich das kurz.

Bei Patient:innen, die keine FPE bzw. FPE-Boli einsetzen, wird die Wirkung von Fetten und Proteinen häufig über die Basalrate abgedeckt. Denn diese wird ebenso wie die verzögerten FPE-Boli, mit denen Fette und Proteine erfolgreich reguliert werden können (vgl. Abschnitt 21.2), über die Zeit verteilt abgegeben (kein Direkt-Bolus). Auf Grund der langsamen BZ-Wirkung von Fetten und Proteinen (recht gleichmäßig verteilt über bis zu acht Stunden; vgl. wiederum Abschnitt 21.2) ist ein Direkt-Bolus (d.h. ein auf einmal abgegebener Insulin-Bolus) häufig nicht geeignet, um die BZ-Wirkung von Fetten und Proteinen zeitlich passend auszugleichen. Im Einklang damit bestätigt meine Erfahrung, dass nach Einführung von FPE-Boli eine (dauerhafte) Reduktion der Basalrate erforderlich ist, da diese zuvor höher eingestellt war, um Fette und Proteine mit abzudecken (siehe Abschnitt 21.3). Wie ich unter anderem aus den Schulungen weiß, dient die Basalrate – ebenso wie die FPE-Boli – dem Ausgleich von Glukoseneubildung (Gluconeogenese) durch die Leber.

Die Basalrate wird aber unabhängig vom Essen festgelegt und (normalerweise) nicht an den Konsum von Nährstoffen (wie Fetten und Proteinen) angepasst. Deshalb kann in der Basalrate nur eine fixe Menge von Fetten und Proteinen abgedeckt sein. Wenn diese Konsummenge über- oder unterschritten wird, passt die Basalrate nicht mehr und es kommt zu einem Anstieg bzw. Absinken des BZ. Das folgende Beispiel illustriert diesen Zusammenhang.

➢ Beispiel: Eine Patientin benötigt am Nachmittag einen Insulin-Grundbedarf (ohne Einfluss von Mahlzeiten) von 0,3 I.E. pro Stunde. Die Basalrate wird jedoch auf 0,5 I.E. pro Stunde festgelegt, um auch die BZ-Wirkung von Fetten und Proteinen zu berücksichtigen. Mit diesen zusätzlichen 0,2 I.E. pro Stunde (bzw. 0,6 I.E. über drei Stunden) wird die BZ-Wirkung von 300 Kilokalorien (kcal) aus Fetten oder Proteinen abgedeckt. Wenn nun aber an einem Nachmittag diese 300 kcal nicht konsumiert werden, dann ist die Basalrate überdosiert, da die zusätzlichen insg. 0,6 I.E. nicht benötigt werden. Und wenn umgekehrt 600 (statt 300) kcal aus Fetten oder Proteinen konsumiert werden, dann reicht die Basalrate nicht aus, weil für die Regulation dieser Konsummenge die doppelte Insulinmenge (d.h. 1,2 statt 0,6 I.E.) notwendig ist. Entsprechend kommt es zu einem Absinken bzw. Ansteigen des BZ, wenn die übliche Konsummenge unter- bzw. überschritten wird.

Ein ähnliches Problem tritt auf, wenn die BZ-Wirkung von Fetten und Proteinen durch den KE-Faktor bzw. die KE-Boli (die eigentlich für die Regulation von KH bzw. KE gedacht sind) mit abgedeckt werden soll. In diesem Fall kommt es zu Abweichungen vom Ziel-BZ, wenn der Fett-Protein-Konsum im Verhältnis zum KH-Konsum nicht konstant ist. Das folgende Beispiel illustriert diesen Zusammenhang.

➢ Beispiel: Ein Patient benötigt mittags 1 I.E. für die Regulation von 1 KE (10g KH). Damit jedoch die Mahlzeit insgesamt – inkl. Fetten und Proteinen – durch den KE-Bolus abgedeckt ist, wird stets ein höherer KE-Faktor von 1,3 I.E. pro KE verwendet. Mit diesen zusätzlichen 0,3 I.E. pro KE wird die Wirkung von 100 kcal aus Fetten oder Proteinen pro KE abgedeckt. Wenn nun aber ein Mittagessen doppelt so viele Fette und Proteine pro KE enthält (z.b. 200 statt 100 kcal aus Fetten oder Proteinen pro KE), dann reichen die 0,3 I.E. pro KE nicht aus, sondern es ist die doppelte Menge (0,6 I.E. pro KE) notwendig. Der Insulin-Bedarf wird somit um 0,3 I.E. pro KE unterschritten (bei einer Mahlzeit mit 4 KE entsteht ein Mangel von 4 × 0,3 I.E. = 1,2 I.E.), so dass der BZ (über Stunden hinweg) ansteigt.

Meine Erfahrung steht vollständig damit im Einklang, dass die explizite Berücksichtigung von Fetten und Proteinen (statt eines „Mit-Abdeckens" in der Basalrate oder dem KE-Faktor) zu einer zuverlässigeren, stabileren und besseren BZ-Einstellung führt – insbesondere dann, wenn der Konsum von Fetten oder Proteinen erheblich ist und/oder sich zwischen den Tagen deutlich unterscheidet. Im folgenden Abschnitt 21.2 beschreibe ich daher für interessierte Leser:innen die FPE-Regulation (bei der ich auch die zeitlich verteilte Wirkung der Insuline berücksichtige).

Ich weise darauf hin, dass die Regulation von Fetten und Proteinen mit FPE vor allem bei manueller Regulation (insb. mit Insulinpumpe) möglich ist. Bei AID-Systemen (im Automatik-Modus) ist eine solche Regulation eher nicht vorgesehen und bei den mir bekannten AID-Modellen auch gar nicht (präzise) möglich. (Im Rahmen von AID besteht die Idee stattdessen darin, dass das System langsame BZ-Anstiege automatisch und frühzeitig erkennt und darauf mit einer Anhebung der Insulinrate reagiert.)

21.2. Regulation mit Fett-Protein-Einheiten (FPE)

Das Konzept der FPE stammt von Dr. E. Pankowska aus Polen.[92] Meine Beschreibung in diesem Abschnitt basiert vor allem auf diesem Konzept, Beschreibungen der Deutschen Diabetes-Hilfe (auf die ich unten verweise) und meinen eigenen Erfahrungen und Berechnungen (die wesentlichen Berechnungen lege ich hier wie immer offen).

1 FPE entspricht **100 Kilokalorien (kcal) aus Fetten oder Proteinen**. Da 1g Fett 9 kcal und 1g Protein 4 kcal enthält, lässt sich auf diese Weise die Zahl der FPE in einer Mahlzeit bestimmen.

➢ Beispiel: Eine Mahlzeit enthält 25g Fett und 19g Proteine. Die Kalorien aus Fetten und Proteinen betragen demnach 25×9 kcal + 19×4 kcal = 301 kcal. Damit enthält die Mahlzeit $301 \div 100 = 3$ FPE.

Eine äquivalente, aber einfachere Berechnung ist möglich, wenn man die Teilung durch 100 (für die Umrechnung von Kalorien in FPE) direkt bei den Fetten und Proteinen vornimmt und nicht erst am Ende. Das bedeutet, dass die **Fett-Menge** (in g) mit **0,09** und die **Protein-Menge** (in g) mit **0,04** multipliziert werden, um die Zahl der FPE zu erhalten. Das

---

[92] Siehe z.B. die Beschreibung in Deutsche Diabetes-Hilfe (2025a).

folgende Beispiel (mit den gleichen Fett- und Protein-Mengen wie oben) verdeutlicht dieses Vorgehen.

➢ Beispiel: Eine Mahlzeit enthält 25g Fett und 19g Proteine. Somit enthält die Mahlzeit $25 \times 0{,}09$ FPE $+ 19 \times 0{,}04$ FPE $= 3$ FPE.

Um den Zeitaufwand bei der Bestimmung der FPE je Mahlzeit weiter zu reduzieren, kann man – wie bei den KE (vgl. Kapitel 18.1) – den FPE-Gehalt verschiedener Nahrungsmittel in einer Tabellenkalkulations-Datei speichern und daraus (unter Berücksichtigung der jeweils konsumierten Mengen) die FPE-Menge in einer Mahlzeit berechnen.[93]

Nachdem die Menge der FPE bestimmt wurde, ist es notwendig, die dafür erforderliche **Insulinmenge** zu berechnen. Damit man nicht zusätzlich zu den KE-Faktoren mehrere weitere Faktoren berücksichtigen muss, kann man für die Bestimmung der FPE-Insulinmenge auf den **KE-Faktoren** aufbauen. Das hat insbesondere auch den Vorteil, dass die KE-Faktoren bereits an die Tageszeit angepasst sind (z.B. höherer KE-Faktor am Morgen als am Mittag). Damit wird berücksichtigt, dass die Insulinwirksamkeit – bekanntermaßen und erfahrungsgemäß – im Tagesverlauf unterschiedlich sein kann (was mit Unterschieden im Spiegel des Stresshormons Cortisol zusammenhängt).

---

[93] Eine entsprechende Excel-Datei als Vorlage mit Beispielen erhalten Sie bei Interesse auf der Website zum Buch (https://t1dhealth.wordpress.com) oder sonst per E-Mail-Kontakt (siehe Ende des Buches).

Da FPE aber (je nach Patient:in) schwächer wirken als KE, können die KE-Faktoren nicht direkt eingesetzt werden. Sondern hierfür ist ein **Umrechnungsfaktor** notwendig, der angibt, wie viele KE (im Hinblick auf die erforderliche Insulinmenge) 1 FPE entsprechen. Ich persönlich habe durch Tests[94] festgestellt, dass ich für die Regulation von 1 FPE im Allgemeinen die Insulinmenge benötige, die ich für 0,2 KE benötige. Der Umrechnungsfaktor beträgt bei mir also **0,2 KE pro FPE**.

Ich weise darauf hin, dass dieser Umrechnungsfaktor (bzw., allgemeiner gesagt: die Stärke der BZ-Wirkung von 1 FPE) sich zwischen Individuen unterscheiden kann. Im restlichen Teil dieses Kapitels verwende ich bei den Beispielen den Umrechnungsfaktor von 0,2 KE pro FPE.

Mit dem Umrechnungsfaktor kann die Menge der FPE in eine äquivalente Menge KE umgerechnet werden.

➢ Beispiel: Die Mahlzeit enthält 3 FPE. Im Hinblick auf die erforderliche Insulinmenge entspricht das $3 \times 0,2$ KE = 0,6 KE.

Nachdem die äquivalenten KE bestimmt wurden, kann der KE-Faktor angewandt und damit der erforderliche **Insulin-Bolus** berechnet werden.

➢ Beispiel (Fortsetzung): Der aktuelle KE-Faktor liegt bei 0,8 I.E. pro KE. Um 0,6 KE zu regulieren, ist demnach

---

[94] Hierfür habe ich eine Mahlzeit genutzt, die Fette und Proteine, aber keine KH enthält (z.B. Käse), und gemessen, wie viel Bolus-Insulin ich benötige, um den BZ über Stunden stabil zu halten.

ein Bolus von 0,6 × 0,8 I.E. = 0,48 I.E. (bzw. gerundet 0,5 I.E.) notwendig.

Diesen Bolus zur Regulation der FPE bezeichne ich im Folgenden als „FPE-Bolus" (im Unterschied zum „KE-Bolus", der für die Regulation von KH bzw. KE eingesetzt wird). Gemäß der obigen Beschreibung kann die Größe des FPE-Bolus insgesamt mit der folgenden Formel bestimmt werden:

FPE-Bolus = FPE-Menge × Umrechnungsfaktor × KE-Faktor

Da die Wirkung von Fetten und Proteinen (außer bei sehr kleinen Mengen) sehr langsam ist, sollte der FPE-Bolus (bei Verwendung von schnell wirkendem Insulin) grundsätzlich nicht als Direkt-Bolus (d.h. eine auf einmal abgegebene Insulinmenge), sondern als **verzögerter Bolus** (d.h. eine über die Zeit verteilt abgegebene Insulinmenge) abgegeben werden. Mit Insulinpumpen (jedenfalls bei den mir bekannten Modellen) ist die Abgabe eines verzögerten Bolus einfach möglich, so dass Nutzer:innen von Insulinpumpen FPE besser regulieren können.

Der FPE-Bolus sollte **getrennt** vom KE-Bolus abgegeben werden. Denn KE wirken im Allgemeinen deutlich schneller und werden daher (meist) durch einen Direkt-Bolus – und nicht durch einen verzögerten Bolus – reguliert.

Ein zeitlicher Abstand zwischen dem Start der Bolus-Abgabe und dem Start der Mahlzeit ist beim FPE-Bolus nicht notwendig. Denn Fette und Proteine wirken so langsam auf den BZ, dass kein Risiko besteht, dass die Insulinwirkung (im Vergleich zur Wirkung der Fette und Proteine) zu langsam wäre und vorgezogen werden müsste. Der FPE-Bolus kann also direkt vor der Mahlzeit abgegeben werden (und daher ggf. später als der KE-Bolus).

Um zu bestimmen, wie lange (d.h. über welchen **Zeitraum**) der verzögerte Bolus abgegeben werden sollte, muss man zunächst wissen, wie lange Fette und Proteine auf den BZ wirken. Fette und Proteine wirken prinzipiell umso länger, je größer ihre Menge ist. Aus dem Konzept der FPE und meinen Erfahrungen geht hervor, dass 1 FPE über einen Zeitraum von ca. drei Stunden wirkt und sich die Wirkungsdauer pro weiterer FPE um ca. eine Stunde verlängert (d.h., 2 FPE haben eine Wirkungsdauer von vier Stunden, 3 FPE eine Wirkungsdauer von fünf Stunden und 4 FPE eine Wirkungsdauer von sechs Stunden). Allerdings setzt sich dieses Prinzip nicht unendlich fort: Meine BZ- und Insulindaten sprechen dafür, dass die Wirkungsdauer bei einer Menge von über 4 FPE weniger stark zunimmt (und zwar nur um ca. 0,5 Stunden pro zusätzlicher FPE) und bei über 8 FPE nicht weiter zunimmt. Diese Beobachtung stimmt damit überein, dass die Zeitdauer der Gluconeogenese bekanntermaßen ein Maximum besitzt, das bei ca. acht Stunden liegt.[95]

Zudem sollte berücksichtigt werden, dass das abgegebene Insulin bekanntlich nicht sofort vollständig wirkt, sondern sich die Wirkung nach Abgabe über einen gewissen Zeitraum verteilt (vgl. Kapitel 7). Ich habe die jeweilige Abgabedauer des verzögerten Bolus daher so bestimmt, dass die BZ-Wirkung des Insulins im Zeitverlauf möglichst gut mit der BZ-Wirkung der Fette und Proteine zusammenpasst. Für besonders

---

[95] Vgl. Deutsche Diabetes-Hilfe (2025a, 2025b).

Interessierte stelle ich das Prinzip in dem folgenden Beispiel kurz dar.

➤ Beispiel: Es soll direkt vor der Mahlzeit ein verzögerter Bolus (mit schnell wirkendem Analoginsulin, z.B. Humalog) abgegeben werden, um 3 FPE zu regulieren. 3 FPE haben eine Wirkungsdauer von 5 h (siehe oben). Der Bolus sollte daher über 2,5 h verteilt abgegeben werden. Denn der Wirkungshöhepunkt des Insulins tritt dann zwischen ca. 1,25 h (bei dem zuerst abgegebenen Teil des Bolus) und ca. 2,5 h + 1,25 h = 3,75 h (bei dem zuletzt abgegebenen Teil des Bolus) nach Einnahme der Mahlzeit auf. Somit liegt der Höhepunkt der Insulinwirkung (d.h. 1,25–3,75 h nach der Mahlzeit) genau in der Mitte des Zeitraums der FPE-Wirkung (d.h. 0–5 h nach der Mahlzeit).

Auf Basis dieser Prinzipien und Berechnungen gebe ich in Tabelle 3 an, über welchen Zeitraum die Abgabe des Bolus für die Regulation der FPE in Abhängigkeit von der FPE-Menge verteilt werden sollte (separat für schnell wirkendes und sehr schnelles Insulin).

Dass sehr schnelles Insulin etwas stärker verzögert werden sollte (siehe Tabelle), liegt daran, dass dieses Insulin nach Abgabe etwas schneller wirkt. Um diese schnellere Wirkung auszugleichen, sollte die Verzögerung bei der Insulin-Abgabe entsprechend größer ausfallen, damit die Insulinwirkung im Zeitverlauf wieder mit der Wirkung der Fette und Proteine zusammenpasst.

Tabelle 3: Abgabedauer des verzögerten Bolus für die Regulation von Fetten und Proteinen in Abhängigkeit der FPE-Menge und des verwendeten Insulintyps

Menge der FPE in der Mahlzeit	Dauer der Abgabe des verzögerten Bolus (in h)	
	Bei schnell wirkendem Analoginsulin (Humalog)	Bei sehr schnell wirkendem Analoginsulin (Lyumjev)
0,5	0	0,5
1	0,5	1
1,5	1	1,5
2	1,5	2
2,5	2	2,5
3	2,5	3
3,5	3	3,5
4	3,5	4
5	4	4,5
6	4,5	5
7	5	5,5
8 oder mehr	5,5	6

1 FPE = 1 Fett-Protein-Einheit = 100 Kilokalorien aus Fetten oder Proteinen.
h = Stunden.

Die Zahlenwerte in Tabelle 3 haben die folgende Systematik: Pro zusätzlicher FPE (bis 4 FPE) nimmt die Bolus-Abgabedauer um 1 h zu. Bei mehr als 4 FPE nimmt die Abgabedauer pro FPE nur noch um 0,5 h zu, und bei über 8 FPE nimmt die Abgabedauer nicht weiter zu.

Wenn Sie FPE noch nicht genutzt haben, wirken sie am Anfang vielleicht etwas aufwändig. Aus meiner Erfahrung kann ich Ihnen aber sagen, dass sich der Aufwand durch Erfahrung mit und Gewöhnung an FPE deutlich reduziert. So ähnlich, wie Sie sich wahrscheinlich längst an den Umgang mit KE (oder BE) gewöhnt haben, können Sie sich auch an den Umgang mit FPE gewöhnen. Die gesamten Berechnungen, die für die Regulation einer Mahlzeit erforderlich sind, kosten mich in den meisten Fällen höchstens wenige Minuten. Wenn ich weiß, dass ich vor der Mahlzeit nicht genug Zeit dafür habe, bereite ich die Berechnungen zu einem früheren Zeitpunkt (z.B. am vorhergehenden Abend) vor und notiere die KE- und FPE-Mengen im elektronischen Terminkalender. Auf diese Weise kann ich die Regulation von KE und FPE gut in mein sonstiges Leben integrieren.

21.3. Hinweise zur Einführung von FPE

Wenn Sie die Regulation von FPE neu in Ihre Insulintherapie einführen, müssen Sie ggf. die Basalrate (und/oder die KE-Faktoren) zu den Zeiten, in denen typischerweise ein FPE-Bolus abgegeben wird, entsprechend reduzieren – und zwar dauerhaft (sofern FPE dauerhaft eingesetzt werden). Denn: Als Sie *keine* FPE-Boli verwendet haben, haben Sie ja vermutlich trotzdem Fette und Proteine konsumiert. Wenn die BZ-Einstellung im Durchschnitt gepasst hat, dann bedeutet das, dass die BZ-steigernde Wirkung der Fette und Proteine im Mittel durch Insulin ausgeglichen worden ist. Das wiederum bedeutet, dass – ggf. ohne, dass Sie sich dessen bewusst waren – ein Teil der Basalrate (und/oder der KE-Boli) die

Regulation der BZ-Effekte von Fetten und Proteinen übernommen hat (vgl. Abschnitt 21.1). Wenn Sie nun neue Boli
für die FPE-Regulation einführen, ist es nicht mehr notwendig, die FPE-Wirkung zusätzlich mit der Basalrate (oder den
KE-Boli) zu regulieren. Eine solche doppelte Regulation wäre
sogar schädlich, weil sie zu einer Insulin-Überdosierung (und
damit zu einer Unterzuckerungsgefahr) führen würde. Bei der
Einführung von FPE-Boli sollten Sie daher die sonstige Insulinmenge entsprechend reduzieren, damit Ihre übliche Gesamt-Insulinmenge unverändert bleibt und weiterhin passt.[96]

Im praktischen Leben wird bei Patient:innen, die keine FPE-
Boli einsetzen, die (durchschnittliche) Wirkung von Fetten
und Proteinen vermutlich meist durch die Basalrate ausgeglichen. Denn die Basalrate hat wegen der über die Zeit verteilten Insulinabgabe eine prinzipiell ähnliche Abgabeform und
Wirkung wie ein verzögerter Bolus (vgl. Abschnitt 21.1).
Wenn FPE-Boli neu in die Therapie eingeführt werden, sollte
daher die Basalrate zu den Zeiten, in denen typischerweise ein
FPE-Bolus abgegeben wird, entsprechend reduziert werden.

➢ Beispiel: Meine Verwendung von FPE-Boli führt dazu,
dass vom Frühstück bis in die ersten Nachtstunden (je
nach Tageszeit) ca. 0,15 bis 0,25 I.E. pro Stunde aus einem verzögerten FPE-Bolus abgegeben werden (wenn

---

[96] Zu beachten ist dabei ggf., dass – bekanntermaßen und
erfahrungsgemäß – die Wirkung von verteilt abgegebenem Insulin (d.h.
Basalrate und verzögertem Bolus) bei gleicher Insulinmenge stärker ist
als die Wirkung von auf einmal abgegebenem Insulin (d.h. Direkt-
Bolus). Aus meiner Erfahrung geht hervor, dass 1 I.E. aus verteilt
abgegebenem Insulin ca. 1,75 I.E. aus einem Direkt-Bolus entspricht.

keine Anpassung des KE-Faktors für körperliche Aktivität vorliegt). Deshalb musste ich die Basalrate, als ich FPE-Boli erstmalig in meine Therapie einführte, dauerhaft um ca. 0,15 bis 0,25 I.E. pro Stunde reduzieren.

Bei Nutzung von FPE-Boli kann die Basalrate daher (auch relativ zur Gesamt-Insulinmenge) niedriger sein als ohne FPE-Nutzung. Zum Beispiel wird ohne FPE-Boli meist davon ausgegangen, dass die Basalrate ca. 50% der Gesamt-Insulinmenge ausmacht. Nach Einführung von FPE-Boli liegt dieser Anteil nach meiner Erfahrung eher bei ca. 35%.

21.4. Umgang mit Protein-reichen Nahrungsmitteln

Grundsätzlich reguliert der in den vorigen Abschnitten beschriebene FPE-Bolus sowohl Fette als auch Proteine. Allerdings kann einige Stunden nach dem Konsum von Nahrungsmitteln, bei denen ein großer Anteil der FPE aus Proteinen stammt, eine größere Insulinmenge erforderlich sein als bei Nahrungsmitteln, bei denen die FPE eher aus Fetten stammen.

Unter anderem ein Diabetologe und eine Diabetesberaterin haben darauf hingewiesen, dass der BZ-Effekt von Proteinen stärker sein kann als der BZ-Effekt von Fetten. Im Einklang damit habe ich festgestellt, dass ich nach dem Konsum von Nahrungsmitteln, bei denen ein großer Anteil und eine große Menge der FPE aus Proteinen stammen, eine größere Insulinmenge einsetzen muss, um zu vermeiden, dass ca. vier bis sieben Stunden später ein BZ-Anstieg (über den Ziel-BZ hinaus) entsteht. Meine Recherche zu den Erfahrungen anderer Patient:innen steht ebenfalls damit im Einklang, dass Protein-reiche Nahrungsmittel einige Stunden nach dem Konsum einen besonders deutlichen BZ-steigernden Effekt auslösen können.

Ich mache dabei gute Erfahrungen mit dem folgenden Vorgehen. Wenn ich ein besonders Protein-reiches Nahrungsmittel konsumiere (z.B. Fisch mit insgesamt 2 FPE), dann rechne ich dafür **zusätzlich** zur regulären FPE-Regulation (siehe Abschnitt 21.2) **50% der enthaltenen FPE** an (d.h. im Beispiel 50% × 2 FPE = 1 FPE), um den stärkeren Effekt der Proteine zu regulieren. Wenn zum Beispiel der Umrechnungsfaktor bei 0,2 KE pro FPE und der KE-Faktor bei 0,8 I.E. pro KE liegt, dann ergibt sich daraus eine zusätzliche Insulinmenge von 1 × 0,2 × 0,8 I.E. = 0,16 I.E.

Die Abgabe dieser zusätzlichen Insulinmenge stelle ich für den **Zeitraum 3–6 Stunden nach dem Protein-Konsum** ein (weil der zusätzliche BZ-Effekt erfahrungsgemäß erst spät auftritt). Es gibt (mindestens) zwei Möglichkeiten, diese zusätzliche Insulinmenge abzugeben:

- Abgabe über die **Basalrate**: Ich stelle die Basalrate so ein, dass 3–6 Stunden nach dem Protein-Konsum entsprechend mehr Insulin abgegeben wird. Im Beispiel würde ich also, wenn ich die Protein-Portion um 20 Uhr einnehme, die Basalrate so umprogrammieren, dass im Zeitraum von 23 bis 2 Uhr insgesamt zusätzliche ca. 0,16 I.E. (d.h. +0,05 I.E. pro Stunde) abgegeben werden. Diese Umstellung nehme ich am Abend vor, und am nächsten

Tag kehre ich wieder zur regulären Basalrate zurück (hieran lasse ich mich durch den elektronischen Kalender erinnern).

- Abgabe über einen **(Direkt-)Bolus**: Alternativ gebe ich vier Stunden nach dem Protein-Konsum einen direkten (d.h. nicht verzögerten) Bolus ab, der die zusätzliche Protein-Wirkung reguliert. Da direkt abgegebenes Insulin erfahrungsgemäß schwächer wirkt als verteilt abgegebenes Insulin, multipliziere ich die Insulinmenge für die Proteine bei diesem Vorgehen mit dem Faktor 1,75, um die erforderliche Wirkung zu erzielen. Im Beispiel würde die Größe des Bolus also 0,16 I.E. × 1,75 = 0,28 I.E. (gerundet 0,3 I.E.) betragen.

Durch diese Maßnahmen gelingt nach meiner Erfahrung meist eine gute BZ-Regulation mit besserem BZ-Verlauf nach dem Konsum von Protein-reichen Nahrungsmitteln.

Ich empfehle Ihnen, mit der Regulation von Proteinen auch Ihre eigenen Erfahrungen zu machen. Im Zweifel sollten Sie vorsichtig vorgehen, d.h. eine mögliche Überdosierung des Insulins vermeiden.

21.5. Umgang mit KE-Faktor-Veränderungen während der Abgabe eines verzögerten Bolus

Für besonders interessierte Leser:innen gebe ich in diesem und dem folgenden Abschnitt ein paar Hinweise zum

Umgang mit FPE-Boli (ansonsten können Sie mit Teil V des Buches fortfahren).

Zum einen ist bekannt, dass der KE-Faktor – und daher auch der aus diesem berechnete FPE-Faktor (d.h. das Produkt aus Umrechnungsfaktor und KE-Faktor; siehe Abschnitt 21.2) – sich im Tagesverlauf verändern kann. Zum Beispiel ist der KE-Faktor morgens im Allgemeinen höher als mittags und verändert sich erfahrungsgemäß bereits am Vormittag. Da ein FPE-Bolus (je nach FPE-Menge) über einen relativ langen Zeitraum abgegeben wird, ist es nicht unbedingt sinnvoll, bei einem FPE-Bolus durchgehend den gleichen FPE-Faktor zu verwenden.

➢ Beispiel: Zum Frühstück werden um 7:45 Uhr 7 FPE eingenommen. Der Umrechnungsfaktor liegt bei 0,2 KE pro FPE, und der KE-Faktor beträgt 0,9 I.E. pro KE. Die zur Regulation der FPE erforderliche Insulinmenge beträgt daher $7 \times 0,2 \times 0,9$ I.E. = 1,26 I.E. (gerundet 1,25 I.E.). Dieser Bolus wird verzögert über einen Zeitraum von 5 h abgegeben (vgl. Tabelle 3). Um 10:30 Uhr ist die Abgabe des verzögerten Bolus daher noch nicht abgeschlossen; zu diesem Zeitpunkt stehen noch 45% der Bolus-Abgabe, d.h. die Abgabe von ca. 0,55 I.E. über 2,25 h, aus. Der KE-Faktor hat sich nun aber verringert und liegt wegen der fortgeschrittenen Tageszeit nur noch bei 0,7 (statt 0,9) I.E. pro KE. Der für den verzögerten Bolus verwendete KE-Faktor passt also nicht mehr ganz.

Wenn der KE-Faktor sich durch fortgeschrittene Uhrzeit ändert, sollte also idealerweise auch der **FPE-Bolus**, der aktuell abgegeben wird, entsprechend angepasst – d.h. **auf den**

neuen KE-Faktor umgestellt – werden. Im Folgenden beschreibe ich, wie diese Umstellung durchgeführt werden kann.

Um die Größe des neuen, angepassten FPE-Bolus (im Folgenden B_{neu}) zu bestimmen, sollte **der bisherige FPE-Bolus** (B_{alt}) **mit dem *Verhältnis* zwischen dem neuen KE-Faktor** (f_{neu}) **und dem bisherigen KE-Faktor** (f_{alt}) **multipliziert** werden:

$$B_{neu} = B_{alt} * \frac{f_{neu}}{f_{alt}}$$

Im Beispiel sollte der bisherige FPE-Bolus, der aktuell noch abgegeben wird, also mit (0,7 / 0,9) multipliziert werden (da der neue KE-Faktor 0,7 und der bisherige KE-Faktor 0,9 beträgt). Die Berechnung des neuen FPE-Bolus lautet im Beispiel also: 0,55 I.E. × (0,7 / 0,9) = 0,43 I.E.

Konkret bedeutet das, dass die noch laufende Abgabe des verzögerten Bolus abgebrochen und stattdessen ein neuer verzögerter Bolus in Höhe von 0,43 I.E. (gerundet 0,45 I.E.) eingestellt wird. Dieser Bolus sollte die gleiche Dauer haben, die für den bisherigen Bolus noch ausstand (im Beispiel sind das 2,25 h, d.h. zwischen 2 und 2,5 h).

Ich nehme eine solche Anpassung des FPE-Bolus an den aktuellen KE-Faktor im Allgemeinen vormittags vor, weil dann eine merkliche Veränderung des KE-Faktors (bzw. der Insulinwirksamkeit) eintritt. Ohne eine solche Anpassung erhöht sich das Risiko, dass das Insulin bis zum Mittag überdosiert ist und eine Tendenz zu zu niedrigem BZ entsteht. Meine

Erfahrung spricht dafür, dass ab ca. drei bis vier Stunden nach dem Aufstehen (z.B. ab 10:30 Uhr, wenn man um 7 Uhr aufgestanden ist) ein signifikant niedrigerer KE-Faktor gilt, so dass eine entsprechende Anpassung (etwa) zu diesem Zeitpunkt sinnvoll ist.

Nachmittags kann der umgekehrte Bedarf entstehen, weil der KE-Faktor ab dem Nachmittag im Allgemeinen höher ist als am Mittag. Dann sollte der FPE-Bolus nachmittags an den höheren KE-Faktor angepasst (d.h. entsprechend vergrößert) werden.

Ich weise aber darauf hin, dass der Effekt von KE-Faktor-Veränderungen während der Abgabe eines FPE-Bolus im Allgemeinen relativ klein ist (wie man auch am obigen Beispiel sehen kann). Das liegt daran, dass die BZ-Wirkung von Fetten und Proteinen – und daher auch die dafür erforderlichen Insulinmengen – nicht groß sind. Die beschriebene Umstellung eines FPE-Bolus auf einen neuen KE-Faktor ist daher eher eine Detailangelegenheit und nicht eine strikte Notwendigkeit.

Für ganz besonders Interessierte beschreibe ich im Folgenden kurz die mathematische Herleitung der oben beschriebenen Vorgehensweise bei der Umstellung des FPE-Bolus auf einen neuen KE-Faktor. (Ansonsten können Sie mit Abschnitt 21.6 oder Teil V des Buches fortfahren.)

Wie bereits in Abschnitt 21.2 beschrieben, kann die Größe des FPE-Bolus (in I.E.) (im Folgenden B) berechnet werden als das Produkt aus FPE-Menge (m), Umrechnungsfaktor (u) und KE-Faktor (f):

$$B = m * u * f$$

Der bisherige FPE-Bolus mit dem bisherigen KE-Faktor ist also folgendermaßen bestimmt worden:

$$B_{alt} = m * u * f_{alt}$$

Wenn dieser alte FPE-Bolus nun mit dem Verhältnis zwischen dem neuen und dem alten KE-Faktor multipliziert wird, dann kürzt sich der alte KE-Faktor heraus und der neue KE-Faktor tritt an seine Stelle:

$$B_{neu} = B_{alt} * \frac{f_{neu}}{f_{alt}}$$

$$= m * u * f_{alt} * \frac{f_{neu}}{f_{alt}}$$

$$= m * u * f_{neu}$$

Der FPE-Bolus wird auf diese Weise also erfolgreich auf den neuen KE-Faktor umgestellt.

21.6. Umgang mit sich überschneidenden FPE-Boli

Ein weiteres Thema ist, wie damit umgegangen werden sollte, wenn noch ein FPE-Bolus abgegeben wird, zugleich aber bereits eine neue Mahlzeit mit weiteren Proteinen und/oder Fetten ansteht. Es geht also um die Situation, dass sich ein bestehender FPE-Bolus und ein neuer FPE-Bolus zeitlich überlagern bzw. überschneiden. Dieses Phänomen kann insbesondere bei einer KH-beschränkten Ernährung mit entsprechend großen Mengen von Fetten und Proteinen regelmäßig auftreten, weil dann die FPE-Mengen und die daraus folgende Dauer der FPE-Boli relativ groß sind.

Zwei verzögerte FPE-Boli parallel abzugeben, ist weder eine mögliche noch eine sinnvolle Lösung. Denn erstens kenne ich kein Insulinpumpenmodell, bei dem das technisch möglich wäre. Und zweitens sollte sich (wie in Abschnitt 21.2 beschrieben) die Abgabedauer der FPE-Boli an der FPE-Menge ausrichten. Wenn zusätzlich zu den neuen FPE auch noch zuvor aufgenommene FPE wirken, dann sollte der verzögerte Bolus also verlängert werden und sollte nicht lediglich die Dauer haben, die er ohne die noch wirkenden älteren FPE hätte.

Ich empfehle daher den folgenden Umgang mit FPE-Bolus-Überschneidungen. Um die **Größe** des erforderlichen FPE-Bolus zu bestimmen, sollte der bisherige FPE-Bolus, der aktuell noch abgegeben wird, mit dem neuen FPE-Bolus, der für die Regulation der nun konsumierten Fette und Proteine erforderlich ist, *addiert* werden. (Dadurch werden alle Fette und Proteine berücksichtigt.)

> ➤ Beispiel: Zum Mittagessen wird noch ein zuvor eingestellter verzögerter FPE-Bolus abgegeben; 0,3 I.E. stehen davon noch aus. Außerdem werden zum Mittagessen 4 FPE konsumiert. Hierfür ist (bei einem Umrechnungsfaktor von 0,2 KE pro FPE und einem KE-Faktor von 0,8 I.E. pro KE) ein FPE-Bolus von 4 × 0,2 × 0,8 I.E. = 0,64 I.E. notwendig. Die Gesamtmenge des nun erforderlichen FPE-Bolus beträgt also 0,3 I.E. + 0,64 I.E. = 0,94 I.E.

Ich weise darauf hin, dass der bisherige FPE-Bolus, der aktuell abgegeben wird, vor der Addition ggf. noch an den aktuellen KE-Faktor angepasst werden sollte, sofern dieser sich verändert hat und die Anpassung noch nicht vorgenommen wurde (siehe Abschnitt 21.5). Im Beispiel bedeutet das, dass statt der 0,3 I.E. ggf. eine angepasste Zahl verwendet werden sollte (z.B. 0,3 I.E. × (0,8 / 0,7) = 0,34 I.E.). Im Folgenden gehe ich aber *nicht* von einer solchen Anpassung aus.

Nachdem die (Gesamt-)Größe des neuen FPE-Bolus bestimmt wurde (im Beispiel 0,94 I.E.), kann die erforderliche **Abgabedauer** dieses Bolus ermittelt werden. Hierzu muss die (gesamte) **FPE-Menge** bekannt sein. Um diese zu berechnen, kann wieder die zuvor angegebene Formel verwendet werden:

FPE-Bolus = FPE-Menge × Umrechnungsfaktor × KE-Faktor

Diese Formel lässt sich umformen zu:

FPE-Menge = FPE-Bolus ÷ Umrechnungsfaktor ÷ KE-Faktor

Die FPE-Menge lässt sich also berechnen, indem der FPE-Bolus durch den Umrechnungsfaktor und den aktuellen KE-Faktor geteilt wird.

➢ Beispiel (Fortsetzung): Da der erforderliche FPE-Bolus 0,94 I.E beträgt, beträgt die FPE-Menge 0,94 ÷ 0,2 ÷ 0,8 = 5,9 FPE.

Aus der FPE-Menge kann dann die Abgabedauer des Bolus bestimmt werden.

➢ Beispiel (Fortsetzung): Da die FPE-Menge (gerundet) bei 6 FPE liegt, beträgt die erforderliche Bolus-Dauer 4,5 h (vgl. Tabelle 3). Es wird also ein verzögerter Bolus von 0,94 I.E. (gerundet 0,95 I.E.) über einen Zeitraum von 4,5 h abgegeben.

V. Korrekturen und Korrekturfaktoren

22. BZ-Zielwerte

Für die Bestimmung von möglichen BZ-Korrekturen – und für die (sonstige) Festlegung von Insulinmengen – ist es wichtig, zu wissen, an welchen BZ-Zielwerten man sich orientiert. Hierzu gebe ich in diesem Kapitel ein paar Hinweise. Sie beruhen vor allem auf meinem Austausch mit diabetologischem Fachpersonal und meinen Erfahrungen.

Wie bereits in Kapitel 1.2 angesprochen, wird beim Typ-1-Diabetes im Allgemeinen ein BZ-Zielbereich von **70 bis 180 mg/dl** definiert, wobei hierbei die Zeit nach dem Essen mit einbezogen wird. Dieser BZ-Bereich ist bei Menschen ohne Diabetes üblich (bei diesen steigt der BZ nach dem Essen maximal auf ca. 140–180 mg/dl).

Wie bereits an früheren Stellen beschrieben, achte ich allerdings innerhalb dieses Bereichs darauf, dass der BZ auch nach dem Essen **möglichst durchgehend unter 160 mg/dl** liegt, da ein solcher Bereich tendenziell gesünder und sicherer ist als Werte zwischen 160 und 180 mg/dl. Bei Nutzung von kontinuierlicher Glukosemessung (CGM) hat ein durchgehender BZ unter 160 mg/dl außerdem den praktischen Vorteil, dass keine Warnung für hohen BZ ausgegeben wird, sofern die Warngrenze auf 160 mg/dl eingestellt ist (um rechtzeitig vor einer möglichen Überzuckerung zu warnen). (Vgl. jeweils Kapitel 10.2 und 16.2.)

Außerhalb von den Mahlzeiten (d.h. vor dem Essen und ab drei Stunden nach dem Essen) wird beim Typ-1-Diabetes im Allgemeinen ein BZ-Bereich von ca. **80 bis 120 mg/dl** als ideal angesehen (idealer Nüchternbereich). Denn solche BZ-Werte sind (jeweils mit einem gewissen Sicherheitsabstand) einerseits unterhalb einer Überzuckerung (d.h. unter einem Nüchternwert von 126 mg/dl) und andererseits oberhalb einer Unterzuckerung (d.h. nicht unter 70 mg/dl).

Zugleich wird bei insulinpflichtigem Diabetes jedoch eher *nicht* empfohlen, über längere Zeiträume einen BZ-Wert unter 100 mg/dl anzustreben. Denn wenn es durch die Wirkung von Insulin und/oder körperlicher Aktivität zu einem Absinken des BZ kommen sollte, soll trotzdem keine Unterzuckerung eintreten. (Diabetolog:innen berichten seit Jahren, dass Unterzuckerungen – insbesondere, wenn sie zu häufig oder zu heftig sind – auch langfristig der Gesundheit schaden können, zusätzlich zur akuten Gefahr bei starken Unterzuckerungen; vgl. Kapitel 25.) Deshalb wird ein größerer Sicherheitsabstand zum Unterzuckerungsbereich angestrebt. Im Einklang mit den Empfehlungen orientiere ich mich **tagsüber** (außerhalb von den Mahlzeiten) an einem Zielwert von **100 mg/dl**.

Um vor allem das Risiko nächtlicher Unterzuckerungen zu minimieren, kann es beim Typ-1-Diabetes sinnvoll sein, **nachts** einen etwas höheren Zielwert zu definieren. Meine Erfahrung mit BZ-Werten und mein Austausch mit dem Fachpersonal bestätigen, dass ein etwas höherer nächtlicher Zielwert zum Unterzuckerungsschutz beiträgt und den HbA1c-Wert (sofern die BZ-Kontrolle tagsüber streng ist) nicht gefährdet. Im Einklang mit den Empfehlungen lag mein nächtlicher Zielwert ohne CGM bei ca. **120 mg/dl** und liegt mit CGM bei **110 mg/dl**.[97]

Ich weise darauf hin, dass für verschiedene Patient:innen zum Teil verschiedene Zielwerte definiert werden (müssen). Das liegt unter anderem daran, dass manche Patient:innen so große BZ-Schwankungen haben, dass bei relativ strengen Zielwerten zu häufige oder zu schwere Unterzuckerungen auftreten. Bei solchen Patient:innen werden höhere Zielwerte verwendet. Allerdings sollte es mit den in diesem Buch angegebenen Methoden für die meisten interessierten Patient:innen möglich sein, BZ-Schwankungen so weit zu reduzieren, dass die oben angegebenen Zielwerte ohne Probleme verwendet werden können. Ich empfehle Ihnen, auch mit dem für Sie zuständigen diabetologischen Fachpersonal Rücksprache zu halten.

23. Bestimmung des Korrekturfaktors in Abhängigkeit vom KE-Faktor

Falls ein erhöhter BZ auftritt, der nicht automatisch (z.B. durch noch wirkendes Bolus-Insulin) wieder zurückgeht, dann ist eine BZ-Korrektur mit einer hierfür abgegebenen Insulinmenge notwendig. Diese Insulinabgabe wird als **Korrektur-Bolus** bezeichnet.

---

[97] Da das CGM einen Alarm ausgibt, wenn es eine Unterzuckerung registriert (mindestens bei akut niedrigem BZ), reduziert sich bei der Verwendung eines solchen Systems das Risiko gefährlicher Unterzuckerungen.

Zwar lassen sich erhöhte BZ-Werte in den meisten Fällen vermeiden (wie in diesem Buch beschrieben), doch ganz ausgeschlossen werden können sie leider nicht. Ursachen dafür sind, dass die tatsächlich in einem Nahrungsmittel enthaltenen KH nicht immer genau bestimmt werden können (vgl. Kapitel 12.1) und dass die Therapie des Typ-1-Diabetes komplex ist und zahlreichen Einflüssen unterliegen kann – z.B. körperlicher Aktivität (vgl. Teil VII des Buches), Fetten und Proteinen (vgl. Kapitel 21) und unterschiedlicher Aufnahme des Insulins durch das Gewebe (vgl. Kapitel 6.2). Ein wichtiger Faktor ist auch, dass bestimmte Hormone (wie das Stresshormon Cortisol) jederzeit den BZ beeinflussen können; das ist ein bekanntes Phänomen, das unter anderem durch die Erfahrung und Ärzt:innen aufgezeigt worden ist. Im nicht-diabetischen Körper werden solche BZ-Veränderungen permanent durch die Beta-Zellen der Bauchspeicheldrüse überwacht und der Insulinspiegel entsprechend angepasst. Als Patient:in mit Typ-1-Diabetes hat man diese Zellen nicht und ist deshalb darauf angewiesen, den BZ mit Hilfsmitteln möglichst gut einzustellen, zu überwachen und bei Bedarf zu korrigieren.

Um die **Größe** eines erforderlichen Korrektur-Bolus zu bestimmen, wird ein **Korrekturfaktor** verwendet. Dieser gibt an, wie stark 1 I.E. den BZ senkt, beschreibt also die Stärke der Insulinwirkung auf den BZ. Die Stärke der Insulinwirkung zu kennen, ist darüber hinaus auch in anderen Zusammenhängen wichtig, z.B. für korrekt berechnete Anpassungen des Basalinsulins bzw. der Basalrate (vgl. Kapitel 28). Aus diesen Gründen gebe ich in diesem Kapitel Hinweise zu

Korrekturen von erhöhtem BZ und dabei insbesondere zur Bestimmung des Korrekturfaktors.

Wenn eine möglichst gute und stabile BZ-Einstellung angestrebt wird, ist es *nicht* ratsam, zu allen Tageszeiten und in jeder Situation denselben Korrekturfaktor (z.B. 1 I.E. pro 40 mg/dl) zu verwenden. Denn je nach Tageszeit unterscheidet sich meist die **Insulinwirksamkeit** (diese beschreibt, wie stark die BZ-Wirkung von 1 I.E. ist, bzw. wie viel Insulin notwendig ist, um eine bestimmte BZ-Wirkung zu erzielen). Das ist ein bekanntes Phänomen, das Sie unter anderem auch daran sehen können, dass die Basalrate und die KE-Faktoren nicht durchgehend gleich sind (zum Beispiel sind morgens meist eine höhere Basalrate und ein höherer KE-Faktor notwendig als mittags). Grund dafür ist insbesondere – wie bereits angesprochen – der im Tagesverlauf unterschiedliche Spiegel des Stresshormons Cortisol, das morgens natürlicherweise in besonders großem Umfang ausgeschüttet wird. Bekannt ist auch, dass körperliche Aktivität die Insulinwirksamkeit für mehrere Stunden verstärken kann (vgl. Kapitel 30).

Um Unterschiede in der Insulinwirksamkeit zu berücksichtigen, ist es sinnvoll, den Korrekturfaktor jeweils auf Basis des **KE-Faktor**s zu bestimmen. Denn dieser ist bereits an die Insulinwirksamkeit angepasst: Zum einen berücksichtigt er, dass verschiedene Menschen eine verschiedene Insulinwirksamkeit haben können (deshalb unterscheidet er sich zwischen Menschen). Zum anderen berücksichtigt er, dass die Insulinwirksamkeit nicht zu allen Zeitpunkten gleich ist, sondern zum Beispiel morgens geringer (deshalb ist morgens ein höherer KE-Faktor erforderlich) und nach dem Sport verstärkt (deshalb sollte der KE-Faktor nach dem Sport abgesenkt werden; vgl. Kapitel 30).

Die **Bestimmung** des Korrekturfaktors aus dem KE-Faktor funktioniert folgendermaßen. Da der KE-Faktor angibt, wie viele I.E. 1 KE entsprechen, kann daraus mit Dreisatz ermittelt werden, wie viele KE 1 I.E. entsprechen.

➢ Beispiel: Der KE-Faktor liegt mittags bei 0,7 I.E. pro KE. Das bedeutet, dass 0,7 I.E. die Wirkung von 1 KE haben.[98] Mit Dreisatz folgt, dass 1 I.E. die Wirkung von (1 I.E. ÷ 0,7 I.E.) × 1 KE = 1,43 KE hat.

Diese KE-Menge muss dann nur noch in mg/dl umgerechnet werden, um zu ermitteln, wie stark die BZ-Wirkung von 1 I.E. ist. Nach meiner Erfahrung mit den BZ-Daten, KE-Faktoren und Korrekturfaktoren hat 1 KE eine BZ-Wirkung von etwa 64 mg/dl (diesen Wert nehme ich im Folgenden an). Ich weise darauf hin, dass dieser Zahlenwert sich zwischen Individuen unterscheiden kann.

➢ Beispiel (Fortsetzung): Da 1 KE eine BZ-Wirkung von 64 mg/dl hat, haben die 1,43 KE eine BZ-Wirkung von 1,43 × 64 mg/dl = 92 mg/dl (gerundet 90 mg/dl). Der Korrekturfaktor beträgt mittags also 1 I.E. pro ca. 90 mg/dl.

---

[98] Ich beziehe mich hier (mathematisch gesprochen) auf den *Betrag* der Wirkung: Denn die Wirkung geht natürlich in umgekehrte Richtungen (KE haben eine BZ-steigernde, Insulin eine BZ-senkende Wirkung).

Die Berechnung des Korrekturfaktors aus dem KE-Faktor ist also ziemlich simpel und lässt sich durch diese Formel ausdrücken:

Korrekturfaktor = (1 ÷ *KE-Faktor*) × *w*,

wobei *w* die Wirkung von 1 KE auf den BZ in mg/dl angibt (im Beispiel 64 mg/dl).[99]

Auf diese Weise kann für jede Tageszeit auf Basis des jeweiligen KE-Faktors ein Korrekturfaktor bestimmt werden. In Tabelle 4 gebe ich ein Beispiel dafür an (hierbei verwende ich meine aktuellen KE-Faktoren[100]; der Korrekturfaktor ist jeweils auf 5 mg/dl gerundet).

---

[99] Wenn Sie nicht wissen, wie stark sich 1 KE auf Ihren BZ auswirkt, haben Sie (mindestens) zwei Möglichkeiten, die oben genannte Formel zu verwenden. Erstens können Sie (z.B. bei niedrigem BZ) beobachten, wie stark sich Ihr BZ verändert, wenn Sie 1 KE (oder 0,5 KE) einnehmen, und auf dieser Basis Ihren Wert des Parameters *w* (d.h. die BZ-Wirkung von 1 KE) feststellen bzw. berechnen. Alternativ können Sie in der Formel verschiedene Zahlenwerte für den Parameter *w* ausprobieren, bis die Korrekturfaktoren gut funktionieren. Dabei sollten Sie allerdings im Zweifel vorsichtig vorgehen (d.h. nicht zu viel Korrektur-Insulin einsetzen) und Rücksprache mit dem diabetologischen Fachpersonal halten.

[100] Die KE-Faktoren (und deshalb auch die Zahlenwerte der daraus berechneten Korrekturfaktoren) können sich natürlich zwischen verschiedenen Menschen unterscheiden und sollten grundsätzlich mit dem diabetologischen Fachpersonal besprochen werden.

Tabelle 4: Beispiel für KE-Faktoren und Korrekturfaktoren je Tageszeit

	Morgens	Mittags	Abends
KE-Faktor	0,85	0,7	0,8
Korrekturfaktor (1 I.E. pro ... mg/dl)	75	90	80

Beispiel: Der Korrekturfaktor am Morgen beträgt hier 1 I.E. pro ca. 75 mg/dl.

Aus der Tabelle (wie auch aus der oben angegebenen Formel) ist sofort ein wichtiges Prinzip erkennbar: Je *höher* der KE-Faktor ist, desto *niedriger* ist der Korrekturfaktor. Das liegt daran, dass bei einem höheren KE-Faktor die Insulinwirksamkeit geringer ist (daher ist mehr Insulin notwendig, um 1 KE zu regulieren), so dass der Effekt von 1 I.E. schwächer ist.

Wenn Sie (wie ich) auch für vormittags, nachmittags und/oder spätabends KE-Faktoren festgelegt haben, können Sie dafür natürlich ebenfalls jeweils einen Korrekturfaktor bestimmen.

Nach (umfangreicher) **körperlicher Aktivität** ist meist eine Anpassung des Korrekturfaktors sinnvoll. Denn da körperliche Aktivität im Allgemeinen die Insulinwirksamkeit verstärkt, hat das Insulin einen stärkeren Effekt auf den BZ, so dass bei unverändertem Korrekturfaktor eine Überdosierung (mit anschließender Unterzuckerungsgefahr) besteht. Es ist deshalb sinnvoll, nach der körperlichen Aktivität den KE-Faktor prozentual abzusenken (vgl. Kapitel 30) und den Korrekturfaktor entsprechend anzupassen. Das folgende Beispiel verdeutlicht, wie das funktioniert.

➢ Beispiel: Nach dem Sport wird der KE-Faktor um 20% abgesenkt, und zwar von 0,7 auf 0,56 I.E. pro KE. Der Korrekturfaktor liegt daher nicht mehr bei 90 mg/dl, sondern bei (1 ÷ 0,56) × 64 mg/dl = 114 mg/dl (oder gerundet 115 mg/dl).

Nachdem der Korrekturfaktor bestimmt wurde, kann – sofern Korrekturbedarf besteht – der **Korrektur-Bolus** berechnet werden. Prinzipiell ist ein Korrektur-Bolus sinnvoll, wenn der BZ außerhalb von Mahlzeiten (d.h. vor einer Mahlzeit oder ab drei bis vier Stunden nach einer Mahlzeit; siehe hierzu auch die Hinweise in Kapitel 24) über dem idealen Nüchternbereich – d.h. über 120 mg/dl – liegt.

➢ Beispiel: Der BZ liegt vor einer Mahlzeit bei 140 mg/dl. Wenn der Ziel-BZ bei 100 mg/dl liegt, sollte der BZ also um 140 mg/dl – 100 mg/dl = 40 mg/dl abgesenkt werden. Der aktuelle Korrekturfaktor beträgt 1 I.E. pro 80 mg/dl. Somit ist (mit Dreisatz) ein Korrektur-Bolus von (40 ÷ 80) × 1 I.E. = 0,5 I.E. notwendig. (Außerdem sollte ggf. ein Zeitabstand zwischen Insulin-Boli und Mahlzeit eingehalten werden; siehe Kapitel 20.)

Bei der Verwendung von genau berechneten Korrektur-Boli sind Nutzer:innen von Insulinpumpen im Vorteil, da sich die Insulinabgaben (wie bereits in Kapitel 19.2 erwähnt) dabei präziser festlegen lassen; bei einem Pen sind meist nur Abstufungen von 1 I.E. oder – bei einigen Pens – von 0,5 I.E. möglich.

Wenn Sie an einer besonders genauen BZ-Einstellung interessiert sind, empfehle ich Ihnen außerdem, bei Bedarf sogenannte **Präzisionskorrekturen** einzusetzen (ansonsten können Sie mit Kapitel 24 fortfahren). So bezeichne ich allgemein Korrekturen, die eingesetzt werden, wenn zwar keine Über- oder Unterzuckerung vorliegt, der BZ aber leicht vom BZ-Zielwert abweicht. In diesem Kapitel geht es dabei speziell um den Fall, dass der BZ **leicht über** dem Ziel-BZ liegt.

Wenn der Zielwert leicht überschritten wird (zum Beispiel wenn der BZ vor dem Essen bei 115 mg/dl liegt, während der Zielwert 100 mg/dl beträgt), dann setze ich für den überschüssigen BZ (d.h. für 115 mg/dl − 100 mg/dl = 15 mg/dl) eine Präzisionskorrektur in Form von einem kleinen Korrektur-Bolus ein. Wenn der Korrekturfaktor z.B. bei 70 mg/dl liegt, dann verwende ich in dem Beispiel einen Korrektur-Bolus von 15 ÷ 70 = 0,21 I.E. (gerundet 0,2 I.E.).

Auch Präzisionskorrekturen lassen sich insbesondere mit Insulinpumpen umsetzen, da diese auch kleine Bolus-Abgaben ermöglichen. Ein Zweck von Präzisionskorrekturen besteht darin, einen zu großen BZ-Anstieg nach dem Essen zu verhindern, indem der BZ zunächst auf den Zielwert abgesenkt wird. Außerdem wird durch Präzisionskorrekturen vermieden, dass es zu wiederholten leichten BZ-Anstiegen kommen könnte, die in der Summe relevant werden könnten. Wenn zum Beispiel der BZ in den nächsten Stunden (durch unvorhergesehene Umstände) wieder um 15 mg/dl steigen sollte, dann käme es ohne Präzisionskorrektur zu einem BZ von 115 mg/dl + 15 mg/dl = 130 mg/dl; mit Präzisionskorrektur entsteht dagegen nur ein BZ von 115 mg/dl − 15 mg/dl + 15 mg/dl = 115 mg/dl. Somit tragen Präzisionskorrekturen zu einer besseren BZ-Einstellung bei, inkl. mehr Zeit im Zielbereich und einem besseren HbA1c-Wert.

24. Berücksichtigung der Nachwirkung von Insulin-Boli

Bei der Frage, wie auf einen BZ-Wert reagiert werden sollte, ist es wichtig, die Wirkung des Insulins im Zeitverlauf zu beachten. Das gilt insbesondere, wenn die BZ-Messung in den Stunden nach einer Mahlzeit erfolgt, denn zu dieser Zeit kann noch eine erhebliche Menge des abgegebenen Bolus-Insulins wirken. In diesem Kapitel gebe ich deshalb einige Hinweise zu diesem Thema. Sie basieren auf Schulungen und Gesprächen mit diabetologischem Fachpersonal sowie auf meinen Berechnungen und Erfahrungen.

Das folgende Beispiel verdeutlicht die Relevanz des Themas.

➢ Beispiel: Zwei Stunden nach dem Essen liegt der BZ bei 150 mg/dl. Der Patient möchte den BZ mit Hilfe von Korrektur-Insulin auf 100 mg/dl absenken. Der Korrekturfaktor liegt bei 1 I.E. pro 60 mg/dl. Der Patient setzt daher einen (an sich korrekt berechneten) Korrektur-Bolus in Höhe von (50 ÷ 60) × 1 I.E. = 0,83 I.E. (gerundet 0,85 I.E.) ein. Allerdings wirken ab diesem Zeitpunkt auch noch 0,9 I.E. von dem Bolus, der vor der Mahlzeit für die Regulation der KE abgegeben wurde.[101] (Dagegen

---

[101] Sofern nicht anders angegeben, gehe ich in diesem Kapitel stets von einem Direkt-Bolus und *nicht* von einem verzögert abgegebenen Bolus aus.

haben die konsumierten KH keine langsame Wirkung und wirken daher nicht mehr.) Zusammengerechnet tritt ab diesem Zeitpunkt also eine Bolus-Wirkung von 0,85 I.E. + 0,9 I.E. = 1,75 I.E. ein. Da 1 I.E. (gemäß Korrekturfaktor) eine BZ-senkende Wirkung von 60 mg/dl hat, haben die 1,75 I.E. eine BZ-senkende Wirkung von 1,75 × 60 mg/dl = 105 mg/dl. Somit entsteht ein BZ von 150 mg/dl − 105 mg/dl = 45 mg/dl. Der Patient erleidet also eine Unterzuckerung (wenn er nicht rechtzeitig eine entgegengesetzte Korrektur einsetzt).

In dem Beispiel entsteht die Unterzuckerung, weil der Patient (bei der Festlegung des Korrektur-Bolus) die noch ausstehende Wirkung des zuvor abgegebenen Bolus-Insulins nicht berücksichtigt hat. Das Korrektur-Insulin ist in diesem Beispiel gar nicht notwendig (und führt zu einer Überdosierung), weil das noch wirkende Insulin des KE-Bolus ausreicht, um den BZ abzusenken (und zwar um 0,9 × 60 mg/dl = 54 mg/dl, so dass der BZ automatisch auf 150 mg/dl − 54 mg/dl = 96 mg/dl sinkt).

Aus diesem Grund wird im Allgemeinen empfohlen, den BZ nach der Abgabe eines KE-Bolus (oder bereits erfolgten Korrektur-Bolus) **nicht zu früh mit Insulin zu korrigieren**. Frühzeitiges Korrektur-Insulin kann die Unterzuckerungsgefahr vergrößern, da (wie im Beispiel beschrieben) die Kombination aus Korrektur-Bolus und noch wirkendem KE-Bolus zu einer Überdosierung führen kann. Im Zweifel ist es daher sicherer, erst ab drei bis vier Stunden nach einer Mahlzeit Korrektur-Insulin einzusetzen, weil dann der KE-Bolus nicht mehr (oder nur noch zu einem kleinen Teil) wirkt (siehe

Kapitel 7 für genauere Angaben zur Insulinwirkung im Zeitverlauf).[102]

Besonders in den letzten ca. vier Stunden vor dem Schlafengehen ist es allgemein ratsam, mit frühzeitig eingesetztem Korrektur-Insulin vorsichtig umzugehen und dieses im Zweifel zu vermeiden. Denn sonst können (im Falle einer Überdosierung) nächtliche Unterzuckerungen auftreten, die potentiell schädlich oder gar gefährlich sind. Vor allem wenn kein CGM genutzt wird, sollte das Risiko nächtlicher Unterzuckerungen minimiert werden, da dann keine (maschinelle) Unterzuckerungswarnung besteht.

Auf Grund meiner Berechnungen und Erfahrungen mit BZ- und Insulindaten weise ich aber darauf hin, dass es (insbesondere vom Aufstehen bis vor dem Abend) Situationen gibt, in denen Patient:innen mit fortgeschrittenen Kenntnissen den BZ **auch frühzeitiger** mit Insulin korrigieren können, wenn tatsächlich ein solcher **Bedarf** an Korrektur-Insulin besteht und das Unterzuckerungsrisiko gering ist. Hierbei sollte vorsichtig vorgegangen werden, und im Folgenden mache ich dazu ein paar Angaben.

Wenn **CGM** genutzt wird, kann der auf dem Empfänger sichtbare **BZ-Trend** berücksichtigt werden, um zu beurteilen, inwieweit eine BZ-Korrektur notwendig ist. Bei einem

---

[102] Auch bei diesem Thema wirkt es sich günstig aus, die KH-Menge (pro Mahlzeit) zu begrenzen. Denn bei kleinen oder moderaten KE-Mengen sind kleinere Insulin-Boli notwendig, und solche kleineren Insulinmengen haben bekanntermaßen (und wie bereits beschrieben) sowohl eine schwächere als auch eine schnellere Wirkung. Dadurch verringern sich mögliche Probleme mit nachwirkendem Insulin.

solchen System ist es häufig nicht erforderlich, die noch ausstehenden Einflüsse (wie unten angegeben) zu berechnen. Wenn zum Beispiel der BZ bei 150 mg/dl liegt, aber ein deutlich sinkender BZ-Trend sichtbar ist, dann ist es im Zweifel sicherer, mit Korrektur-Insulin abzuwarten. Ist der Trend dagegen stabil, kann das ein Hinweis dafür sein, dass der BZ ohne Korrektur nicht sinkt und somit Korrektur-Insulin erforderlich ist.

Ich empfehle aber – auch aus Erfahrung –, sich nicht vollständig darauf zu verlassen, dass der vom CGM angezeigte BZ-Trend sich (ohne Korrektur) unverändert in die Zukunft fortsetzt. Denn es können Einflüsse und Entwicklungen auftreten, die noch nicht aus dem bisherigen Trend abgeleitet werden können. Zum Beispiel kommt es in der ersten Stunde nach einer KH-Aufnahme fast immer zu einem (mehr oder weniger starken) BZ-Anstieg. Das ist aber im Allgemeinen kein sinnvoller Anlass für eine Korrektur, denn mit der Zeit wird auch der abgegebene KE-Bolus stärker wirken und kann den BZ wieder auf den Zielwert absenken. Meine Empfehlung ist daher, den BZ-Trend zwar zu berücksichtigen, darauf aber mit Vorsicht zu reagieren, ggf. auch Berechnungen durchzuführen und die persönliche Erfahrung mit einzubeziehen (siehe jeweils unten).

Nach **Low-Carb**-Mahlzeiten (in denen auf Nahrungsmittel mit hohem KH-Gehalt verzichtet wird) hat die Berücksichtigung von nachwirkendem KE-Bolus-Insulin und nachwirkenden KE nach meiner Erfahrung meist nur wenig Relevanz. Denn wenn solche Mahlzeiten überhaupt KH enthalten, dann sind die KE-Mengen und die Größe des Insulin-

Bolus meist so klein, dass ihre BZ-Wirkungen sehr begrenzt sind. Außerdem ist die Wirkung der (wenigen) KH, die in solchen Mahlzeiten eingesetzt werden (z.B. Stärke-armes Gemüse und Nüsse), meist nicht schnell und wird (zusätzlich) durch Proteine und/oder Fette verzögert; dadurch passt die KH-Wirkung meist so gut zur Insulinwirkung, dass keine erheblichen BZ-Schwankungen nach dem Essen zu erwarten sind. Deshalb können BZ-Werte nach Low-Carb-Mahlzeiten (zumindest nach wenigen Stunden) meist problemlos interpretiert werden, ohne auf nachwirkende Einflüsse achten zu müssen. In den Abendstunden empfehle ich dennoch, im Zweifel die noch ausstehende Wirkung von (auch kleinen) Insulin-Boli zu berücksichtigen, um das Risiko von nächtlichen Unterzuckerungen zu minimieren (siehe unten).

Bei der Frage, wie Sie BZ-Werte interpretieren und mit welchen noch ausstehenden Einflüssen Sie rechnen, empfehle ich Ihnen, grundsätzlich auch Ihre **persönliche Erfahrung** zu berücksichtigen (da die BZ-Verläufe durch individuelle Faktoren wie das Ernährungsverhalten und die Insulinwirksamkeit beeinflusst werden können). Zum Beispiel weiß ich aus Erfahrung, dass mein BZ nach dem Mittagessen, das ich typischerweise zubereite, normalerweise um bis zu 40 mg/dl ansteigt und anschließend (ohne Korrektur) etwa im gleichen Maße wieder absinkt. Wenn es nun ausnahmsweise zu einem Anstieg um 60 oder 70 (statt 40) mg/dl kommt, dann kann ich davon ausgehen, dass dieser Anstieg sich nicht automatisch wieder vollständig zurückbildet (da der BZ ohne Korrektur erfahrungsgemäß nur um ca. 40 mg/dl sinken wird). Ich kann in einem solchen Fall also für 20 bis 30 mg/dl eine Korrektur mit Bolus-Insulin einsetzen.

Im restlichen Teil dieses Kapitels gehe ich darauf ein, wie (näherungsweise) **berechnet** werden kann, welcher Bedarf an Korrektur-Insulin tatsächlich – d.h. unter Berücksichtigung des noch wirkenden Bolus-Insulins – besteht. Wie beschrieben können solche Berechnungen vor allem dann relevant sein, wenn kein CGM genutzt und zugleich keine strikte Low-Carb-Ernährung gewählt wird.

Um den Korrektur-Bedarf zu bestimmen, sollte insbesondere die BZ-Wirkung des noch wirkenden Bolus-Insulins ermittelt werden. Um diese zu ermitteln, sollte zunächst die *Menge* des noch wirkenden Bolus-Insulins (in I.E.) bestimmt werden.

Ich weise darauf hin, dass es dabei jeweils um das noch wirkende Insulin aus **KE-Boli** geht (d.h. Boli, die zur Regulation von KE abgegeben worden sind) und – sofern es eine solche Korrektur in den letzten Stunden gab – um das noch wirkende Insulin aus Korrektur-Boli. Dagegen muss die Nachwirkung von möglichen FPE-Boli (d.h. Boli, die zur Regulation von Fett-Protein-Einheiten (FPE) abgegeben werden) in diesem Kontext – wie auch die Erfahrung zeigt – prinzipiell *nicht* berücksichtigt werden (wenn die FPE-Boli korrekt eingestellt wurden). Denn erstens erfordert die FPE-Regulation nur relativ kleine Insulinmengen. Zweitens werden diese (verzögerten) Boli – bei korrekter Regulation – so eingestellt, dass ihre BZ-Wirkung im Zeitverlauf möglichst gut mit der BZ-Wirkung der Fette und Proteine zusammenpasst, so dass die noch ausstehende Wirkung von FPE-Boli durch die Wirkung der Fette und Proteine ausgeglichen wird (vgl. Kapitel 21); daher entsteht allgemein kein sinkender BZ-Trend durch

FPE-Boli.[103] Dagegen wirken KH (insbesondere, wenn es sich nicht um langsame und verzögerte KH handelt) häufig schneller als die hierfür eingesetzten KE-Boli, so dass nicht immer davon ausgegangen werden kann, dass die noch ausstehende Wirkung solcher Boli vollständig durch KH-Wirkung kompensiert wird.

Die **Menge des noch wirkenden Bolus-Insulins** kann folgendermaßen bestimmt werden. Wie in Kapitel 7 beschrieben, kann bei schnell wirkendem Analoginsulin (z.B. Humalog) bei kleiner bis moderater Bolus-Größe davon ausgegangen werden, dass 5 Stunden nach Abgabe des Insulin-Bolus ca. 100% der Wirkung eingetreten sind. Bei gleichmäßiger Verteilung der Insulinwirkung würde das zum Beispiel bedeuten (mit Dreisatz), dass 2 Stunden nach Bolus-Abgabe ca. $(2 \div 5) \times 100\% = 40\%$ der Wirkung eingetreten sind, so dass die restlichen 60% der Wirkung zu diesem Zeitpunkt noch ausstehen.

Allerdings sollte man sich bewusst sein, dass die Verteilung der Insulinwirkung im Zeitverlauf tatsächlich nicht ganz gleichmäßig, sondern etwas rechtsschief ist; das heißt, in den früheren Phasen der Wirkungszeit tritt insgesamt eine stärkere Wirkung ein als in den späteren Phasen (siehe Abbildung 4). Um diesen Effekt zu berücksichtigen, sollte der Anteil des Insulins, der bis zu einem bestimmten Zeitpunkt gewirkt hat,

---

[103] Aus einem ähnlichen Grund muss auch die Nachwirkung von Basalraten-Insulin in diesem Kontext prinzipiell *nicht* berücksichtigt werden: Dieses Insulin dient lediglich dazu, den Grundbedarf an Insulin zu decken und den BZ stabil zu halten, und erzeugt daher normalerweise keinen sinkenden BZ-Trend.

im Vergleich zur Dreisatz-Berechnung etwas hochgerechnet (bzw. der Anteil des Insulins, der noch *nicht* gewirkt hat und dessen Wirkung noch aussteht, etwas *heruntergerechnet*) werden. Auf Basis des in Kapitel 7 beschriebenen Wirkungsverlaufs und meiner Erfahrung mit BZ-Daten ist hierbei dieses praktische Vorgehen sinnvoll (Zahlenwerte bezogen auf schnell wirkendes Insulin wie Humalog):

- In den ersten drei Stunden nach Bolus-Abgabe wird der Anteil des Insulins, der bis zu einem bestimmten Zeitpunkt bereits gewirkt hat, mit dem Faktor 4/3 (bzw. 133%) hochgerechnet.

  o Beispiel 1: Zwei Stunden nach Bolus-Abgabe beträgt der Anteil des Insulins, der bereits gewirkt hat, nicht $(2 \div 5) \times 100\% = 40\%$, sondern eher $(2 \div 5) \times (4/3) \times 100\% = 53\%$. Somit stehen zu diesem Zeitpunkt ca. $100\% - 53\% = 47\%$ der Wirkung noch aus.

  o Beispiel 2: Drei Stunden nach Bolus-Abgabe sind insgesamt ca. $(3 \div 5) \times (4/3) \times 100\% = 80\%$ der Wirkung bereits eingetreten, so dass ca. 20% der Wirkung noch ausstehen.

- Zwischen drei und fünf Stunden nach Bolus-Abgabe wird der Anteil des Insulins, der ab einem bestimmten Zeitpunkt noch wirkt, mit dem Faktor 0,5 multipliziert und dadurch heruntergerechnet.

  o Beispiel 3: Vier Stunden nach Bolus-Abgabe würde der Anteil des Insulins, der bereits gewirkt hat, bei gleichmäßigem Wirkungsverlauf $(4 \div 5) \times 100\% =$

80% betragen, so dass 20% der Wirkung noch ausstehen. Wegen der rechtsschiefen Verteilung stehen tatsächlich aber nur ca. $0{,}5 \times 20\% = 10\%$ der Wirkung noch aus.

Da **sehr schnelles Analoginsulin** (z.B. Lyumjev) etwas schneller wirkt (vgl. Kapitel 7 und Abbildung 4), ist hierbei der Anteil des Bolus-Insulins, der bis zu einem bestimmten Zeitpunkt nach Bolus-Abgabe gewirkt hat, größer als bei schnell wirkendem Insulin, und die noch ausstehende Wirkung ist entsprechend kleiner. Konkret kann bei Lyumjev bei kleinen bis moderaten Boli nach meiner Erfahrung davon ausgegangen werden, dass ca. vier Stunden nach Bolus-Abgabe 100% des Insulins gewirkt haben. Auch bei Lyumjev sollte (auf Grund der rechtsschiefen Verteilung der Insulinwirkung) der Anteil des Insulins, der bis zu einem bestimmten Zeitpunkt gewirkt hat, im Vergleich zur Dreisatz-Berechnung etwas hochgerechnet (bzw. der Anteil des Insulins, der noch *nicht* gewirkt hat und dessen Wirkung noch aussteht, etwas heruntergerechnet) werden. Im Folgenden gehe ich bei den Zahlenwerten allerdings weiterhin von schnell wirkendem Insulin (z.B. Humalog) aus.

Nachdem der Anteil des Bolus, der noch wirkt, bestimmt wurde, kann mit Hilfe des Korrekturfaktors (siehe Kapitel 23) berechnet werden, **wie sich dieses noch wirkende Bolus-Insulin auf den BZ auswirkt.** Auf dieser Grundlage kann dann bestimmt werden, welche **Korrektur** ggf. noch erforderlich ist. Die folgenden beiden Beispiele verdeutlichen das Vorgehen.

➢ Beispiel 1: Drei Stunden nach Abgabe eines KE-Bolus liegt der BZ bei 180 mg/dl. Der Bolus umfasste 4 I.E. Der Anteil des Bolus, dessen Wirkung bereits eingetreten ist, liegt bei ca. (3 ÷ 5) × (4/3) × 100% = 80% (siehe oben), so dass 20% der Wirkung noch erwartet werden. Das sind 20% × 4 I.E. = 0,8 I.E. Wenn der Korrekturfaktor bei 1 I.E. pro 60 mg/dl liegt, dann haben die 0,8 I.E. eine BZ-senkende Wirkung von 0,8 × 60 mg/dl = 48 mg/dl. Es wird in diesem Beispiel *nicht* davon ausgegangen, dass zu diesem Zeitpunkt noch KH wirken. Ohne Korrektur wird daher voraussichtlich ein BZ von 180 mg/dl – 48 mg/dl = 132 mg/dl entstehen. Wenn der Ziel-BZ bei 100 mg/dl liegt, ist somit eine Korrektur sinnvoll, die den BZ um 32 mg/dl absenkt. Für diese Korrektur ist (gemäß Korrekturfaktor) ein Bolus von (32 ÷ 60) × 1 I.E. = 0,53 I.E. (gerundet 0,55 I.E.) notwendig.

➢ Beispiel 2: Zwei Stunden nach Abgabe eines KE-Bolus liegt der BZ bei 213 mg/dl. Der Bolus umfasste 4 I.E. Der Anteil des Bolus, dessen Wirkung bereits eingetreten ist, liegt bei ca. (2 ÷ 5) × (4/3) × 100% = 53%, so dass 47% der Wirkung noch erwartet werden. Das sind 47% × 4 I.E. = 1,88 I.E. Wenn der Korrekturfaktor bei 1 I.E. pro 60 mg/dl liegt, dann haben die 1,88 I.E. eine BZ-senkende Wirkung von 1,88 × 60 mg/dl = 113 mg/dl. Es wird *nicht* davon ausgegangen, dass noch KH wirken. Ohne Korrektur wird daher voraussichtlich ein BZ von 213 mg/dl – 113 mg/dl = 100 mg/dl entstehen. Wenn der Ziel-BZ bei 100 mg/dl liegt, ist somit kein Korrektur-Insulin erforderlich.

Allerdings weise ich in Bezug auf Beispiel 1 darauf hin, dass ein solcher Zustand (mit Bedarf an Korrektur-Insulin nach der Mahlzeit) nicht auf Dauer akzeptiert werden sollte. Sondern in einem solchen Fall (wenn er wiederholt und systematisch auftritt) ist offensichtlich eine Erhöhung des KE-Faktors sinnvoll, so dass in Zukunft möglichst gar kein Korrekturbedarf mehr entsteht. Und in Fällen wie in Beispiel 2 sollte die Stabilität des BZ nach dem Essen verbessert werden, z.b. durch Wahl einer geeigneten Ernährung (siehe unten und Kapitel 15–16).

Zudem weise ich darauf hin, dass bei der Interpretation von BZ-Werten nach der Mahlzeit nicht nur die noch ausstehende Wirkung von Bolus-Insulin, sondern auch eine **noch ausstehende Wirkung von KH** berücksichtigt werden sollte. Das ist insbesondere relevant, wenn (wie es im Allgemeinen empfehlenswert ist) die KH relativ langsam wirken (z.b. Vollkorn oder Hülsenfrüchte) und/oder ihre Wirkung durch eine signifikante Menge von Proteinen oder Fetten verzögert wird. Das folgende Beispiel (eine Variation von Beispiel 2 oben) verdeutlicht, wie in einem solchen Fall vorgegangen werden kann.

➢ Beispiel: Zwei Stunden nach Abgabe eines KE-Bolus liegt der BZ bei 160 mg/dl. Der Bolus umfasste 4 I.E. Der Anteil des Bolus, dessen Wirkung bereits eingetreten ist, liegt bei ca. $(2 \div 5) \times (4/3) \times 100\% = 53\%$, so dass 47% der Wirkung noch erwartet werden. Das sind 47% $\times$ 4 I.E. = 1,88 I.E. Wenn der Korrekturfaktor bei 1 I.E. pro 60 mg/dl liegt, dann haben die 1,88 I.E. eine BZ-senkende Wirkung von 1,88 $\times$ 60 mg/dl = 113 mg/dl.

Zugleich wird aber auch noch ein Drittel der KE-Wirkung erwartet, da es sich um langsam und verzögert wirkende KH handelte. Bei einer Mahlzeit mit 4,5 KE sind das $(1/3) \times 4{,}5$ KE $= 1{,}5$ KE. Wenn 1 KE eine BZ-Wirkung von 60 mg/dl hat, dann haben die 1,5 KE eine BZ-Wirkung von $1{,}5 \times 60$ mg/dl $= 90$ mg/dl. Ohne Korrektur wird daher voraussichtlich ein BZ von 160 mg/dl – 113 mg/dl $+$ 90 mg/dl $= 137$ mg/dl entstehen. Wenn der Ziel-BZ bei 100 mg/dl liegt, ist somit eine Korrektur sinnvoll, die den BZ um 37 mg/dl absenkt. Für diese Korrektur ist (gemäß Korrekturfaktor) ein Bolus von $(37 \div 60) \times 1$ I.E. $= 0{,}62$ I.E. (gerundet 0,6 I.E.) notwendig.

Dieses Beispiel zeigt, dass bei (auch moderat) erhöhtem BZ in den Stunden nach einer Mahlzeit eine Korrektur mit Insulin durchaus sinnvoll sein kann, wenn die konsumierten KE langsam bzw. verzögert wirken. Denn in solchen Fällen können zusätzlich zum Bolus-Insulin, das den BZ senkt, auch noch KH wirken, die eine BZ-steigernde Wirkung haben und damit die Wirkung des Bolus-Insulins (teilweise oder ganz) ausgleichen. (Auch in dem hier betrachteten Beispiel gilt natürlich: Korrekturen sollten keine Dauerlösung sein; wenn wiederholt Korrektur-Insulin nach Mahlzeiten erforderlich ist, dann ist das ein Zeichen dafür, dass die reguläre Insulinmenge – insbesondere der KE-Faktor – angehoben werden sollte.)

Meine Erfahrung (gerade auch mit CGM-Daten) bestätigt diese Zusammenhänge vollständig. Die Daten sprechen dafür, dass (bei verzögert wirkenden KH) sogar mehr als drei Stunden nach dem Essen noch eine Restwirkung der KH bestehen kann, welche die Restwirkung des Bolus-Insulins ausgleichen kann.

25. Vermeidung bzw. Korrektur von Unterzuckerungen

Die Vermeidung von Unterzuckerungen ist bekanntermaßen ein zentrales Ziel der Therapie eines insulinpflichtigen Diabetes. Denn da das Insulin ein BZ-senkendes Hormon ist, kann dadurch prinzipiell eine Unterzuckerungsgefahr beim insulinpflichtigen Diabetes entstehen. Unterzuckerungen verursachen eine Unterversorgung des Gehirns mit Energie. Schwere Unterzuckerungen können unter anderem zu Unfällen, Krämpfen und Bewusstlosigkeit führen und sogar lebensgefährlich sein.

Seit Jahren weisen Diabetolog:innen darauf hin, dass von Unterzuckerungen nicht nur eine akute Gefahr bei schweren Unterzuckerungen ausgeht, sondern dass Unterzuckerungen auch an sich langfristig ungesund sind – insbesondere, wenn sie zu häufig vorkommen. Es wird empfohlen, BZ-Werte im Unterzuckerungsbereich (d.h. < 70 mg/dl, besonders < 60 mg/dl) allgemein zu vermeiden.

In diesem Kapitel gebe ich deshalb Hinweise zur Vermeidung bzw. Korrektur von Unterzuckerungen. Sie basieren auf Schulungen und Austausch mit diabetologischem Fachpersonal sowie auf meinen Berechnungen und Erfahrungen.

25.1. Vermeidung von Unterzuckerungen

Für die Vermeidung von Unterzuckerungen ist es erstens wichtig, dass die Insulinmenge möglichst korrekt und präzise berechnet ist, damit es nicht zu einer Überdosierung kommt. Auch sollte die Insulinwirkung im Zeitverlauf hinreichend gut mit der KH-Wirkung zusammenpassen, damit schädliche BZ-Schwankungen vermieden werden. In diesem Buch habe ich zahlreiche Hinweise zu diesen Themenbereichen gesammelt (siehe außerdem Teil VII des Buches für die Regulation von körperlicher Aktivität).

Zweitens – und darauf fokussiere ich mich in diesem Abschnitt – sollte bei BZ-Werten, die ohne Korrektur zu weit absinken würden oder die sehr knapp sind, **rechtzeitig reagiert** werden, um eine Unterzuckerung *vor* ihrer Entstehung zu verhindern. CGM-Systeme sind hierfür besonders vorteilhaft, da sie schon frühzeitig (z.B. bei einem BZ $\leq$ 80 mg/dl) eine Warnung abgeben können (vgl. Kapitel 10.1).

Im Einklang mit gängigen Empfehlungen für Menschen mit Typ-1-Diabetes empfehle ich, im Allgemeinen schon bei einem **BZ** im Bereich von **70–80 mg/dl** eine **kleine Menge schnell wirkender KH** – z.B. 5g Glukose bzw. Traubenzucker (d.h. 0,5 KE) – einzusetzen, um eine mögliche Unterzuckerung zu verhindern. Zwar sind solche BZ-Werte an sich noch im gesunden Bereich. Ohne Korrektur können sie aber – wie auch die Erfahrung bestätigt – weiter absinken (durch noch wirkendes Insulin und/oder durch Bewegung) und sich dadurch schnell in eine Unterzuckerung entwickeln. Außerdem kann der BZ – vor allem bei CGM – etwas ungenau gemessen sein, so dass er tatsächlich etwas niedriger liegen kann; und bei CGM kommt noch eine mögliche zeitliche Verzögerung bei der Messung dazu, so dass der BZ inzwischen auch schon weiter abgesunken sein kann (siehe wiederum Kapitel 10.1). Aus diesen Gründen ist es zweckmäßig, bei einem gemessenen BZ von 70 bis 80 mg/dl bereits leicht gegenzusteuern.

Die Gefahr einer *Überzuckerung* besteht bei kleinen Korrekturen bei knappen BZ-Werten praktisch nicht. Denn da 1 KE erfahrungsgemäß eine BZ-Wirkung von ca. 60 mg/dl[104] hat, heben 0,5 KE den BZ um ca. 30 mg/dl an. Selbst wenn keine BZ-senkenden Einflüsse mehr auftreten, wird mit der Korrektur in Höhe von 0,5 KE daher voraussichtlich ein BZ von maximal ca. 80 mg/dl + 30 mg/dl = 110 mg/dl erreicht. Dieser BZ liegt *innerhalb* des idealen Nüchternbereichs und ist daher nicht zu hoch.

Außerdem ist es (wie oben erwähnt) häufig so, dass die Einflüsse, die zum Absinken des BZ geführt haben (z.B. noch wirkendes Bolus-Insulin und/oder körperliche Aktivität), weiter wirken. Dadurch entsteht eine weitere BZ-senkende Wirkung, welche einen Teil der Wirkung der Korrektur-KH (parallel zu ihrem Auftreten) ausgleicht. Wie in Kapitel 15 beschrieben, verteilt sich die Wirkung von Glukose erfahrungsgemäß auf ca. 30 Minuten ab Einnahme. Wenn in dieser Zeit zum Beispiel eine weitere BZ-senkende Wirkung von 15

---

[104] Wie in Kapitel 23 bereits beschrieben, kann sich der genaue Zahlenwert zwischen Individuen unterscheiden; bei mir beträgt er ca. 64 mg/dl. Je nachdem, wie stark sich 1 KE auf den BZ auswirkt, kann ggf. eine größere oder kleinere Korrekturmenge geeignet sein.

mg/dl auftritt, dann entsteht innerhalb von 30 Minuten ein BZ von maximal ca. 80 mg/dl – 15 mg/dl + 30 mg/dl = 95 mg/dl. Dieser BZ ist deutlich im idealen Nüchternbereich. Meine Erfahrung bestätigt, dass solche kleinen Korrekturen bei knappen BZ-Werten (die einen leicht sinkenden Trend haben) meist zu einem BZ von ca. 90 bis 100 mg/dl führen.

In bestimmten Fällen kann es sinnvoll sein, bei einem BZ von 70–80 mg/dl mit einer größeren Korrektur (z.B. 1 KE) zu reagieren. Im Allgemeinen empfehle ich das nicht, weil es zu einem erhöhten BZ führen kann. Es gibt aber Situationen, in denen es sinnvoll ist und nicht zu einem erhöhten BZ führt: insbesondere wenn Anzeichen oder Gründe vorliegen, dass der BZ ohne Korrektur deutlich weiter absinken würde. Das kann der Fall sein, wenn noch eine erhebliche Menge von wirkendem Bolus-Insulin erwartet wird und/oder (weitere) körperliche Aktivität unmittelbar bevorsteht (sofern diese BZ-senkenden Einflüsse nicht durch die Wirkung von bereits eingenommenen KH ausgeglichen werden). In solchen Fällen ist aber nicht immer eine Korrektur in Form von purem, auf einmal konsumiertem Zucker sinnvoll. Sondern, wenn die BZ-senkenden Einflüsse nicht so schnell sind wie Zucker, eignen sich (etwas) langsamer wirkende KH (oder eine Mischung) besser. Auf diese Weise wird vermieden, dass der BZ zwischenzeitlich zu stark ansteigt.

Umgekehrt kann es auch Fälle geben, in denen bei einem BZ von 70–80 mg/dl keine Korrektur erforderlich ist. Das ist insbesondere der Fall, wenn ein solcher, eher knapper BZ direkt vor dem Essen gemessen wird und das Essen KH enthält, die nicht langsam wirken.[105] Denn bei solchen Mahlzeiten kann davon ausgegangen werden, dass sie den BZ schnell genug anheben, so dass hierfür keine Korrektur erforderlich ist (siehe jedoch auch Abschnitt 25.3 unten).

Ebenfalls im Einklang mit gängigen Empfehlungen empfehle ich auf Grund meiner Erfahrung, ggf. schon bei einem BZ **knapp über 80 mg/dl** (z.b. im Bereich 80–84 mg/dl) mit einer kleinen Korrektur (z.B. 5g) aus schnell wirkenden KH zu reagieren. Das kann insbesondere dann sinnvoll sein, wenn ohne Korrektur ein weiteres Absinken des BZ zu erwarten ist und/oder bereits ein leichtes Gefühl von Schwäche eingesetzt hat, das auf eine Unterzuckerungsgefahr hindeutet. Auch bei diesem Vorgehen besteht kein hohes Risiko, dass durch die Korrektur eine Überzuckerung eintreten könnte. Denn wenn der Ausgangs-BZ zum Beispiel bei 84 mg/dl liegt, dann führt eine Korrektur mit 0,5 KE selbst dann, wenn keine weiteren BZ-senkenden Einflüsse auftreten, voraussichtlich nur zu einem BZ von ca. 84 mg/dl + 30 mg/dl = 114 mg/dl. (Meine Erfahrung steht damit im Einklang.)

Es gibt erfahrungsgemäß Fälle, in denen schon bei einem BZ, der noch deutlich im Zielbereich liegt (z.B. zwischen 90 und 100 mg/dl), eine Korrektur mit KH sinnvoll ist, um zu verhindern, dass der BZ in der Folge zu weit absinkt. Das ist aber

---

[105] Ich beziehe mich hier auf nicht-langsame KH, die *nicht* dem Ausgleich der BZ-Wirkung von körperlicher Aktivität dienen. Wenn die nicht-langsamen KH vollständig durch Bewegung ausgeglichen werden, dann sollte auf die Korrektur niedriger BZ-Werte im Allgemeinen *nicht* verzichtet werden. Denn wenn man mit zu knappen Werten in den Sport startet, erhöht sich das Risiko einer Unterzuckerung beim Sport.

nur dann der Fall, wenn ohne Korrektur ein (sehr) deutliches Absinken des BZ zu erwarten wäre (d.h. wenn entsprechend starke BZ-senkende Einflüsse unmittelbar bevorstehen). Ich empfehle, mit solchen sehr frühzeitigen Korrekturen vorsichtig umzugehen und, wenn sie eingesetzt werden, dabei im Allgemeinen keinen puren Zucker, sondern (etwas) langsamere KH einzusetzen (außer bei sehr schnell sinkendem BZ), damit ein unnötiger BZ-Anstieg verhindert wird.

Allgemein können Nutzer:innen eines **CGM**-Systems bei der Beurteilung, wie mit einem knappen BZ umgegangen werden sollte, den auf dem Empfängergerät angezeigten **BZ-Trend** berücksichtigen (analog zu Kapitel 24). Zum Beispiel ist ein stark sinkender Trend bei knappem BZ meist ein Hinweis darauf, dass stärker und mit schnell wirkenden KH reagiert werden sollte, um eine Unterzuckerung abzuwenden. Ein stabiler Trend deutet dagegen darauf hin, dass (je nach BZ-Wert) möglicherweise gar nicht reagiert werden muss.

25.2. Korrektur von Unterzuckerungen

Wenn bereits eine Unterzuckerung (d.h. ein BZ < 70 mg/dl) eingetreten ist, dann empfehle ich im Einklang mit gängigen Empfehlungen, hierauf grundsätzlich mit einer **Korrektur durch schnell wirkende KH** (z.B. Traubenzucker) zu reagieren, um den BZ schnell auf ein gesundes Niveau zu bringen. Entgegen einem populären Klischee eignen sich fetthaltige Süßigkeiten (z.B. Schokoriegel) als Korrektur meist weniger, da das Fett die Wirkung des Zuckers verzögert (vgl. Kapitel 15.3) und dadurch die BZ-Korrektur nicht so schnell erreicht wird.

Um die **Menge** der erforderlichen Korrektur-KE zu bestimmen, kann man sich an dem Prinzip orientieren, dass 1 KE den BZ um ca. 60 mg/dl erhöht. (Wie bereits angesprochen, basiert diese Zahl auf meiner Erfahrung – unter anderem mit den BZ-Daten – und kann sich zwischen Individuen unterscheiden.)

> Beispiel 1: Der BZ liegt bei 70 mg/dl, und der Ziel-BZ liegt bei 100 mg/dl. Um den Ziel-BZ zu erreichen, muss der BZ also um 30 mg/dl angehoben werden. Wenn 1 KE den BZ um 60 mg/dl erhöht, dann wird ein Anstieg um 30 mg/dl durch (30 ÷ 60) × 1 KE = 0,5 KE erreicht. Es ist also eine Korrektur mit 0,5 KE erforderlich.

> Beispiel 2: Der BZ liegt bei 40 mg/dl, und der Ziel-BZ liegt bei 100 mg/dl. Um den Ziel-BZ zu erreichen, muss der BZ also um 60 mg/dl angehoben werden. Wenn 1 KE den BZ um 60 mg/dl erhöht, ist somit eine Korrektur mit 1 KE erforderlich.

Bekanntermaßen kann es sinnvoll (und notwendig) sein, die Menge der Korrektur-KE zu vergrößern (d.h. eine zusätzliche Korrektur einzusetzen), um auch noch bevorstehende BZ-senkende Einflüsse auszugleichen. Zum Beispiel kann zusätzlich zu der unmittelbar erforderlichen Korrektur eine Zusatz-Korrektur von bis zu 1 KE eingesetzt werden (so dass die Gesamt-Korrektur bis zu 2 KE umfasst). Durch eine solche zusätzliche Korrektur soll verhindert werden, dass der BZ wieder absinkt bzw. die Unterzuckerung nicht erfolgreich überwunden wird.

Ich empfehle allerdings, solche Zusatz-Korrekturen nur dann einzusetzen, wenn sie tatsächlich erforderlich sind – und auch nur im erforderlichen Umfang. Denn sonst besteht das Risiko unnötiger KH- (bzw. Zucker-)Mengen, die zu einer Überzuckerung führen können. Zusatz-Korrekturen sind sinnvoll, wenn der BZ nicht nur zu niedrig ist, sondern zugleich zu erwarten ist, dass er ohne Korrektur weiter absinken würde (z.B. auf Grund von noch wirkendem Bolus-Insulin oder auf Grund von körperlicher Aktivität, sofern diese Einflüsse nicht durch bereits eingenommene KH ausgeglichen werden).

Wenn Zusatz-Korrekturen erforderlich sind, müssen diese nicht unbedingt in Form von (purem) Zucker erfolgen. Denn wenn die noch bevorstehenden BZ-senkenden Einflüsse langsamer als Zucker sind, dann sind entsprechend langsamer wirkende KH im Allgemeinen besser geeignet, um diese Einflüsse auszugleichen und den BZ auf einem gesunden Niveau stabil zu halten. Zum Beispiel kann bei einem BZ von 55 mg/dl, der ohne Korrektur weiter abzusinken droht, 1 KE in Form von purem Zucker eingenommen werden (um den BZ schnell auf ein gesundes Niveau anzuheben) und zusätzlich 0,5 bis 1 KE in Form von anderen KH (um den BZ auf einem gesunden Niveau zu halten).

Nur im Ausnahmefall kann bei einer Unterzuckerung (d.h. bei einem BZ < 70 mg/dl) auf eine Korrektur verzichtet werden. Eine solche Ausnahme liegt vor, wenn unmittelbar eine hinreichend starke und schnelle BZ-steigernde Wirkung durch bereits eingenommene KH bevorsteht. Ein Beispiel dafür ist, dass bereits eine hinreichend große Korrektur eingenommen wurde, die lediglich noch nicht vollständig gewirkt hat. Denn erfahrungsgemäß (wie die CGM-Daten zeigen) braucht auch pure Glukose (Traubenzucker) ca. 30 Minuten, bis die BZ-Wirkung abgeschlossen ist (da die CGM-Messung außerdem etwas zeitverzögert sein kann, ist der Abschluss des BZ-Anstiegs dort erst nach ca. 35 Minuten sichtbar). Man sollte also vermeiden, zu früh zusätzliche Korrekturen einzusetzen, die für die BZ-Regulation nicht notwendig sind.

Bei der Frage, wie viele Korrektur-KE im Falle einer Unterzuckerung eingesetzt werden sollten, empfehle ich Ihnen zudem wieder, Ihr **Gefühl** mit zu berücksichtigen. Ein deutliches Gefühl zunehmender Schwäche ist ein Indiz dafür, dass eine stärkere Korrektur notwendig ist.

Bei Nutzung von **CGM** kann außerdem (wie bereits erwähnt) der **BZ-Trend** berücksichtigt werden: Je stärker der BZ-Trend sinkt, desto größer ist im Allgemeinen die erforderliche Korrektur und desto schneller müssen die dafür eingesetzten KH wirken, um die Unterzuckerung zu überwinden und eine schwere Unterzuckerung abzuwenden.

Zuletzt weise ich noch darauf hin, dass ich *nicht* empfehle, zu versuchen, eine Unterzuckerung durch Absenkung der Insulin-Basalrate (bei Insulinpumpen) zu korrigieren. Denn auf Grund der verzögerten Wirkung des von außen injizierten Insulins (vgl. Kapitel 7) und der außerdem verzögerten *Abgabe* des Insulins im Falle der Basalrate wirkt das Basalraten-Insulin nur langsam auf den BZ (vgl. Kapitel 26). Aus diesem Grund wirken sich auch Absenkungen der Basalrate nur langsam auf den BZ aus; im Einklang damit zeigt die Erfahrung, dass sich Basalraten-Anpassungen erst nach ca. einer Stunde deutlich auf den BZ auswirken (vgl. Kapitel 28). Deshalb kann eine schnelle Überwindung von Unterzuckerungen im Allgemeinen *nicht* durch eine Absenkung der Basalrate erreicht werden (siehe auch Kapitel 11.2). Besser geeignet sind daher (wie oben beschrieben) schnell wirkende KH, da diese wesentlich schneller auf den BZ wirken. (Eine Absenkung der Basalrate – oder sogar ein vorübergehendes Abschalten der Insulinabgabe – zur Korrektur von Unterzuckerungen kommt allerdings im absoluten Notfall infrage, wenn keine KH aufgenommen werden können; zum Beispiel wenn keine KH verfügbar sind oder der Patient das Bewusstsein verloren hat und sich die Insulinpumpe daraufhin per Notfallmechanismus abschaltet.)

Im Allgemeinen ist es auch *nicht* empfehlenswert, *zusätzlich* zu Korrektur-KH eine Absenkung der Insulinabgabe vorzunehmen, um eine Unterzuckerung zu korrigieren. Denn in der Summe kann dann eine übermäßige Korrektur entstehen, die (mit der Zeit) zu einer Überzuckerung führt.

25.3. Präzisionskorrekturen

In Kapitel 23 hatte ich das Konzept von Präzisionskorrekturen bereits allgemein beschrieben: Dabei geht es um kleine Korrekturen, die eingesetzt werden können, wenn der BZ sich zwar innerhalb des idealen Nüchternbereichs befindet, aber leicht vom Ziel-BZ abweicht. In diesem Abschnitt geht es speziell um Präzisionskorrekturen bei einem BZ *knapp unter* dem Zielwert. Der Abschnitt richtet sich an besonders interessierte Leser:innen; andernfalls können Sie mit Kapitel 26 fortfahren.

Der Zweck von solchen Präzisionskorrekturen lässt sich folgendermaßen beschreiben. Angenommen, der BZ liegt vor einer Mahlzeit bei 85 mg/dl und damit 15 mg/dl unter dem Ziel-BZ. Wenn keinerlei Korrektur eingesetzt wird und die Mahlzeit vollständig mit Bolus-Insulin reguliert wird, dann wird der BZ voraussichtlich bei ca. 85 mg/dl bleiben oder auf diesen Wert zurückkehren (denn der BZ-steigernde Einfluss der Mahlzeit wird bei korrekter Regulation vollständig durch den BZ-senkenden Einfluss des Bolus-Insulins ausgeglichen). Prinzipiell ist ein BZ von 85 mg/dl natürlich ziemlich gut. Wenn es aber zu BZ-Schwankungen kommen sollte, die den BZ um mehr als 15 mg/dl absenken – zum Beispiel weil die Mahlzeit etwas weniger KH enthält als gedacht, die Insulinwirksamkeit aktuell stärker als geplant ist, ungeplante körperliche Bewegung stattfindet und/oder das Insulin zeitweise etwas schneller wirkt als die KH –, dann tritt (ohne nachträgliche Korrektur) eine Unterzuckerung ein. Um diesen Fall zu verhindern, ist es erfahrungsgemäß sicherer und praktischer, bei relativ knappen BZ-Werten vor der Mahlzeit eine Präzisionskorrektur einzusetzen, die den BZ auf den Ziel-BZ anhebt.

Eine solche Präzisionskorrektur muss nicht unbedingt in Form von zusätzlich eingenommenen KH erfolgen. Sondern es kann auch ein (kleiner) Teil der KH, die ohnehin als Teil der Mahlzeit konsumiert werden sollen, als Präzisionskorrektur verwendet werden. Diese kleine KH-Menge wird dann bewusst *nicht* mit Insulin reguliert, denn sie soll ja den BZ leicht anheben. Das folgende Beispiel verdeutlicht das Vorgehen.

➤ Beispiel: Vor einer Mahlzeit, die 4 KE enthält, liegt der BZ bei 85 mg/dl. Der Ziel-BZ beträgt 100 mg/dl. Der BZ soll also um 15 mg/dl angehoben werden. Wenn 1 KE den BZ um 60 mg/dl anhebt, sind für 15 mg/dl (mit Dreisatz) (15 ÷ 60) × 1 KE = 0,25 KE notwendig. Somit sollten 0,25 KE *nicht* mit Insulin abgedeckt werden, denn diese KE sollen den BZ anheben. Es werden also für die Mahlzeit nur 4 KE – 0,25 KE = 3,75 KE mit einem Insulin-Bolus reguliert. Bei einem KE-Faktor von 1 I.E. pro KE bedeutet das, dass ein Bolus von 3,75 I.E. eingesetzt wird.

Präzisionskorrekturen sind zwar nicht unbedingt notwendig, doch meine Erfahrung spricht dafür, dass sie – wie erwartet – einen zusätzlichen Beitrag zu einer guten und stabilen BZ-Einstellung leisten. Wie schon in Kapitel 23 erwähnt, sind Präzisionskorrekturen vor allem bei Nutzung einer Insulinpumpe möglich, weil sich die Menge des abzugebenden Insulins dabei genauer festlegen lässt.

VI. Basalraten

In diesem Teil des Buches gebe ich Hinweise zur Basalrate in der Insulinpumpentherapie. Die Hinweise beruhen vor allem auf Schulungen und Austausch mit diabetologischem Fachpersonal sowie auf meinen Berechnungen und Erfahrungen mit BZ- und Insulindaten. Ich nutze seit über 20 Jahren Insulinpumpen.

Die Basalrate erfüllt grundsätzlich die Funktion, die bei der Pen-Nutzung vom Basalinsulin übernommen wird. Und zwar wird mit der Basalrate der **Grundbedarf an Insulin** abgedeckt, d.h. die Insulinmenge, die ohne Mahlzeiten erforderlich ist, um den BZ zu regulieren. Dieser Grundbedarf entsteht, weil die Leber kontinuierlich Glukose freisetzt und diese Glukose *nicht* zu einem erhöhten BZ-Spiegel führen soll. Wie bereits in Kapitel 5.1 angesprochen, wird für die Basalrate – ebenso wie für die Boli – normalerweise ein schnell wirkendes Insulin in der Pumpe eingesetzt. Im Falle der Basalrate wird das Insulin kontinuierlich (z.B. in Intervallen von fünf Minuten) abgegeben und lässt sich für jede Tageszeit (z.B. jede Stunde) programmieren.

26. Die Wirkung des Basalraten-Insulins im Zeitverlauf

Um den BZ unter Verwendung der Basalrate korrekt einzustellen, ist es wichtig, zu wissen, wie das Basalraten-Insulin im Zeitverlauf auf den BZ wirkt. Hierzu gebe ich in diesem Kapitel Hinweise.

Zunächst gehe ich auf die Frage ein, wann die Wirkung der Basalrate eintritt (Abschnitt 26.1). Anschließend geht es um die damit zusammenhängende Frage, wie viel von zuvor abgegebenem Basalraten-Insulin ab einem bestimmten Zeitpunkt noch wirkt (26.2).

26.1. Wann tritt die Wirkung der Basalrate ein?

Obwohl auch für die Basalrate meist ein sogenanntes schnell (oder sehr schnell) wirkendes Insulin eingesetzt wird, hat die Basalrate nur eine **eher langsame Wirkung** auf den BZ. Dafür gibt es zwei Gründe. Der erste Grund ist das bekannte Phänomen, dass von außen injiziertes Insulin eine zeitlich verteilte BZ-Wirkung hat. Wenn die Abgabemengen (wie bei der Basalrate) jeweils klein sind, dann verteilt sich die BZ-Wirkung ab der Abgabe auf ca. drei Stunden (siehe Kapitel 7).

Der zweite Grund ist, dass bei der Basalrate ja auch die *Abgabe* des Insulins selbst bekanntermaßen zeitverzögert ist. Zum Beispiel wird die Basalrate für den Zeitraum 17 bis 18 Uhr nicht auf einmal abgegeben, sondern die Abgabe verteilt sich über diesen Zeitraum, z.B. auf zwölf kleine Dosen. Wenn die Basalrate für diese Stunde z.B. bei 0,6 I.E. liegt, dann bedeutet das, dass alle fünf Minuten eine Insulinmenge von 0,6 I.E. ÷ 12 = 0,05 I.E. abgegeben wird. Diese zeitlich verteilte Abgabe trägt zusätzlich zu einer verzögerten Wirkung bei.

Wie viel Prozent der Basalrate, die innerhalb einer Stunde (z.B. 17 bis 18 Uhr) abgegeben wird, wirkt tatsächlich innerhalb dieser Stunde auf den BZ? Bei schnell wirkendem Analoginsulin (z.B. Humalog) treten nur **ca. 20% der Wirkung**

innerhalb einer Stunde ein. Bei **sehr schnellem Analoginsulin** (z.B. Lyumjev) beträgt dieser Anteil **ca. 25%**. Das bedeutet, dass der größte Teil der Wirkung der Basalrate (nämlich 75–80%) erst nach über einer Stunde eintritt. Im Einklang damit bestätigt die Erfahrung, dass Basalraten-Anpassungen sich nur relativ langsam auf den BZ auswirken und der größte Teil der Wirkung erst nach einer Stunde (und später) eintritt.

Im Folgenden beschreibe ich für besonders Interessierte, wie ich diese Zahlenwerte berechnet habe (analog zur Beschreibung in Kapitel 11.2). Ansonsten können Sie mit Abschnitt 26.2 fortfahren.

Eine stündliche Basalrate b (z.B. 0,3 I.E.) wird verteilt über den Zeitraum t bis $t+1h$ (z.B. 17 bis 18 Uhr) abgegeben. Welcher Anteil dieser stündlichen Basalrate hat bis zum Zeitpunkt $t+1h$ (d.h. bis 18 Uhr) gewirkt?

Um zunächst die verteilte *Abgabe* des Insulins zu modellieren, kann man näherungsweise davon ausgehen, dass die Hälfte der stündlichen Basalrate (d.h. $50\% \times b$) zum Zeitpunkt t und die andere Hälfte (d.h. $50\% \times b$) zum Zeitpunkt $t+1h$ abgegeben wird.

Auf Grund der zeitlichen Verteilung der *Wirkung* des Insulins (vgl. Kapitel 7 und Abbildung 4) gilt für schnell wirkendes Analoginsulin (Humalog): Von dem Insulin, das zum Zeitpunkt t abgegeben wird, haben ca. 40% bis zum Zeitpunkt $t+1h$ gewirkt. Von dem Insulin, das zum Zeitpunkt $t+1h$ abgegeben wird, haben 0% bis zum Zeitpunkt $t+1h$ gewirkt.

Insgesamt hat von der Insulinmenge b daher die folgende Menge bis zum Zeitpunkt $t+1h$ gewirkt:

$(50\% \times b) \times 40\% + (50\% \times b) \times 0\% = 20\% \times b$

Das heißt, von der stündlichen Basalrate (b), die verteilt über den Zeitraum t bis $t+1h$ abgegeben wird, haben ca. 20% bis zum Zeitpunkt $t+1h$ gewirkt.

Bei Lyumjev vergrößert sich der Anteil des zum Zeitpunkt t abgegebenen Basalraten-Insulins, der bis zum Zeitpunkt $t+1h$ wirkt, auf ca. 50%. Das Ergebnis erhöht sich daher von ca. 20% auf ca. 25%.

26.2. Wie viel zuvor abgegebenes Basalraten-Insulin wirkt nach?

Um BZ-Entwicklungen vorherzusehen und darauf richtig zu reagieren, ist es in bestimmten Fällen (vgl. Kapitel 34) nützlich, zu wissen, wie viel von zuvor abgegebenem Basalraten-Insulin noch wirkt. Das heißt, zu einem Zeitpunkt t (z.B. 17 Uhr) soll bestimmt werden, wie viel von dem Basalraten-Insulin, das vor t abgegeben wurde, ab dem Zeitpunkt t noch auf den BZ wirkt.

Bei schnell wirkendem Insulin kann davon ausgegangen werden, dass **ca. 1,4 stündliche Basalraten** nachwirken. Wenn die Basalrate zum Beispiel bei 0,3 I.E. pro Stunde liegt, dann bedeutet das, dass ca. $1,4 \times 0,3$ I.E. = 0,42 I.E. des Basalraten-Insulins, das vor dem Zeitpunkt t abgegeben wurde, ab dem Zeitpunkt t noch wirken. Bei **sehr schnellem Insulin** wirken ca. **1,15 stündliche Basalraten** nach (im Beispiel sind das ca. $1,15 \times 0,3$ I.E. = 0,35 I.E.).

Für besonders Interessierte beschreibe ich im Folgenden, wie ich diese Zahlenwerte hergeleitet habe. Ansonsten können Sie mit Kapitel 27 fortfahren.

Wieder betrachte ich zunächst schnell wirkendes Insulin (Humalog). Aus der Wirkung des Insulins im Zeitverlauf folgt, dass ab einem Zeitpunkt t:

- von dem Basalraten-Insulin, das zwischen t–1h und t abgegeben wurde, ca. zwischen 60% und 100%, d.h. durchschnittlich ca. 80% ($\rightarrow$ 0,8 stündliche Basalraten), noch wirken;

- von dem Basalraten-Insulin, das zwischen t–2h und t–1h abgegeben wurde, ca. zwischen 30% und 60%, d.h. durchschnittlich ca. 45% ($\rightarrow$ 0,45 stündliche Basalraten), noch wirken;

- von dem Basalraten-Insulin, das zwischen t–3h und t–2h abgegeben wurde, ca. zwischen 0% und 30%, d.h. durchschnittlich ca. 15% ($\rightarrow$ 0,15 stündliche Basalraten), noch wirken;

- daher: von dem Basalraten-Insulin, das zwischen t–3h und t abgegeben wurde, insgesamt (in Summe) ca. 0,8 + 0,45 + 0,15 = 1,4 stündliche Basalraten noch wirken.

Aus der Wirkung von sehr schnellem Insulin (Lyumjev) im Zeitverlauf folgt, dass bei diesem Insulin ab einem Zeitpunkt t:

- von dem Basalraten-Insulin, das zwischen t–1h und t abgegeben wurde, ca. zwischen 50% und 100%, d.h.

durchschnittlich ca. 75% ($\rightarrow$ 0,75 stündliche Basalraten), noch wirken;

- von dem Basalraten-Insulin, das zwischen t–2h und t–1h abgegeben wurde, ca. zwischen 15% und 50%, d.h. durchschnittlich ca. 32,5% ($\rightarrow$ 0,325 stündliche Basalraten), noch wirken;

- von dem Basalraten-Insulin, das zwischen t–3h und t–2h abgegeben wurde, ca. zwischen 0% und 15%, d.h. durchschnittlich ca. 7,5% ($\rightarrow$ 0,075 stündliche Basalraten), noch wirken;

- daher: von dem Basalraten-Insulin, das zwischen t–3h und t abgegeben wurde, insgesamt (in Summe) ca. 0,75 + 0,325 + 0,075 = 1,15 stündliche Basalraten noch wirken.

27. Regulation des morgendlichen Anstiegs des Cortisolspiegels

Wie ich unter anderem von Internist:innen erfahren habe, ist in der Medizin bekannt, dass das Stresshormon Cortisol im Tagesverlauf in unterschiedlichem Ausmaß ausgeschüttet wird. Zu einer besonders starken Ausschüttung kommt es meist in den frühen Morgenstunden (ab ca. 4 Uhr) und direkt nach dem Aufstehen. Dieser Verlauf ist natürlich, unterstützt das Wachwerden und reguliert damit den Biorhythmus. Bis zum Mittag nimmt der Cortisolspiegel im Allgemeinen ab.

Der Verlauf des Cortisolspiegels muss in der Therapie des Typ-1-Diabetes beachtet werden, denn Cortisol hat eine BZ-steigernde Wirkung – insbesondere dadurch, dass es die

Insulinwirksamkeit reduziert. Darauf hat unter anderem mein Diabetologe hingewiesen. In diesem Kapitel geht es daher um die Regulation des morgendlichen Anstiegs des Cortisolspiegels.

Die morgens reduzierte Insulinwirksamkeit bedeutet, dass das Insulin (pro I.E.) einen schwächeren Effekt hat, so dass **mehr Insulin** eingesetzt werden muss, um die gleiche Wirkung zu erzielen. Deshalb sollten morgens (logischerweise, bekanntermaßen und erfahrungsgemäß) sowohl ein höherer **KE-Faktor** als auch eine höhere **Basalrate** verwendet werden. So wird insbesondere erreicht, dass morgens (vor und nach dem Frühstück) eine ausreichende Insulinmenge wirkt und kein ungesunder BZ-Anstieg entsteht. (Da sowohl der KE-Faktor als auch die Basalrate von der Insulinwirksamkeit abhängen, gilt prinzipiell: Zu den Tageszeiten, in denen der KE-Faktor höher ist, sollte auch die Basalrate höher sein, und umgekehrt.)

Um die Basalrate korrekt an die morgendliche Cortisol-Ausschüttung anzupassen, sollte man sich außerdem bewusst machen, dass das Basalraten-Insulin (auf Grund seiner zeitlich verteilten Abgabe und der verzögerten Wirkung des von außen injizierten Insulins im Körper) nur relativ langsam auf den BZ wirkt. Wie in Kapitel 26.1 gezeigt, tritt der größte Teil der Wirkung der stündlichen Basalrate erst nach einer Stunde (und später) ein. Aus diesem Grund ist es im Allgemeinen empfehlenswert, die Basalrate so zu programmieren, dass schon **ca. eine Stunde vor der verstärkten Cortisol-Ausschüttung** eine größere Insulinmenge abgegeben wird.

Weil der Cortisolspiegel typischerweise gegen 4 Uhr ansteigt, kann es sinnvoll sein, für die Zeit **ab ca. 3 Uhr** eine höhere Basalrate zu verwenden. Weil außerdem direkt nach dem Aufstehen ein Cortisol-Anstieg zu erwarten ist, ist es meist sinnvoll, die Basalrate so zu programmieren, dass sie **in der Stunde vor dem Aufstehen** ansteigt.

➢ Beispiel: Wenn ich um 7 Uhr aufstehen möchte, dann verwende ich ein Basalraten-Profil, das von 6–7 Uhr eine deutlich höhere Insulinabgabe vorsieht. Während von 5–6 Uhr nur 0,35 I.E. abgegeben werden, werden von 6–7 Uhr 0,75 I.E. abgegeben. In den Folgestunden sinkt die Basalrate wieder ab und liegt von 9–13 Uhr nur noch bei 0,2 I.E. pro Stunde.

Ich mache sehr gute Erfahrungen damit, in den Morgenstunden einen relativ hohen KE-Faktor und eine relativ hohe Basalrate einzusetzen und diese schon in der Stunde vor dem Aufstehen deutlich ansteigen zu lassen. Der BZ bleibt dadurch meist durchgehend deutlich im Zielbereich, auch nach dem Frühstück. Zu morgendlichen (oder frühmorgendlichen) Unterzuckerungen kommt es praktisch nie, und zu schweren Unterzuckerungen gar nicht.

Dennoch empfehle ich, mit der Anhebung der morgendlichen (und frühmorgendlichen) Basalrate im Zweifel **vorsichtig** umzugehen. Erstens sollten Sie prüfen (und mit dem diabetologischen Fachpersonal besprechen), zu welchen Zeiten Sie tatsächlich einen höheren Insulinbedarf haben, denn das kann sich zwischen Individuen unterscheiden. Zweitens sollten Basalraten-Anstiege nicht unnötig stark sein, weil sonst ein Unterzuckerungsrisiko entsteht.

Und drittens ist wichtig, **nicht zu früh** eine hohe Insulinabgabe festzulegen. Wenn zum Beispiel für 6–7 Uhr eine hohe Basalrate festgelegt ist, man tatsächlich aber erst deutlich *nach* 7 Uhr aufsteht, dann besteht das Risiko eines deutlich absinkenden BZ, weil die Insulinabgabe zunächst über dem Bedarf liegt (denn während man im Bett liegt, ist der Cortisolspiegel meist nicht so hoch wie nach dem Aufstehen). Eine frühzeitig angehobene Basalrate verpflichtet also dazu, tatsächlich zur vorgesehenen Zeit aufzustehen, um die Unterzuckerungsgefahr zu minimieren. Wenn man noch nicht weiß, wann man aufsteht, ist es sicherer, die Insulinabgabe erst nach dem Aufstehen anzuheben.

Für mich habe ich drei verschiedene Basalraten-Profile festgelegt, die sich daran orientieren, wann ich aufstehe:

- Im ersten Profil (Basal 1) erfolgt die höhere Insulinabgabe ab 5 Uhr; dieses Profil verwende ich, wenn ich um ca. 6 Uhr aufstehe.

- Im zweiten Profil (Basal 2) erfolgt die höhere Insulinabgabe ab 6 Uhr; dieses Profil verwende ich, wenn ich um ca. 7 Uhr aufstehe.

- Im dritten Profil (Basal 3) erfolgt die höhere Insulinabgabe ab 7 Uhr; dieses Profil verwende ich, wenn ich um ca. 8 Uhr aufstehe.

Am Abend stelle ich das jeweils benötigte Basalraten-Profil ein, je nachdem, wann ich am nächsten Morgen aufstehen werde. Um sicherzustellen, dass ich nicht zu spät aufstehe, stelle ich immer einen Wecker.

In Abbildung 9 sind meine Basalraten-Profile als Beispiel dargestellt. Wie erwähnt können sich die Insulinmengen (in I.E.) – und auch die Verläufe – zwischen Individuen unterscheiden und sollten mit dem diabetologischen Fachpersonal besprochen werden.

Wie Sie in der Abbildung sehen, steigt die Basalrate vor dem Aufstehen deutlich an. Je später der Wecker klingelt, desto später erfolgt dieser Anstieg.

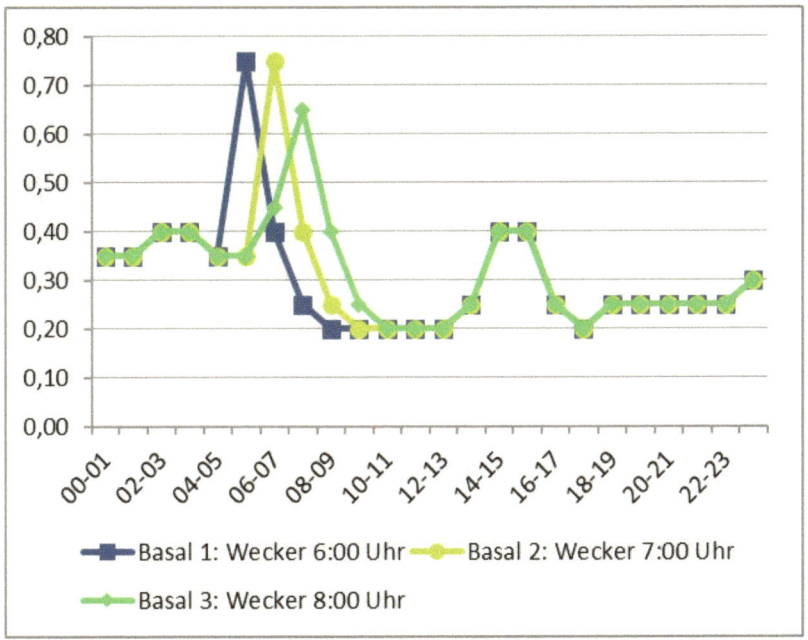

Abbildung 9: Beispiel für Basalraten-Profile in Abhängigkeit von der Zeit des morgendlichen Aufstehens

Diese Abbildung zeigt ein Beispiel für die stündliche Basalrate (in I.E.; vertikale Achse) in Abhängigkeit von der Uhrzeit (horizontale Achse) mit drei verschiedenen Basalraten-Profilen.

Quelle: eigene Darstellung.

Wer besonders interessiert ist und sich Abbildung 9 genau ansieht, die oder dem wird evtl. noch etwas an meinen Basalraten-Profilen auffallen (ansonsten können Sie mit Kapitel 28 fortfahren): Wenn ich erst um 8 Uhr aufstehe (Basal 3), erfolgt trotzdem schon ab 6 Uhr ein leichter Anstieg der Basalrate, und der Anstieg ab 7 Uhr fällt nicht so stark aus. Diese leichte Abweichung vom sonstigen Muster hat sich als notwendig herausgestellt und hängt mit Gewöhnung zusammen:

Da ich gewohnt bin, um ca. 7 Uhr aufzustehen, schüttet mein Körper ab dieser Uhrzeit mehr Cortisol aus (auch dann, wenn ich an einem bestimmten Morgen erst später aufstehe), und somit steigt der Insulinbedarf ab ca. 6 Uhr bereits leicht an. Da die Cortisol-Ausschüttung *in Summe* (etwa) unverändert bleibt, fällt der Cortisol-Anstieg nach dem Aufstehen dann entsprechend etwas geringer aus, so dass die Basalrate ab 7 Uhr nicht so stark steigen muss.

28. Bestimmung des Zeitpunkts und der Stärke von Basalraten-Anpassungen

In diesem Kapitel geht es um dauerhafte, grundsätzliche Anpassungen der Basalrate (d.h. Veränderungen des Basalraten-Profils); *nicht* um vorübergehende Anpassungen für spezielle Umstände (temporäre Basalrate, z.B. nach dem Sport; siehe hierfür Kapitel 30).

Eine Anpassung der Basalrate ist notwendig, wenn sich herausgestellt hat, dass der **Grundbedarf an Insulin** sich (zu einer bestimmten Tageszeit) **verändert** hat. Ob und inwiefern sich der Grundbedarf verändert hat, kann (bekanntermaßen und erfahrungsgemäß) grundsätzlich auf zwei Weisen festgestellt werden.

Erstens zeigen die täglichen BZ-Werte, ob es (zu bestimmten Tageszeiten) systematische und relevante Abweichungen vom Ziel-BZ gibt. Bei Tendenz zu erhöhten BZ-Werten ist mehr Insulin erforderlich; bei Tendenz zu zu niedrigen BZ-Werten sollte die Insulinmenge reduziert werden. Allerdings sind die täglichen BZ-Werte (je nach Tageszeit) oft auch durch Mahlzeiten beeinflusst. Daher ist nicht immer klar, ob bei BZ-Abweichungen der KE-Faktor (der für die Regulation von Mahlzeiten genutzt wird; vgl. Kapitel 19.1) und/oder die Basalrate (die den Insulin-Grundbedarf abdecken soll) ange-passt werden sollte. Da jedoch sowohl der KE-Faktor als auch die Basalrate von der Insulinwirksamkeit abhängen (vgl. Kapitel 27), kann (im Einklang mit den Aussagen des diabe-tologischen Fachpersonals und meiner Erfahrung) im Zweifel meist davon ausgegangen werden, dass *sowohl* der KE-Faktor *als auch* die Basalrate angepasst werden sollten. Denn bei ver-ringerter Insulinwirksamkeit ist mehr Insulin erforderlich, um die gleiche Wirkung zu erzielen, so dass sowohl der KE-Fak-tor als auch die Basalrate erhöht werden sollten; bei verstärk-ter Insulinwirksamkeit sollten entsprechend beide reduziert werden. Der Gesamtumfang der Anpassungen sollte aber so gewählt werden, dass sie nicht über das Ziel hinausschießen und stattdessen den BZ richtig einstellen.

Eine zweite (und meist genauere) Möglichkeit, Veränderun-gen im Grundbedarf aufzudecken, besteht bekanntermaßen darin, sogenannte **Fastentests** (Basalraten-Tests) durchzu-führen. Dabei wird bewusst für einen bestimmten Zeitraum nichts gegessen, um den Einfluss von Mahlzeiten herauszu-halten und zu beobachten, ob die Basalrate zu bestimmten Tageszeiten noch richtig dosiert ist. Auch auf Grund meiner Erfahrung empfehle ich, solche Fastentests möglichst regel-mäßig durchzuführen (z.B. alle zwei Jahre, bei Bedarf auch häufiger), und zwar jeweils nacheinander für alle Tageszeiten (z.B. an einem Tag morgens, an einem anderen Tag mittags usw.). Zu beachten ist bei solchen Tests, dass sowohl die KH aus Mahlzeiten als auch das dafür eingesetzte Bolus-Insulin eine gewisse Wirkungsdauer haben. Um den Einfluss von Mahlzeiten herauszuhalten, sollte deshalb schon in den letzten drei bis vier Stunden vor Beginn des Fastentests nichts gegessen werden. Wenn der Fastentest zum Beispiel von 12 bis 15 Uhr stattfinden soll, um in dieser Zeit den BZ zu beobachten und den Insulin-Grundbedarf zu überprüfen, dann sollte schon ab 8–9 Uhr nichts mehr gegessen werden.

Im Folgenden gehe ich davon aus, dass der Insulin-Grundbedarf durch einen solchen Fastentest bestimmt wird. Wenn in einem solchen Test festgestellt wird, dass es ohne Mahlzeit zu einem erhöhten (oder zu niedrigen) BZ kommt (bzw. entsprechende Korrekturen erforderlich sind, um eine Über- oder Unterzuckerung zu verhindern), dann ist klar, dass die aktuelle Basalrate zu niedrig (bzw. zu hoch) ist und entsprechend angepasst werden muss. Dann stellt sich die Frage, zu welcher Zeit und in welcher Höhe die Basalrate angepasst werden sollte, um den BZ richtig einzustellen.

Bei der Frage des **Zeitpunkt**s der Basalraten-Anpassung ist es erneut wichtig, die verzögerte Wirkung des von außen injizierten Insulins und insbesondere die verzögerte Wirkung der Basalrate (vgl. Kapitel 26) zu beachten. Weil ein großer Teil des Basalraten-Insulins, das innerhalb einer Stunde abgegeben wird, erst *nach* Ablauf dieser Stunde auf den BZ wirkt, ist es im Allgemeinen sinnvoll, Anpassungen der Basalrate **ca. eine Stunde im Voraus** vorzunehmen.

➤ Beispiel 1: Wenn der BZ (ohne Einfluss von Mahlzeiten) von 7–9 Uhr steigt, ist das ein Zeichen dafür, dass die Basalrate ca. von 6–8 Uhr angehoben werden sollte.

➢ Beispiel 2: Wenn der BZ (ohne Einfluss von Mahlzeiten) von 12–15 Uhr sinkt, ist das ein Zeichen dafür, dass die Basalrate ca. von 11–14 Uhr reduziert werden sollte.

Meine Erfahrung bestätigt, dass solche, leicht frühzeitigen Anpassungen gut geeignet sind, um den BZ einzustellen.

Im Hinblick auf die **Stärke** der Basalraten-Anpassung haben sich vor allem zwei Prinzipien bewährt. Erstens kann und sollte der **Korrekturfaktor** (vgl. Kapitel 23) verwendet werden, um die Höhe der erforderlichen Anpassung (in I.E.) zu bestimmen; denn dieser gibt an, wie stark sich 1 I.E. auf den BZ auswirkt. Zweitens sollte beachtet werden, dass das Basalraten-Insulin auf Grund seiner zeitlich verteilten Abgabe insgesamt eine *stärkere* Wirkung hat als die gleiche Menge Bolus-Insulin. (Es ist bekannt, dass Insulin stärker wirkt, wenn es zeitlich verteilt abgegeben wird.) Auf Grund meiner Erfahrung habe ich festgestellt, dass **1 I.E. aus verteilt abgegebenem Insulin (z.B. Basalraten-Insulin) etwa so stark wirkt wie 1,75 I.E. aus Bolus-Insulin**. Da der Korrekturfaktor sich auf Bolus-Insulin bezieht (denn für Korrekturen wird ja Bolus-Insulin eingesetzt), sollte die mit dem Korrekturfaktor berechnete Insulinmenge entsprechend **umgerechnet** werden, um die erforderliche Anpassung der Basalrate zu bestimmen. Die folgenden Beispiele verdeutlichen, wie die erforderliche Höhe einer Basalraten-Anpassung mit Hilfe des Korrekturfaktors bestimmt werden kann.

➢ Beispiel 1 (Fortsetzung): Ohne Einfluss von Mahlzeiten steigt der BZ von 7–9 Uhr um insgesamt 20 mg/dl. Wenn der Korrekturfaktor zu dieser Zeit bei 1 I.E. pro 50 mg/dl liegt, dann beträgt die erforderliche zusätzliche

Insulinmenge (bei Bolus-Abgabe) $(20 \div 50) \times 1$ I.E. $= 0,4$ I.E. Da 1 I.E. aus Basalraten-Insulin 1,75 I.E. aus Bolus-Insulin entspricht, entsprechen die 0,4 I.E. aus Bolus-Insulin (mit Dreisatz) $(0,4 \div 1,75) \times 1$ I.E. $= 0,23$ I.E. aus Basalraten-Insulin. Die Basalrate sollte also von 6–8 Uhr um insgesamt 0,23 I.E. (gerundet 0,25 I.E.) angehoben werden.

➢ Beispiel 2 (Fortsetzung): Ohne Einfluss von Mahlzeiten sinkt der BZ von 12–15 Uhr um insgesamt 20 mg/dl. Wenn der Korrekturfaktor zu dieser Zeit bei 1 I.E. pro 70 mg/dl liegt, dann beträgt die überschüssige Insulinmenge (bei Bolus-Abgabe) $(20 \div 70) \times 1$ I.E. $= 0,29$ I.E. Da 1 I.E. aus Basalraten-Insulin 1,75 I.E. aus Bolus-Insulin entspricht, entsprechen die 0,29 I.E. aus Bolus-Insulin (mit Dreisatz) $(0,29 \div 1,75) \times 1$ I.E. $= 0,16$ I.E. aus Basalraten-Insulin. Die Basalrate sollte also von 11–14 Uhr um insgesamt 0,16 I.E. (gerundet 0,15 I.E.) reduziert werden.

Ich weise darauf hin, dass Anhebungen der Basalrate – insbesondere insofern sie für einen Zeitpunkt *vor* Beginn des BZ-Anstiegs festgelegt werden – **vorsichtig** vorgenommen werden sollten, damit es nicht zu Unterzuckerungen kommt. Denn – ausgehend von Beispiel 1 – ein (kleiner) Teil des Basalraten-Insulins, das von 6–7 Uhr abgegeben wird, wirkt natürlich schon innerhalb dieser Stunde und sollte zu dieser Zeit keinen zu niedrigen BZ erzeugen. Außerdem sollte die Basalrate (wie schon erwähnt) regelmäßig dem diabetologischen Fachpersonal vorgelegt und bei Bedarf mit diesem besprochen werden.

VII. Regulation von körperlicher Aktivität

In diesem Teil des Buches gebe ich Hinweise zur Regulation der BZ-Effekte von körperlicher Aktivität. Meine Hinweise beruhen unter anderem auf Schulungen und Austausch mit Internist:innen und diabetologischem Fachpersonal sowie auf meinen eigenen Erfahrungen aus mehreren Jahrzehnten.

Bewegung und Sport sind gesund und für Menschen mit Diabetes meist besonders vorteilhaft. Zum Beispiel hat körperliche Aktivität (bekanntermaßen und erfahrungsgemäß) eine BZ-senkende Wirkung, verbessert die Insulinwirksamkeit und wirkt sich günstig auf die Herz-Kreislauf-Gesundheit aus. In der Präventivmedizin ist bekannt, dass vor allem Ausdauersport die Blutgefäße elastischer macht und dadurch Herz-Kreislauf-Problemen vorbeugen kann; aber auch Muskeltraining gilt als sehr gesund.[106]

Zugleich stellt körperliche Aktivität eine Herausforderung für die BZ-Regulation beim Typ-1-Diabetes dar: Wenn ihre BZ-senkende Wirkung nicht berücksichtigt wird – die Insulin- und KH-Mengen also nicht richtig angepasst werden –, kann es während und/oder nach der Bewegung zu Unterzuckerungen kommen. Zugleich können bei intensivem Sport auch Stress-Effekte entstehen, die einen umgekehrten BZ-Effekt haben und die BZ-senkende Wirkung des Sports (teilweise oder vollständig) ausgleichen können (siehe Kapitel 29). Aus

---

[106] Vgl. z.B. Prevention First (2024b).

diesen Gründen ist es wichtig, zu verstehen, wie die KH- bzw. Insulin-Einstellung für körperliche Aktivität angepasst werden sollte, um den BZ möglichst stabil zu halten.

In diesen Teil des Buches sind meine eigenen Erfahrungen besonders stark eingeflossen. Da ich seit Jahrzehnten regelmäßig körperlich aktiv bin (inkl. Sport), bin ich seit langer Zeit auf eine gute BZ-Einstellung auch während und nach der Bewegung angewiesen. Zunächst lernte ich Grundlagen der Bewegungsregulation in den Standardschulungen und wandte diese an. Um die BZ-Regulation und -Stabilität während und nach der Bewegung weiter zu verbessern und zu verhindern, dass es zu Unter- oder Überzuckerungen kommt, habe ich zusätzlich BZ-Daten ausgewertet, Recherchen durchgeführt und Berechnungen mit medizinischen Daten und Informationen umgesetzt. Dabei bin ich wie immer auch im regelmäßigen Austausch mit dem diabetologischen Fachpersonal geblieben. Durch diese Maßnahmen gelang die BZ-Regulation (wie auch die Messungen zeigten) immer besser. Die CGM-Daten haben zusätzlich bestätigt, dass meine Maßnahmen gut funktionieren, und haben mir geholfen, diese weiter zu verfeinern.

29. Regulation der direkten Wirkung von körperlicher Aktivität

Die direkte BZ-Wirkung der körperlichen Aktivität ist die BZ-Wirkung der Bewegung, die *während* der Bewegung (ab Start der Bewegung) auftritt. Körperliche Aktivität hat prinzipiell eine direkte **BZ-senkende Wirkung**. Diese Wirkung entsteht bekanntermaßen (vor allem) dadurch, dass die Körperzellen während der Bewegung Glukose als Energiequelle nutzen (d.h., es werden Kalorien in Form von Zucker verbraucht).[107]

Um Unterzuckerungen während der Bewegung zu verhindern und den BZ möglichst stabil zu halten, ist es wichtig, die BZ-Wirkung zu berücksichtigen und möglichst genau auszugleichen. Dazu gebe ich in diesem Kapitel Hinweise.

Zunächst beschreibe ich, weshalb und auf welche Weise die Regulation der direkten Bewegungseffekte in Abhängigkeit von der Bewegungsleistung durch Einsatz von KH möglich ist (Abschnitt 29.1). Anschließend gehe ich darauf ein, wie der Insulinspiegel bei der Bewegungsregulation berücksichtigt werden sollte (29.2). Ich nehme dann einige Verfeinerungen vor, um das Prinzip der Bewegungsregulation auf verschiedene Bewegungsformen (29.3) und Bewegungsintensitäten anzuwenden (29.4), und gebe Hinweise, wie mögliche Stress-Effekte bei intensivem Sport in der Regulation berücksichtigt werden können (29.5). Anschließend gehe ich darauf ein, welche Nahrungsmittel sich für die Regulation der direkten Bewegungseffekte eignen (29.6). Schließlich beschreibe ich (für diejenigen, die das genau wissen wollen), welche Vorteile die in diesem Kapitel beschriebenen Methoden gegenüber einigen anderen Ansätzen der Bewegungsregulation haben (29.7).

Mit den in diesem Kapitel beschriebenen Methoden liegt mein BZ während der Bewegung bzw. während des Sports meist durchgehend im Zielbereich (und zwar typischerweise

---

[107] Vgl. z.B. DiabInfo (2022).

durchgehend im Bereich 80–140 oder 70–160 mg/dl, auch nach Mahlzeiten) und oft nah am Zielwert von 100 mg/dl.

29.1. Regulation mit KH in Abhängigkeit der Bewegungsleistung

Um die direkte BZ-senkende Wirkung der Bewegung auszugleichen und den BZ während der Bewegung möglichst stabil zu halten, hat es sich in meiner jahrzehntelangen Erfahrung – und im Einklang mit den Hinweisen in einer frühen Diabetes-Schulung – als am effektivsten und besten herausgestellt, **KH einzusetzen**. Das bedeutet, dass eine bestimmte Menge KH eingesetzt wird, damit deren BZ-steigernde Wirkung die BZ-senkende Wirkung der Bewegung ausgleicht und somit den BZ möglichst stabil hält. Diese Bewegungs-KH werden bewusst *nicht* mit Insulin reguliert, weil ansonsten ihre BZ-Wirkung durch das Insulin neutralisiert wird, so dass die KH dann nicht mehr die Bewegungswirkung ausgleichen können. Die Bewegungs-KH dienen also speziell dem Ausgleich der BZ-senkenden Wirkung der Bewegung. (Sie liefern – ggf. in verpackter Form, d.h. als Stärke – die Glukose bzw. den „Treibstoff", den der Körper verbrauchen kann.)[108]

Im Allgemeinen ist es sinnvoll, die Bewegungs-KH **direkt vor der Bewegung** (oder ggf. kurz vor, bei oder kurz nach dem Start der Bewegung) einzunehmen, damit die Wirkung

---

[108] Wenn Sie ein AID-System einsetzen, das automatisch Insulin für KH abgibt (Automatik-Modus), dann sollten Sie darauf achten, die Bewegungs-KH *nicht* (als reguläre KH) einzutragen, so dass ihre BZ-Wirkung nicht mit Insulin neutralisiert wird.

der KH parallel zur Bewegungswirkung auftritt und der BZ – auch während der Bewegung – möglichst stabil verläuft. Das zeigen sowohl meine Berechnungen (auf Grundlage der KH-Wirkung im Zeitverlauf; vgl. glykämische Indizes in Kapitel 15) als auch meine Erfahrung mit den BZ-Werten (inkl. CGM). Wenn die Einnahme der Bewegungs-KH dagegen erst deutlich *nach* dem Start der Bewegung erfolgt, dann besteht häufig das Risiko, dass die Bewegung bis dahin zu einer Unterzuckerung führt. Zugleich sollte die Aufnahme der Bewegungs-KH nicht zu weit *vor* dem Start der körperlichen Bewegung stattfinden, denn sonst können die Bewegungs-KH zu einem ungesunden BZ-Anstieg vor dem Start der Bewegung führen. Der Zeitpunkt direkt vor (oder beim) Start der Bewegung ist also meist am sinnvollsten. Außerdem ist es für einen möglichst stabilen BZ-Verlauf wichtig, für die Bewegungs-KH Nahrungsmittel auszuwählen, deren BZ-Wirkung im Zeitverlauf möglichst gut zur Bewegungswirkung passt (siehe hierfür Abschnitt 29.6).

Die **Menge** der eingesetzten Bewegungs-KH sollte, wenn möglich, nicht lediglich anhand der Bewegungsdauer (vgl. Abschnitt 29.7), sondern in Abhängigkeit der tatsächlichen **Bewegungsleistung** (bzw. des Kalorienverbrauchs) festgelegt werden. Denn – wie die Erfahrung zeigt – je größer die Bewegungsleistung ist, desto stärker ist prinzipiell (unter sonst gleichen Bedingungen) die BZ-senkende Wirkung der Bewegung. Zum Beispiel wirkt es sich entsprechend stärker aus, wenn man in einer Stunde 6 km geht, als wenn man im gleichen Zeitraum nur 4 km zurücklegt. Der Grund dafür ist wohl, dass der Körper bei größerer Bewegungsleistung (bzw.

größerem Kalorienverbrauch) entsprechend mehr Glukose verbraucht.

Und zwar habe ich in meiner jahrelangen Erfahrung mit BZ- und Insulindaten sowie mit körperlicher Bewegung festgestellt, dass **pro km Gehen** prinzipiell 6g KH (d.h. **0,6 KE**) geeignet sind, um die direkte BZ-senkende Wirkung der Bewegung auszugleichen. (Ich weise darauf hin, dass der konkrete Zahlenwert von 0,6 KE pro km sich zwischen Individuen unterscheiden kann.[109] Im weiteren Verlauf dieses Kapitels gehe ich von diesem Zahlenwert aus.) Auf Basis dieses Zusammenhangs kann einfach berechnet werden, wie viele KE zum Ausgleich einer bestimmten gegangenen Strecke notwendig sind.

➢ Beispiel: Es steht ein Spaziergang von 5 km an. Um die direkte BZ-senkende Wirkung dieser Bewegungsleistung auszugleichen, werden vor dem Spaziergang 5 × 0,6 KE = 3 KE speziell zum Ausgleich der Bewegungswirkung eingesetzt.

Es kann Fälle geben, in denen die Bewegungsleistung (in km) im Voraus nicht bekannt ist. Dann kann sie anhand der Bewegungsdauer (ggf. unter Berücksichtigung der eigenen Erfahrung) geschätzt werden. Zum Beispiel weiß ich aus Erfahrung, dass ich beim Gehen (außer Haus) pro Stunde

---

[109] Bei höherem Körpergewicht vergrößert sich bekanntermaßen der Kalorienverbrauch pro gegangenem kg, so dass sich dann auch der Glukoseverbrauch während der Bewegung vergrößern müsste. Da ich ca. 64,5 kg wiege, bezieht sich der oben angegebene Zahlenwert auf dieses Körpergewicht.

normalerweise 5 bis 6 km zurücklege (je nachdem, wie schnell ich gehe). Wenn ich zwischendurch anhalte oder pausiere (z.B. bei Wanderungen), sind es ca. 4,5 km pro Stunde. Bei dreistündigem Wandern kann ich somit von 3 × 4,5 km = 13,5 km ausgehen.

Wenn die Bewegung direkt nach einer ohnehin geplanten Mahlzeit stattfindet – und insbesondere wenn zugleich die KE-Menge dieser Mahlzeit nicht groß ist (z.B. KH-moderate Ernährung; vgl. Kapitel 13) –, dann empfehle ich auf Grund meiner Erfahrung, die Bewegungs-KE im Allgemeinen **der Mahlzeit hinzuzufügen**. Das folgende Beispiel – wieder ausgehend von einem 5-km-Spaziergang – verdeutlicht, wie das umgesetzt werden kann.

> ➢ Beispiel: Es ist eine Mahlzeit mit 4 KE (als Grund-menge[110]) geplant. Der KE-Faktor liegt bei 0,8 I.E. pro KE. Daher wird vor der Mahlzeit ein Bolus von 4 × 0,8 I.E. = 3,2 I.E. abgegeben. Nach der Mahlzeit findet ein Spaziergang von 5 km statt. Um die direkte BZ-senkende Wirkung dieser Bewegung auszugleichen, werden 5 × 0,6 KE = 3 KE der Mahlzeit hinzugefügt und direkt vor dem Start der Bewegung eingenommen. Die Mahlzeit enthält also insgesamt 4 KE + 3 KE = 7 KE.

Sofern die Ernährung insgesamt vernünftig ist (z.B. tägliche KH-Grundmenge von maximal 200g; siehe Kapitel 13), be-steht normalerweise keine Gefahr, dass durch dieses

---

[110] Die KE-Grundmenge ist die Menge der KE, die *nicht* zum Ausgleich der BZ-Effekte von körperlicher Aktivität eingesetzt werden (vgl. Kapitel 13).

Hinzufügen von KH eine Gewichtszunahme entsteht. Das bestätigt auch meine Erfahrung vollständig. Der Grund dafür ist, dass die für die Bewegungsregulation hinzugefügten KH ja durch die Bewegung verbraucht werden und daher *nicht* zu einer Erhöhung des Insulinspiegels oder des Körpergewichts führen.

Alternativ ist es möglich, die Bewegungs-KE nicht der Mahlzeit hinzuzufügen, sondern stattdessen einen Teil der KE, die ohnehin in der geplanten Mahlzeit konsumiert werden, als Bewegungs-KE zu verwenden. Das folgende Beispiel verdeutlicht, wie das umgesetzt werden kann.

➢ Beispiel: Es soll eine Mahlzeit mit insgesamt 6 KE konsumiert werden. Nach der Mahlzeit findet ein Spaziergang von 5 km statt. Für den Ausgleich der direkten BZ-senkenden Wirkung dieser Bewegung werden $5 \times 0,6$ KE = 3 KE verwendet. Das heißt, von den insgesamt enthaltenen 6 KE werden 3 KE zur Bewegungsregulation verwendet, und die restlichen 3 KE werden mit Insulin abgedeckt. Bei einem KE-Faktor von 0,8 I.E. pro KE ist somit ein Bolus von $3 \times 0,8$ I.E. = 2,4 I.E. notwendig.

Ein Nachteil dieses Vorgehens besteht darin, dass dabei unter bestimmten Umständen (insbesondere bei Mahlzeiten mit insgesamt relativ wenigen KE und relativ umfangreicher Bewegung) niedrige Insulin-Boli (< 2 I.E.) entstehen, nachdem die Bewegungs-KE von den Gesamt-KE abgezogen worden sind. Bei solchen niedrigen Insulin-Boli verändert sich der BZ-senkende Effekt der Bewegung, so dass die verwendete Formel von 0,6 KE pro km dann nicht mehr gültig ist (vgl. Abschnitt 29.2). Dabei kann es sogar zu Zirkularitäten in der

Berechnung des Insulin-Bolus kommen, die mathematisch nicht ohne Weiteres lösbar sind. Solche möglichen Verkomplizierungen lassen sich vermeiden, wenn dieses Vorgehen vermieden wird und stattdessen – wie zuvor beschrieben – die Bewegungs-KE der KE-Grundmenge *hinzugefügt* werden.

Für besonders Interessierte beschreibe ich das mögliche Zirkularitätsproblem bei Abzug von Bewegungs-KE nun genauer (ansonsten können Sie mit Abschnitt 29.2 fortfahren). Das folgende Beispiel (eine Variation des zuletzt genannten Beispiels) verdeutlicht das Problem.

➢ Beispiel: Es soll eine Mahlzeit mit insgesamt 5 KE konsumiert werden. Nach der Mahlzeit findet ein Spaziergang von 5 km statt. Für den Ausgleich der direkten BZ-senkenden Wirkung dieser Bewegung werden 5 × 0,6 KE = 3 KE verwendet. Das heißt, von den insgesamt enthaltenen 5 KE werden 3 KE zur Bewegungsregulation verwendet, und die restlichen 2 KE werden mit Insulin abgedeckt. Bei einem KE-Faktor von 0,8 I.E. pro KE ist somit ein Bolus von 2 × 0,8 I.E. = 1,6 I.E. notwendig. Bei einem so niedrigen Insulinspiegel reduziert sich aber der BZ-senkende Effekt der Bewegung (vgl. Abschnitt 29.2), so dass jetzt nur noch ca. 5 × 0,3 KE = 1,5 KE zum Ausgleich der Bewegung notwendig sind. Somit müssen insgesamt 5 KE – 1,5 KE = 3,5 KE mit einem Bolus abgedeckt werden. Der Bolus beträgt daher 3,5 × 0,8 = 2,7 I.E. Da der Bolus nun aber bei ≥ 2 I.E. liegt, müssen doch wieder 0,6 KE pro km verwendet werden (und die Berechnung springt wieder nach oben).

Die Zirkularität entsteht, weil die Größe des Bolus von der Menge der Bewegungs-KE abhängt, zugleich aber die Menge der Bewegungs-KE von der Größe des Bolus abhängen kann (da sich die BZ-Wirkung der Bewegung bei niedrigen Insulinspiegeln verringert). Somit ist der notwendige Bolus nicht bestimmbar: Nachdem er bestimmt wurde, verändert sich die Menge der Bewegungs-KE, so dass der Bolus wieder neu bestimmt werden muss; und dadurch ändert sich die Menge der Bewegungs-KE erneut (usw.).

Deshalb ist es im Allgemeinen besser und einfacher, (wie oben beschrieben) eine KE-Grundmenge zu bestimmen und zu fixieren und dafür einen Insulin-Bolus zu berechnen. Die erforderlichen Bewegungs-KE werden dann *zusätzlich* eingenommen und beeinflussen den Bolus nicht (da sie ja nicht mit Insulin reguliert, sondern durch die Bewegung ausgeglichen werden).

29.2. Berücksichtigung des Insulinspiegels

Die in Abschnitt 29.1 angegebene Regulation (d.h. 0,6 KE pro km Gehen) bezieht sich auf den Fall, dass der **Insulinspiegel** während der Bewegung **nicht niedrig** ist, sondern mindestens im moderaten Bereich liegt. Denn bei niedrigem Insulinspiegel verringert sich erfahrungsgemäß der BZ-senkende Effekt der Bewegung. Das hängt mit dem bekannten Phänomen zusammen, dass der Körper bei niedrigen Insulinspiegeln weniger Glukose als Energiequelle nutzt (da Insulin daran beteiligt ist, Glukose in die Körperzellen zu transportieren) und stattdessen vermehrt Fett als Energiequelle nutzt;

das heißt, bei niedrigem Insulinspiegel erfolgt eine Umstellung von Glukoseverbrauch auf Fettverbrennung.

Konkret ist die Regulation mit 0,6 KE pro km nach meiner Erfahrung geeignet, wenn (ausgehend vom Zeitpunkt der Bewegung) **innerhalb der letzten 10 bis 90 Minuten** ein Insulin-Bolus von **mindestens ca. 2 I.E.** abgegeben worden ist. (Ich beziehe mich in diesem Kapitel auf (Direkt-)Boli zur Regulation von KH oder für Korrekturen, *nicht* auf verzögert abgegebene Boli zur Regulation von Fetten oder Proteinen; vgl. hierfür Kapitel 21.)

Boli, die **innerhalb der letzten 90 bis 180 Minuten** abgegebenen worden sind, sollten hierfür erfahrungsgemäß **zur Hälfte angerechnet** werden. Das heißt, ein Bolus von 1 I.E., der vor 90–180 Minuten abgegeben wurde, entspricht (im Hinblick auf den Insulinspiegel) etwa einem Bolus von 0,5 × 1 I.E. = 0,5 I.E., der innerhalb der letzten 10–90 Minuten abgegeben wurde. (Dass länger zurückliegende Boli sich schwächer auswirken, liegt daran, dass der Insulinspiegel ca. 90 Minuten nach Abgabe eines Bolus signifikant zurückgeht, denn die Insulinwirkung ist dann nicht mehr so intensiv.)

Die oben angegebenen Minuten-Zahlen basieren auf schnell wirkendem Analoginsulin (wie Humalog). Bei *sehr* schnellem Analoginsulin (z.B. Lyumjev) sollten diese Zeiträume vermutlich etwas verkürzt werden (zum Beispiel der erste Zeitraum auf ca. 10 bis 75 Minuten). Denn da dieses Insulin etwas schneller wirkt, fällt der Insulinspiegel schneller ab (vgl. Abbildung 4). Im Folgenden gehe ich aber weiter von schnell wirkendem Insulin (wie Humalog) aus und verwende daher die oben angegebenen Zahlen.

Ich nenne nun zwei konkrete Beispiele, in denen der Insulin-spiegel während der Bewegung *nicht* niedrig ist und daher die genannte Regulation (d.h. 0,6 KE pro km) anwendbar ist.

➢ Beispiel 1: Kurz vor dem Start der Bewegung wird eine Mahlzeit eingenommen, die eine Grundmenge von 4 KE enthält (d.h. 4 KE, die *nicht* dem Ausgleich der Bewegung dienen). Der KE-Faktor liegt bei 0,8 I.E. pro KE. Daher wird vor der Mahlzeit ein Bolus von 4 × 0,8 I.E. = 3,2 I.E. abgegeben. Da dieser Bolus nicht unter 2 I.E. liegt, ist in dem Zeitraum 10–90 Minuten nach Bolus-Abgabe die Regulation mit 0,6 KE pro km geeignet. Sofern die Bewegung innerhalb dieses Zeitraums stattfindet, sollte also die Regulation mit 0,6 KE pro km verwendet wer-den.

➢ Beispiel 2: 100 Minuten vor dem Start der Bewegung wurde ein Bolus von 5 I.E. abgegeben. Im Hinblick auf den Insulinspiegel entspricht dieser Bolus einem Bolus von 0,5 × 5 I.E. = 2,5 I.E., der in den letzten 10–90 Mi-nuten abgegeben wurde. Da dieser Bolus nicht unter 2 I.E. liegt, ist für die nächsten 80 Minuten (d.h. bis 180 Minuten nach dem Bolus) die Regulation mit 0,6 KE pro km geeignet. Sofern die Bewegung innerhalb dieses Zeit-raums stattfindet, sollte also die Regulation mit 0,6 KE pro km verwendet werden.

Wenn dagegen während der Bewegung ein **niedriger Insu-linspiegel** vorliegt, dann **verringert** sich erfahrungsgemäß die direkte BZ-senkende Wirkung der Bewegung. Der Grund dafür ist (wie bereits angesprochen), dass der Körper bei niedrigen Insulinspiegeln verstärkt auf Fett statt Glukose als Energiequelle umstellt.

Meine Erfahrung spricht dafür, dass dieser Fall eintritt, wenn die oben genannte Bedingung *nicht* erfüllt ist (d.h. wenn *nicht* innerhalb der letzten 10 bis 90 Minuten ein Bolus von mindestens ca. 2 I.E. abgegeben wurde, mit hälftiger Anrechnung der Boli, die vor 90 bis 180 Minuten abgegeben wurden). In diesem Fall verringert sich der direkte BZ-senkende Effekt der Bewegung prinzipiell auf ca. **50%** des Ausgangsniveaus. Ausgehend von den 0,6 KE pro km Gehen bedeutet das, dass nur noch 50% × 0,6 KE = 0,3 KE pro km angerechnet werden sollten.

> ➢ Beispiel: Es soll eine Mahlzeit mit 1,5 KE (als Grundmenge) konsumiert werden. Der KE-Faktor liegt bei 0,8 I.E. pro KE. Daher wird vor der Mahlzeit ein Bolus von 1,5 × 0,8 I.E. = 1,2 I.E. abgegeben. Nach der Mahlzeit findet ein Spaziergang von 5 km statt. Da der Bolus *unter* 2 I.E. liegt, ist eine Regulation mit 0,3 KE pro km geeignet, um die direkte BZ-senkende Wirkung der Bewegung auszugleichen. Es werden daher 5 × 0,3 KE = 1,5 KE der Mahlzeit hinzugefügt und direkt vor dem Start der Bewegung eingenommen. (Die Mahlzeit enthält also insgesamt 1,5 KE + 1,5 KE = 3 KE.)

Bei noch niedrigerem Insulinspiegel verringert sich der direkte BZ-senkende Effekt der Bewegung erfahrungsgemäß noch weiter. (Offensichtlich stellt der Körper dann noch stärker von Glukoseverbrauch auf Fettverbrennung um.) Wenn aktuell gar kein (Direkt-)Bolus wirkt (z.B. ab vier oder fünf Stunden nach der letzten Mahlzeit), dann liegt der direkte BZ-senkende Effekt der Bewegung nach meiner Erfahrung nur noch bei ca. 10% des Ausgangsniveaus, so dass pro km Gehen nur noch 10% × 0,6 KE = 0,06 KE notwendig sind.

Es gibt Fälle, in denen sich der Insulinspiegel während der Bewegung signifikant verändert, so dass nicht für die gesamte Bewegung die gleiche Formel zur Bewegungsregulation verwendet werden sollte. Das kann zum Bespiel bei längerer Bewegung der Fall sein, die 90 Minuten nach Abgabe des letzten KE-Bolus noch nicht abgeschlossen ist. Wenn der Insulinspiegel während der Bewegung in den niedrigen Bereich absinkt, dann sollte für den zweiten Teil der Bewegung eine andere Formel verwendet werden als für den ersten Teil. Das folgende Beispiel verdeutlicht, wie das umgesetzt werden kann.

➢ Beispiel: Es soll eine Mahlzeit mit 4 KE (als Grundmenge) konsumiert werden. Der KE-Faktor liegt bei 0,8 I.E. pro KE. Daher wird vor der Mahlzeit ein Bolus von 4 × 0,8 I.E. = 3,2 I.E. abgegeben. Nach der Mahlzeit (ab 15 Minuten nach Bolus-Abgabe) findet eine Wanderung von 13,5 km über einen Zeitraum von 180 Minuten statt.

Während der ersten 75 Minuten der Wanderung (d.h. bis 90 Minuten nach Bolus-Abgabe) liegt (gemäß der oben angegebenen Bedingung) ein nicht-niedriger Insulinspiegel vor, so dass 0,6 KE pro km eingesetzt werden sollten. In dieser Zeit werden (75 Minuten ÷ 180 Minuten) × 13,5 km = 5,625 km zurückgelegt. Die Bewegungs-KE für diese Strecke betragen also 5,625 × 0,6 KE = 3,4 KE.

Danach liegt (gemäß der oben angegebenen Bedingung) ein niedrigerer Insulinspiegel vor, so dass für den Rest der Wanderung (d.h. für 7,875 km) nur 0,3 KE pro km eingesetzt werden sollten. Die Bewegungs-KE für diese restliche Strecke betragen also 7,875 × 0,3 KE = 2,4 KE.

In Summe werden daher 3,4 KE + 2,4 KE = 5,8 KE (zusätzlich zur KE-Grundmenge) eingesetzt, um die direkte BZ-senkende Wirkung der Wanderung auszugleichen.

Um die Berechnung der Bewegungs-KE zu vereinfachen, habe ich eine Tabellenkalkulations-Datei erstellt, in der die erforderlichen Bewegungs-KE für alle körperlichen Aktivitäten, die in meinem Alltag häufiger vorkommen, entsprechend den oben angegebenen Prinzipien berechnet werden und gespeichert sind.[111]

Ich mache schließlich noch zwei Anmerkungen. Wenn man *allgemein* nur wenige KH konsumiert (**Low-Carb-Ernährung** mit insgesamt weniger als 130g KH pro Tag), dann können die (direkten) BZ-senkenden Effekte von körperlicher Aktivität allgemein schwächer sein. Meine Erfahrung hat gezeigt, dass ich bei Low-Carb-Ernährung bei einem Bolus von unter 2 I.E. (z.B. ca. 1 bis 1,5 I.E.) statt 0,3 nur 0,1 KE pro km Gehen benötigt habe. Und bei einem Bolus ab 2 I.E. benötigte ich bei grundsätzlicher Low-Carb-Ernährung statt 0,6 nur 0,2 KE pro km Gehen. Der BZ-Effekt der Bewegung hat

---

[111] Wenn Sie eine solche Excel-Datei als Vorlage mit Beispielen nutzen möchten, finden Sie sie auf der Website zum Buch (https://t1dhealth.wordpress.com). Ansonsten können Sie mich kontaktieren (siehe E-Mail-Adresse am Ende des Buches).

sich also (bei gegebener Bolus-Größe) auf ein Drittel reduziert. Eine plausible Erklärung dafür ist das bekannte Phänomen, dass sich der Körper bei Low-Carb-Ernährung umstellen kann, so dass er allgemein Fett (statt Glukose) als primäre Energiequelle nutzt. Dieses Phänomen tritt insbesondere bei sehr starker KH-Begrenzung (ketogener Ernährung) auf, kann nach meiner Erfahrung aber auch allgemein bei Low-Carb auftreten – wohl in Abhängigkeit vom täglichen Insulinspiegel (siehe Kapitel 14.2). Nachdem ich von Low-Carb zu Moderate-Carb zurückgekehrt bin, ist die BZ-Wirkung der Bewegung auch wieder stärker geworden (wie oben angegeben).

Zuletzt weise ich noch darauf hin, dass es für den direkten BZ-senkenden Effekt von körperlicher Aktivität (der durch Glukoseverbrauch entsteht) *nicht* entscheidend ist, ob der Insulinspiegel lediglich im moderaten Bereich (d.h. Bolus ≥ ca. 2 I.E.) oder in einem noch höheren Bereich (z.B. Bolus von 4, 6 oder 8 I.E.) liegt. In all diesen Fällen kann von der gleichen Bewegungswirkung (z.B. Ausgleich durch 0,6 KE pro km Gehen) ausgegangen werden. Das bestätigt zum einen meine Erfahrung mit verschiedenen Mahlzeiten, Insulin- und BZ-Daten in Kombination mit körperlicher Aktivität. Zum anderen ist es auch logisch, dass die BZ-Wirkung der Bewegung (bei gegebener Bewegungsleistung bzw. gegebenem Kalorienverbrauch) mit höheren Insulinspiegeln nicht unbegrenzt zunehmen kann. Denn es kann nicht mehr Energie in Form von Glukose verbraucht werden, als insgesamt an Energie verbraucht wird. Das folgende Beispiel verdeutlicht das.

➢ Beispiel: Eine Person verbraucht während 1 km Gehen 24,6 Kilokalorien (kcal). Wenn diese Kalorien vollständig in Form von Glukose verbraucht werden, dann verbraucht diese Person 6g Glukose (denn Glukose ist eine Form von KH, und 1g KH enthält 4,1 kcal, so dass 6g Glukose 6 × 4,1 kcal = 24,6 kcal enthalten). Bei dieser Bewegungsleistung kann die Person also maximal 6g Glukose verbrauchen.

Es gibt daher (bei gegebener Bewegungsleistung) ein Maximum für den möglichen Glukoseverbrauch und daher ein Maximum für die BZ-senkende Wirkung, die dadurch entsteht. Deshalb nimmt die BZ-senkende Wirkung ab einem bestimmten Insulinspiegel nicht weiter zu.

29.3. Berücksichtigung verschiedener Bewegungsformen

In den Abschnitten 29.1–29.2 bin ich von einer bestimmten Form von körperlicher Aktivität ausgegangen – nämlich dem Gehen – und habe hierfür Regulationsprinzipien angegeben (z.b. 0,6 KE pro km). In diesem Abschnitt gebe ich Hinweise für einige alternative Bewegungsformen.

Bei körperlicher Aktivität **niedriger Intensität** (z.B. beim Einkaufen innerhalb des Supermarkts oder beim Hin- und Hergehen) habe ich auf Grund meiner Erfahrung festgestellt, dass **10 Minuten** solcher Aktivität etwa die BZ-Wirkung von **2/3 km Gehen** haben. Durch diese Umrechnung in gegangene km können dann die in den vorigen Abschnitten angegebenen Regulationsprinzipien angewandt werden. Das folgende Beispiel verdeutlicht, wie das funktioniert.

➤ Beispiel: Es steht eine 30-minütige körperliche Aktivität mit niedriger Intensität bevor. Da 10 Minuten solcher Aktivität 2/3 km Gehen entsprechen, entsprechen 30 Minuten (mit Dreisatz) (30 : 10) × (2/3) km = 2 km Gehen. Wenn pro km Gehen 0,6 KE eingesetzt werden müssen, dann müssen für 2 km Gehen 2 × 0,6 KE = 1,2 KE eingesetzt werden. Es sind also 1,2 KE notwendig, um den direkten BZ-Effekt der Bewegung auszugleichen.

Ein **Kraft-Ausdauer-Training**[112] mit einer Dauer von ca. 30 Minuten hat nach meiner Erfahrung einen BZ-Effekt, der ca. **4 km Gehen** entspricht. Bei nicht-niedrigem Insulinspiegel betragen die zur Regulation der direkten BZ-Wirkung erforderlichen Bewegungs-KE also 4 × 0,6 KE = 2,4 KE. Ich weise aber darauf hin, dass Kraft-Ausdauer-Training ein relativ intensiver Sport ist, bei dem Stress-Effekte auftreten können. Da Stress eine BZ-steigernde Wirkung hat, kann sich durch Stress-Effekte der direkte BZ-senkende Effekt des Workouts verringern (siehe Abschnitt 29.5).

Fahrradfahren hat nach meiner Erfahrung **pro km** einen BZ-Effekt, der (bei Fahrradfahren mittlerer Intensität) ca. **0,83 km Gehen** oder (bei Fahrradfahren mittlerer bis hoher

---

[112] Kraft-Ausdauer-Training ist eine Form von Krafttraining, die primär die Ausdauerkraft trainiert. Es wird mit dem eigenen Körpergewicht und mit Gewichten unterhalb der Maximalkraft trainiert; dafür wird eine relativ große Zahl von Wiederholungen (z.B. 20–45 pro Übung) eingesetzt.

Intensität) ca. **0,93 km Gehen** entspricht. Daraus folgt zum Beispiel, dass eine Fahrradtour von 15 km mit mittlerer bis hoher Intensität den BZ-Effekt von 15 × 0,93 km = 13,95 km Gehen hat. Bei niedrigem Insulinspiegel und einem daraus folgenden direkten Bewegungseffekt von 0,3 KE pro km (vgl. Abschnitt 29.2) sollten daher 13,95 × 0,3 KE = 4,2 KE eingesetzt werden, um die direkte Bewegungswirkung einer solchen Fahrradtour auszugleichen.

Ich war früher regelmäßiger Ausdauerläufer. (Diesen spezifischen Sport habe ich wegen eines leichten Knorpelschadens, der durch Überlastung entstanden war, aufgegeben, um mein Knie nicht mehr zu überlasten.) In der damaligen Zeit habe ich die Erfahrung gemacht, dass **Joggen** (bei relativ hoher Intensität, z.B. Training mit Zeitmessung) **pro km** einen BZ-Effekt hat, der etwa **2 km Gehen** entspricht. Daraus folgt zum Beispiel, dass ein Trainingslauf von 6 km die BZ-Wirkung von 6 × 2 km = 12 km Gehen hat. Bei niedrigem Insulinspiegel und einem daraus folgenden direkten Bewegungseffekt von 0,3 KE pro km sollten daher 12 × 0,3 KE = 4 KE eingesetzt werden, um die direkte Bewegungswirkung eines solchen Laufs auszugleichen.

29.4. Berücksichtigung der Bewegungsintensität

Bestimmte Faktoren können die Bewegungsintensität erhöhen. Damit ist in diesem Abschnitt die **Bewegungsleistung** (bzw. der Kalorienverbrauch) **pro km** gemeint. Durch höhere Bewegungsintensität kann sich der BZ-Effekt verstärken, so dass mehr KE zur Regulation der direkten BZ-Wirkung erforderlich sind. Ich empfehle daher, in solchen Fällen einen **Anpassungsfaktor** (> 1) zu verwenden, der die Zahl der gegangenen km entsprechend der höheren Intensität anpasst.

Ein Beispiel dafür ist der Fall, dass beim Gehen **Gewichte** (z.B. Rucksack oder Tasche) getragen werden. (Die Regulationsprinzipien in den Abschnitten 29.1–29.3 beziehen sich auf Bewegung *ohne* relevante getragene Gewichte.) Ich mache zum Beispiel gute Erfahrungen damit, davon auszugehen, dass der BZ-Effekt des Gehens beim Tragen eines *moderat* gefüllten Rücksacks um ca. 17% und beim Tragen eines *überwiegend* gefüllten Rucksacks um ca. 25% zunimmt. Das heißt, 1 km Gehen mit überwiegend gefülltem Rucksack entspricht ca. 1 km × 1,25 = 1,25 km Gehen ohne Rucksack. Auf diese Weise kann ich (wie in Abschnitt 29.3 für alternative Bewegungsformen) eine äquivalente Menge gegangener km berechnen und hieraus die erforderliche Menge von Bewegungs-KE bestimmen.

➤ Beispiel: Es steht ein Spaziergang von 5 km mit (überwiegend gefülltem) Rucksack an. Die Bewegungsleistung entspricht daher 5 km × 1,25 = 6,125 km Gehen (ohne Rucksack). Wenn pro km Gehen 0,6 KE eingesetzt werden müssen, dann müssen für 6,125 km Gehen 6,125 × 0,6 KE = 3,7 KE eingesetzt werden. Es sind also 3,7 KE notwendig, um den direkten BZ-Effekt der Bewegung auszugleichen.

Auch das Gehen oder Fahrradfahren auf **hügeligen Strecken** kann zu einer höheren Bewegungsintensität führen und daher eine Anpassung erforderlich machen. (Die Regulationsprinzipien in den Abschnitten 29.1–29.3 beziehen sich auf flache Strecken.) Zum Beispiel mache ich gute Erfahrungen damit, davon auszugehen, dass der BZ-Effekt der Bewegung sich bei leicht hügeligen Strecken (wie es sie in meiner Region im Umland von Hamburg gibt) um 12,5% vergrößert. Es sollte also ein Faktor von 1,125 verwendet werden, um diesen Effekt zu berücksichtigen.

29.5. Berücksichtigung möglicher Stress-Effekte bei intensivem Sport

Neben der BZ-senkenden Wirkung der Bewegung besteht bei intensivem Sport eine bekannte zusätzliche Herausforderung darin, dass dabei Stress entstehen kann, der eine umgekehrte, d.h. **BZ-steigernde Wirkung** hat. Unter anderem auf Grund der Erklärungen einer Diabetologin und eines Professors für Sportphysiologie sowie auf Grund meiner Erfahrung weiß ich, dass ein solcher Effekt bei intensivem Sport auftreten kann. (Der BZ-steigernde Effekt durch Stress entsteht durch Hormone wie Adrenalin, das die Glukose-Ausschüttung durch die Leber steigert, und/oder das bereits angesprochene Cortisol.)

Ob ein solcher Stress-Effekt tatsächlich auftritt und welches Ausmaß er annimmt, hängt nach meiner jahrzehntelangen Erfahrung vor allem von zwei Faktoren ab. Der erste Faktor ist die **Art des Sports**. Vor allem bei **Krafttraining** ist bekannt, dass Stress-Effekte auftreten können, und meine Erfahrungen bestätigen das. Auch intensives Joggen (z.B. gegen die Zeit) kann unter Umständen signifikanten Stress auslösen. Dagegen erlebe ich beim Fahrradfahren (auch bei teilweise höherer Intensität) keine Anzeichen für relevante Stressbedingte Effekte, und meine BZ-Daten deuten *nicht* auf einen Stress-Effekt hin. Auch und besonders bei moderater Bewegung (z.B. Spazierengehen) sind nach meiner Erfahrung (und bekanntermaßen) keine Stress-Effekte zu erwarten.

Der zweite entscheidende Faktor ist, ob **Stress-fördernde Begleitumstände** vorliegen. Zum Beispiel kann eine **Wettkampfsituation** beim Sport Stress auslösen bzw. begünstigen. Das bestätigen sowohl meine eigene Erfahrung (als ich noch an Lauf-Wettbewerben teilgenommen habe) als auch die Erfahrung anderer Menschen mit Typ-1-Diabetes.

Ein weiterer Begleitumstand, der Stress-Effekte bei intensivem Sport (z.B. Krafttraining oder intensivem Joggen) verstärken bzw. begünstigen kann, ist nach meiner Erfahrung **Koffein**. Dass Koffein Stress auslösen bzw. verstärken kann, ist sehr gut bekannt (siehe auch Kapitel 31). Selbst wenn man nur eine Koffeinmenge konsumiert hat, an die man prinzipiell gewöhnt ist und die – isoliert betrachtet – keinen BZ-Effekt mehr hat, kann es erfahrungsgemäß in Kombination mit intensivem Sport zu relevanten, BZ-steigernden Stress-Effekten kommen. (Anscheinend entsteht dabei ein sogenannter Interaktionseffekt, bei dem das gleichzeitige Vorliegen von zwei Faktoren – Koffein und intensivem Sport – einen signifikanten (Stress-)Effekt auslöst.)

Um deutliche Stress-Effekte in Kombination mit intensivem Sport zu vermeiden, empfehle ich Menschen mit Typ-1-Diabetes auf Grund meiner Erfahrung, Koffein insbesondere vor intensivem Sport zu **vermeiden**. Konkret sollte der Koffeinspiegel beim intensiven Sport **unter 40 mg** liegen, um mögliche Stress-Effekte gering zu halten. Bei höheren

Koffeinspiegeln können nach meiner Erfahrung deutliche und schwer vorhersehbare Stress-Effekte auftreten, die (zumindest im Falle von Krafttraining) auch über die eigentliche Zeit des Sports hinausgehen können. (Wie Sie den Koffeinspiegel in Abhängigkeit von Menge und Zeitpunkt des aufgenommenen Koffeins berechnen können, beschreibe ich in Kapitel 31.) *Zusätzlich* empfehle ich, in den letzten zwei Stunden vor dem intensiven Sport gar kein Koffein zu trinken, um Stress-Effekte gering zu halten.

Wenn es zu Stress-Effekten während des Sports kommt, dann können diese dadurch **reguliert** werden, dass die Menge der **Bewegungs-KE** (d.h. die Menge der KE, die zum Ausgleich der direkten BZ-senkenden Wirkung der Bewegung eingesetzt werden) entsprechend **reduziert** wird. Zum Beispiel setze ich für Kraft-Ausdauer-Training prinzipiell 2,4 Bewegungs-KE ein (vgl. Abschnitt 29.3) und mache damit sehr gute Erfahrungen. Wenn ich diesen Sport jedoch zu einer Tageszeit nach dem Vormittag ausübe, dann reduziert sich erfahrungsgemäß (unter sonst gleichen Bedingungen) die direkte BZ-senkende Wirkung. Die Diabetologin, mit der ich darüber gesprochen habe, hat bestätigt, dass es sich dabei höchstwahrscheinlich um einen Stress-Effekt handelt. Um diesen auszugleichen, setze ich für ein Kraft-Ausdauer-Training nach dem Vormittag statt 2,4 KE nur 2,4 KE − 0,9 KE = 1,5 KE ein. Diese KE-Reduktion um knapp 1 KE führt erfahrungsgemäß zu einem erfolgreichen Ausgleich des Stress-Effekts, und der BZ bleibt dann normalerweise ziemlich stabil.

Unter besonderen Umständen – z.B. bei starkem Stress – kann es sinnvoll sein, die Bewegungs-KE sogar auf 0 zu reduzieren, d.h. komplett wegzulassen. Ich empfehle Ihnen, hierfür Ihre eigene Erfahrung zu berücksichtigen.

29.6. Auswahl geeigneter Nahrungsmittel für Bewegungs-KH

Die Bewegungs-KH (d.h. die KH, die zum Ausgleich der direkten BZ-senkenden Wirkung der Bewegung eingesetzt werden) sollten prinzipiell so ausgewählt werden, dass ihre BZ-Wirkung im Zeitverlauf **möglichst parallel zur BZ-Wirkung der körperlichen Aktivität** eintritt. Das heißt, die Wirkungsdauer der Bewegungs-KH sollte möglichst gut mit der Dauer der körperlichen Aktivität übereinstimmen. Dadurch wird erreicht, dass der BZ möglichst stabil bleibt und normalerweise keine zwischenzeitlichen Über- oder Unterzuckerungen auftreten.

Wie die Erfahrung (auch mit CGM-Daten) bestätigt, ist **Obst** im Allgemeinen gut geeignet, um den direkten BZ-Effekt von **relativ kurzfristiger Bewegung** zu regulieren. Viele Obstsorten (wie Banane, Weintrauben und Datteln) haben eine Wirkungsdauer von etwa einer Stunde (wobei Banane etwas schneller wirkt als viele andere Sorten; vgl. Kapitel 15). Die Wirkungsdauer dieser Nahrungsmittel passt daher gut zu der direkten BZ-Wirkung einer etwa einstündigen körperlichen Aktivität. Wenn also direkt vor der einstündigen Bewegung eine entsprechende Menge Obst konsumiert wird, dann treten sowohl die BZ-senkende Wirkung der Bewegung als auch die BZ-steigernde Wirkung des Obstes verteilt über einen

Zeitraum von ca. einer Stunde ein, so dass der BZ weitgehend stabil bleibt. Das folgende Beispiel verdeutlicht dieses Prinzip genauer.

➢ Beispiel: Es ist ein ca. 60-minütiger Spaziergang im Umfang von 5 km geplant. Da der Insulinspiegel nicht niedrig ist (kurz vor dem Start der Bewegung wurde für eine Mahlzeit ein Bolus von mindestens 2 I.E. abgegeben), sollten zum Ausgleich der direkten Bewegungswirkung 5 × 0,6 KE = 3 KE direkt vor dem Start der Bewegung eingenommen werden (vgl. Abschnitte 29.1–29.2). Diese 3 KE werden in Form von Obst eingenommen, das über einen Zeitraum von ca. 60 Minuten verteilt wirkt. Dadurch sind während der Bewegung keine signifikanten BZ-Schwankungen durch die Bewegung (bzw. die Bewegungsregulation) zu erwarten. Denn sowohl die BZ-*senkende* Wirkung der Bewegung als auch die BZ-*steigernde* Wirkung der Bewegungs-KE verteilen sich auf einen Zeitraum von ca. 60 Minuten und betragen daher pro Minute ca. 3 KE ÷ 60 = 0,05 KE. In jeder Minute gleichen sich also die BZ-senkende und die BZ-steigernde Wirkung aus, so dass keine signifikanten BZ-Veränderungen zu erwarten sind.

Alternativ zu Obst können auch andere relativ schnell wirkende KH – wie z.B. Weißmehl oder zuckerfreies alkoholfreies Bier (Pils oder Weizen) – eingesetzt werden, um den BZ-Effekt von kurzfristiger Bewegung auszugleichen. Zum Beispiel haben die KH in dem alkoholfreien Bier Jever Fun nach meiner Erfahrung eine Wirkungsdauer von etwa 45 Minuten.

Bei **längerfristiger Bewegung** (z.B. einer mehrstündigen Wanderung) ist es prinzipiell *nicht* sinnvoll, ausschließlich Obst (oder andere relativ schnell wirkende KH) für die Bewegungs-KH einzusetzen (sofern die Bewegungs-KH vollständig vor oder beim Start der Bewegung eingenommen werden). Denn das Obst wirkt insgesamt meist schneller als eine solche mehrstündige Bewegung, so dass es bei diesem Vorgehen zu einem (erheblichen) zwischenzeitlichen BZ-Anstieg kommen kann. Stattdessen kann es bei längerfristiger Bewegung sinnvoll sein, eine **Mischung aus relativ schnellen und langsamen KH** (z.B. Obst und Vollkorn) einzusetzen.

Den *ausschließlichen* Einsatz von langsamen KH empfehle ich auch bei mehrstündiger Aktivität eher nicht. Denn häufig sinkt der Insulinspiegel im Verlauf der mehrstündigen körperlichen Aktivität, so dass die direkte BZ-senkende Wirkung nachlässt (der Körper stellt vermehrt von Glukoseverbrauch auf Fettverbrennung um). Die größte und intensivste BZ-senkende Wirkung tritt daher meist in der ersten Phase der Bewegung (z.B. in den ersten 70–75 Minuten) ein, wie meine Erfahrung mit BZ-Werten bestätigt. Deshalb sollten prinzipiell auch die Bewegungs-KH so ausgewählt werden, dass sie die größte Wirkung in der ersten Phase der Aktivität entfalten. Aus diesem Grund eignet sich z.B. eine Mischung aus relativ schnellen und langsameren KH.

Die Situation kann sich zusätzlich verändern, wenn die Bewegungs-KH zusammen mit anderen Nahrungsmitteln eingenommen werden, die eine signifikante Menge Proteine und/oder Fette enthalten. Denn diese verzögern die KH-Wirkung (vgl. Kapitel 15.3) und führen dadurch erfahrungsgemäß zu einer langsameren Wirkung der Bewegungs-KH. Daher kann es in solchen Fällen sinnvoll sein, auch bei längerfristiger Bewegung hauptsächlich oder vollständig Obst als Bewegungs-KH einzusetzen, damit trotz der Verzögerung noch eine ausreichend schnelle KH-Wirkung erreicht und der BZ-senkende Effekt der Bewegung rechtzeitig ausgeglichen wird.

Ich weise darauf hin, dass es auch bei genauen Berechnungen sinnvoll sein kann, vor, nach und ggf. während der körperlichen Aktivität den BZ häufiger als sonst zu **überprüfen**, um bei möglichen BZ-Schwankungen (z.B. bei drohenden oder eingetretenen Unterzuckerungen) rechtzeitig angemessen reagieren zu können.

Ergänzend weise ich darauf hin, dass es erfahrungsgemäß Fälle gibt, in denen sogar Obst nicht schnell genug wirkt, um den direkten Effekt von körperlicher Aktivität rechtzeitig auszugleichen und (ohne zusätzliche Maßnahmen oder Anpassungen) eine Unterzuckerung während der Bewegung zu verhindern. Das kann zum Beispiel bei kurzfristiger Bewegung der Fall sein, wenn das Obst zusammen (oder in enger zeitlicher Nähe) mit einer signifikanten Menge von Fetten und/oder Proteinen eingenommen wird, welche die BZ-Wirkung der im Obst enthaltenen KH verzögern. Auch bei **sehr kurzer Bewegung** (z.B. im Umfang von einer halben Stunde oder weniger) kann es vorkommen, dass die BZ-Wirkung von Obst insgesamt zu langsam ist, um die direkte BZ-Wirkung der Bewegung auszugleichen. Sofern keine (zusätzlichen) Anpassungen in der Insulinabgabe oder KH-Aufnahme erfolgen, kann in solchen Fällen die Situation eintreten, dass der

BZ während der Bewegung zu weit absinkt (weil noch nicht genug Obst-KH gewirkt haben) und nach der Bewegung ansteigt (weil sich dann die Wirkung der Obst-KH noch fortsetzt). Die Regulation funktioniert also in Summe, aber es mangelt in diesem Fall an der Stabilität des BZ-Verlaufs.

Unter solchen Umständen empfehle ich auf Grund meiner Erfahrung (und auch nach Rücksprache mit diabetologischem Fachpersonal), eine der folgenden Maßnahmen – oder bei Bedarf eine Kombination von mehreren dieser Maßnahmen – zu ergreifen, um zu große BZ-Schwankungen erfolgreich zu verhindern:

- **Etwas spätere Abgabe des Insulin-Bolus**: Damit bis zum Abschluss der Bewegung nicht zu viel Bolus-Insulin wirkt und danach noch genug wirkt, kann der Bolus, der für die KE-Grundmenge in einer Mahlzeit vor der Bewegung eingesetzt wird, etwas später als sonst (z.B. erst direkt vor der Mahlzeit statt zehn Minuten davor) abgegeben werden (siehe Kapitel 20).

- **Verteilung der Abgabe des Insulin-Bolus**: Um eine zu frühe Insulinwirkung bei Bewegung zu verhindern, ist es auch möglich, den KE-Bolus verteilt (statt auf einmal) abzugeben. Zum Beispiel ist es möglich, bei einer Grundmenge von 4 KE zunächst nur für 3 KE einen Bolus abzugeben und für die restliche 1 KE erst nach Abschluss der Bewegung (oder nach einer Stunde) den Bolus abzugeben. (Ich weise darauf hin, dass für Boli nach Start der Bewegung meist ein verringerter KE-Faktor notwendig ist, weil Bewegung die Insulinwirksamkeit verstärkt; siehe Kapitel 30.)

- **Begrenzung der Fette und Proteine vor der Bewegung**: Um zu vermeiden, dass die Wirkung der Bewegungs-KH zu stark verzögert wird und daher zu spät eintritt, kann es sinnvoll sein, die Menge der Fette und Proteine vor der Bewegung zu begrenzen. Zum Beispiel begrenze ich insbesondere dann, wenn nach dem Frühstück Bewegung ansteht, die Menge von Fetten und Proteinen im Frühstück auf unter 4,5 FPE (d.h. < 450 Kilokalorien aus Fetten oder Proteinen) und nehme weitere Fette und Proteine erst *nach* der Bewegung ein.

- **Einsatz von purem Zucker statt Obst**: Insbesondere bei sehr kurzer Bewegung (im Umfang von ca. 30 Minuten oder weniger) ist es erfahrungsgemäß gut möglich, für die Bewegungs-KH sehr schnelle KH (z.B. puren Zucker bzw. Glukose oder ein mit Zucker gesüßtes Getränk in entsprechender Menge) statt Obst einzusetzen. Da meine Erfahrung zeigt, dass sich die BZ-Wirkung von purem Zucker auf ca. 30 Minuten verteilt (vgl. Kapitel 15), ist diese KH-Quelle im Allgemeinen gut geeignet, um sehr kurzfristige Bewegung auszugleichen. (Bei Verzögerung durch Fette oder Proteine kann die Wirkungsdauer des Zuckers erfahrungsgemäß sogar noch länger als 30 Minuten sein.)

Es ist aber wichtig, darauf zu achten, dass der Zucker erstens nicht überdosiert ist und zweitens erst *direkt* vor (oder mit) dem Start der Bewegung eingenommen wird, damit es nicht zu einem ungesunden BZ-Anstieg vor der Bewegung kommt. Ich persönlich setze puren Zucker für den Ausgleich von kurzfristiger Bewegung nur dann ein, wenn andere KH (z.B. Obst) nicht schnell genug sind.

- **Zusätzliche Ausgleichsmechanismen:** Wenn der BZ während der Bewegung absinkt, können zu diesem Zeitpunkt sehr schnell wirkende KH (z.B. Glukose bzw. Traubenzucker) eingenommen werden, um eine Unterzuckerung vor ihrem Auftreten (d.h. *bevor* der BZ auf unter 70 mg/dl sinken würde) zu verhindern. (Dass pure Glukose sich hierfür eignet, liegt daran, dass sie schneller wirkt als Obst und dadurch die noch nicht abgedeckte Bewegungswirkung rechtzeitig ausgleichen kann.) *Nach* Abschluss der Bewegung kann es dann notwendig sein, einen entsprechenden kleinen Insulin-Bolus einzusetzen, um die oben beschriebene Nachwirkung der Obst-KE rechtzeitig auszugleichen, bevor es zu einem (signifikanten) BZ-Anstieg kommen würde. Der Umfang dieses nachträglichen Bolus sollte zu der Menge der eingesetzten zusätzlichen Ausgleichs-KE (Glukose) passen, damit die Regulation auch in Summe funktioniert (denn alle eingenommenen KE müssen ja durch Bolus-Insulin oder körperliche Aktivität ausgeglichen werden, um einen BZ-Anstieg über den Ziel-BZ hinaus zu vermeiden). Das folgende Beispiel verdeutlicht, wie solche Ausgleichsmechanismen konkret umgesetzt werden können.

➢ Beispiel: Es wird eine Mahlzeit mit KH, Proteinen und Fetten eingenommen, für deren KH (KE-Grundmenge) direkt ein vollständiger Insulin-Bolus abgegeben wird. Danach ist ein ca. 60-minütiger Spaziergang im Umfang von 5 km geplant. Da der Insulinspiegel nicht niedrig ist, werden zum Ausgleich der direkten Bewegungswirkung außerdem 5 × 0,6 KE = 3 KE direkt vor dem Start der Bewegung in Form von Obst eingenommen (Bewegungs-KE). Die Fette und Proteine verzögern die Wirkung dieser Bewegungs-KE. Während der Bewegung tritt daher ein sinkender BZ-Trend auf, der (ohne Anpassung) zu einer Unterzuckerung führen würde. Um diese zu verhindern, wird während der Bewegung rechtzeitig 1 KE in Form von Glukose eingenommen. Nach Abschluss der Bewegung wird ein Insulin-Bolus für 1 KE abgegeben, um die Nachwirkung des Obstes auszugleichen. (Bei einem KE-Faktor von 0,8 I.E. pro KE bedeutet das einen Bolus von 0,8 I.E.) Damit ist sichergestellt, dass keine überschüssigen KE-Mengen vorhanden sind: Von den insgesamt eingenommenen 4 Bewegungs-KE wurden nun 3 KE durch die Bewegung ausgeglichen, und 1 KE wurde durch einen nachträglichen Bolus abgedeckt.

Für die Beurteilung, ob bzw. in welchem Umfang und zu welchem Zeitpunkt solche zusätzlichen Ausgleichs-KE jeweils notwendig sind, ist CGM besonders hilfreich, weil es eine kontinuierliche Überwachung des BZ während der Bewegung ermöglicht. Außerdem empfehle ich Ihnen, Ihre eigene Erfahrung (mit bestimmten Bewegungsformen und -situationen) zu berücksichtigen.

Bei dem oben angesprochenen Insulin-Bolus nach der Bewegung (um nachwirkende Bewegungs-KE auszugleichen) empfehle ich, vorsichtig vorzugehen. Es ist im Zweifel sicherer, einen solchen Bolus erst dann abzugeben, wenn die Bewegung vollständig abgeschlossen ist (z.b. nach dem Duschen – nicht davor). Und der Bolus sollte nur dann eingesetzt werden, wenn er tatsächlich notwendig ist, um einen BZ-Anstieg (über den Ziel-BZ hinaus) zu verhindern. Zum Beispiel gehe ich hierbei davon aus, dass die Nachwirkung der Bewegung grundsätzlich durch Insulin-Absenkung ausgeglichen ist (siehe Kapitel 30), so dass hierfür keine KH erforderlich sind. Nach (intensivem) Sport ist ein Insulin-Bolus für nachwirkende Bewegungs-KE häufig *nicht* notwendig, weil der Sport eine unmittelbare BZ-senkende Wirkung noch nach Abschluss der Bewegung auslösen kann. Auch bei diesem Thema empfehle ich Ihnen, Ihre eigene Erfahrung zu berücksichtigen.[113]

29.7. Vorteile gegenüber anderen Ansätzen der Bewegungsregulation

In diesem Kapitel habe ich auf Grund meiner Erfahrung eine Regulation der direkten Bewegungswirkung vorgestellt, die im Kern darauf basiert, KH in Abhängigkeit von der Bewegungsleistung (und unter Berücksichtigung des

---

[113] Die nachwirkenden Bewegungs-KE, die mit Insulin abgedeckt werden (im obigen Beispiel 1 KE), sollten in die Berechnung der täglichen KE-Grundmenge (vgl. Kapitel 13) einbezogen werden, da sie ja mit Insulin reguliert werden.

Insulinspiegels) einzusetzen. In diesem Abschnitt erkläre ich, welche Vorteile diese Prinzipien gegenüber einigen anderen Ansätzen der Bewegungsregulation haben, die im praktischen Diabetes-Bereich kursieren. Diese Hinweise richten sich an diejenigen, die das genauer interessiert (ansonsten können Sie mit Kapitel 30 fortfahren).

Es gibt den Ansatz, die Menge der Bewegungs-KE (ausschließlich) in Abhängigkeit von der *Dauer* der Bewegung zu bestimmen (z.B. 12g KH pro 30 Minuten Bewegung). Dieser Ansatz hat nach meiner Erfahrung vor allem zwei Nachteile. Erstens wird hierbei die tatsächliche Bewegungsleistung (bzw. -intensität) nicht berücksichtigt. Wie in Abschnitt 29.1 bereits beschrieben, macht es für die BZ-Wirkung der Bewegung einen relevanten Unterschied, ob man in einer Stunde 4 km oder 6 km (oder z.B. beim Joggen sogar 12 km oder mehr) zurücklegt. Je nach Bewegungsleistung ist daher eine unterschiedliche KH-Menge erforderlich, um die Bewegungswirkung auszugleichen.

Der zweite Nachteil dieses Ansatzes besteht darin, dass hierbei der Insulinspiegel nicht berücksichtigt wird. Wie in Abschnitt 29.2 beschrieben, verringert sich bei niedrigem Insulinspiegel der BZ-senkende Einfluss der Bewegung deutlich (da der Körper verstärkt Fett statt Glukose als Energiequelle nutzt), so dass weniger KH eingesetzt werden müssen.

Speziell in der Insulinpumpentherapie gibt es den Ansatz, zu versuchen, den direkten BZ-senkenden Effekt der Bewegung (ausschließlich) durch eine temporäre Absenkung der Basalrate zu regulieren. Nach meinen Berechnungen und Erfahrungen hat dieser Ansatz zwei Nachteile. Erstens wirkt sich eine Absenkung der Basalrate nur relativ *langsam* auf den BZ aus. Wie in Kapitel 26.1 beschrieben, treten (wegen der zeitlich verteilten Abgabe der Basalrate und der zeitlich verzögerten Wirkung des von außen injizierten Insulins) nur ca. 20–25% des Effekts des Basalraten-Insulins innerhalb derselben Stunde ein, in der die Basalrate abgegeben wird; der Rest der Wirkung kommt erst später. Deshalb wirken sich auch Absenkungen der Basalrate nur relativ langsam aus. Das folgende Beispiel verdeutlicht das.

➢ Beispiel: Es wird ein schnell wirkendes Analoginsulin (Humalog) verwendet. Von der Basalrate, die von 17 bis 18 Uhr abgegeben wird, wirken daher innerhalb dieser Stunde ca. 20%.

Ohne temporäre Absenkung beträgt die von 17 bis 18 Uhr abgegebene Basalrate 0,3 I.E. Davon wirken in dieser Stunde also 20% × 0,3 I.E. = 0,06 I.E.

Um eine direkte Bewegungswirkung auszugleichen, wird die Basalrate in dieser Stunde um 100% (d.h. auf 0 I.E.) abgesenkt. Dann wirken von der Basalrate, die von 17 bis 18 Uhr abgegeben wird, in dieser Stunde also 20% × 0 I.E. = 0 I.E.

Der Unterschied in der Insulinwirkung durch die temporär abgesenkte Basalrate (im Vergleich zur nicht abgesenkten, regulären Basalrate) beträgt in dieser Stunde daher nur 0 I.E. – 0,06 I.E. = –0,06 I.E.

Die Absenkung der Basalrate wirkt sich also innerhalb von einer Stunde viel zu schwach aus, um eine signifikante Bewegungswirkung auszugleichen. (Selbst bei einer doppelt so hohen regulären Basalrate würde der Effekt nur –0,12 I.E. betragen. Wird zugleich das sehr schnelle Lyumjev-Insulin eingesetzt, beträgt der Effekt ca. –0,15 I.E., was im Vergleich zu umfassenden Bewegungseffekten immer noch sehr schwach ist.) Der größte Teil der Wirkung einer Basalraten-Absenkung kommt daher erst nach einer Stunde (und später). Deshalb kann es bei diesem Vorgehen zu einem starken Absinken des BZ während der Bewegung und einem BZ-Anstieg nach der Bewegung kommen.

Damit die temporäre Absenkung der Basalrate sich rechtzeitig (d.h. vor allem *während* der Bewegung) auswirkt, kann man die Absenkung vorverlegen und schon eine Stunde vor der Bewegung starten. Dann kommt aber noch der zweite Nachteil dieses Ansatzes zum Tragen: Die Wirkung einer Absenkung der Basalrate ist auch insgesamt meist zu *schwach*, um eine deutliche BZ-Wirkung der Bewegung auszugleichen. Wenn die stündliche Basalrate zum Beispiel 0,3 I.E. beträgt, dann kann die Basalrate innerhalb von einer Stunde auch nur um maximal 0,3 I.E. gesenkt werden. Wenn man berücksichtigt, dass Basalraten-Insulin wegen der zeitlich verteilten Abgabe ca. 1,75-mal so stark wirkt, dann entspricht diese Menge $1,75 \times 0,3$ I.E. $= 0,525$ I.E. aus Bolus-Insulin. Wenn 1 I.E. einen BZ-senkenden Effekt von 70 mg/dl hat, dann hat die Absenkung um 0,525 I.E. einen BZ-Effekt von $0,525 \times 70$ mg/dl $= 37$ mg/dl. Dieser Effekt ist wesentlich schwächer als die direkte BZ-senkende Wirkung, die körperliche Bewegung (innerhalb von einer Stunde) erfahrungsgemäß häufig auslöst.[114] Daher kann durch eine bloße Absenkung der Basalrate der BZ-senkende Effekt der Bewegung häufig nicht vollständig ausgeglichen werden.

Ein weiterer Ansatz in der Insulinpumpentherapie besteht darin, Insulin-Bolus und Basalrate kurz vor, während und nach der Bewegung (z.b. bei einstündiger Bewegung bis eine Stunde nach Abschluss der Bewegung) jeweils um 50% zu reduzieren. Dieser Ansatz hat nach meiner Erfahrung vor allem zwei Nachteile.

Erstens wird auch hierbei die tatsächliche Bewegungsleistung (bzw. -intensität) nicht berücksichtigt. Zum Beispiel wird ein einstündiger Spaziergang von 4 km hierbei genauso reguliert wie einstündiges Joggen von 12 km, obwohl die Bewegungsleistung und der dadurch verursachte BZ-Effekt deutlich verschieden sind (vgl. Abschnitte 29.1 und 29.3).

Ein zweiter Nachteil dieses Ansatzes besteht darin, dass er zu übertriebenen Bolus-Absenkungen bei relativ großen Mahlzeiten führen kann. Die folgenden Beispiele verdeutlichen das Problem. (In beiden Fällen gehe ich von der gleichen Bewegungsleistung und dem gleichen KE-Faktor aus.)

---

[114] Bei doppelt so hoher Basalrate und gleicher Insulinwirksamkeit würde der Effekt der maximalen Basalraten-Absenkung insgesamt ca. 74 mg/dl betragen, was immer noch deutlich schwächer ist als der Effekt, den z.B. 5 km Gehen häufig auslösen. Nach meiner Erfahrung entspricht dieser Bewegungseffekt der umgekehrten Wirkung von 3 KE und beträgt daher ca. $3 \times (-60 \text{ mg/dl}) = -180 \text{ mg/dl}$, ist also deutlich stärker als der Effekt der Basalraten-Absenkung.

➤ Beispiel 1: Nach einer Mahlzeit mit 6 KE soll ein Spaziergang von 5 km stattfinden. Der KE-Faktor liegt bei 1 I.E. pro KE. Der Bolus von (regulär) 6 I.E. wird wegen des Spaziergangs um 50% reduziert. Es wird daher ein Bolus von 50% × 6 I.E. = 3 I.E. eingesetzt. Somit beträgt die Bolus-Absenkung 6 I.E. − 3 I.E. = 3 I.E.

➤ Beispiel 2: Nach einer Mahlzeit mit 12 KE soll ein Spaziergang von 5 km stattfinden. Der KE-Faktor liegt bei 1 I.E. pro KE. Der Bolus von (regulär) 12 I.E. wird wegen des Spaziergangs um 50% reduziert. Es wird daher ein Bolus von 50% × 12 I.E. = 6 I.E. eingesetzt. Somit beträgt die Bolus-Absenkung 12 I.E. − 6 I.E. = 6 I.E.

Auf Grund der pauschalen prozentualen Absenkung des Bolus ist die Bolus-Absenkung (in I.E.) also doppelt so groß bei einer doppelt so großen Mahlzeit (siehe Beispiel 2 im Vergleich zu Beispiel 1). Der direkte BZ-senkende Effekt der Bewegung (der durch Glukoseverbrauch entsteht) verändert sich aber (ab einem Bolus von ca. 2 I.E.) erfahrungsgemäß nicht und ist daher in beiden Beispielen gleich groß: Wenn pro km 0,6 KE notwendig sind, dann sind für den 5-km-Spaziergang 5 × 0,6 KE = 3 KE notwendig, was in den Beispielen einer erforderlichen Bolus-Absenkung um 3 I.E. entspricht. (Weshalb sich der direkte BZ-senkende Effekt der Bewegung ab einem bestimmten Insulinspiegel nicht weiter verändert, habe ich in Abschnitt 29.2 beschrieben.) Die Bolus-Absenkung in Beispiel 2 ist also mit hoher Wahrscheinlichkeit übertrieben.

Aus den beschriebenen Gründen empfehle ich, den direkten BZ-senkenden Effekt der Bewegung durch KH in

Abhängigkeit von der Bewegungsleistung (und unter Berücksichtigung des Insulinspiegels) zu regulieren, wie in den vorigen Abschnitten dieses Kapitels erläutert.

30. Regulation der Nachwirkung von (umfangreicher) körperlicher Aktivität

Im Einklang mit den Angaben des diabetologischen Fachpersonals bestätigt meine Erfahrung, dass körperliche Aktivität auch nachträglich (d.h. nach Abschluss der Bewegung) eine **relevante BZ-senkende Wirkung** haben kann, die (je nach Bewegungsleistung) viele Stunden anhalten kann. Diese Nachwirkung entsteht (bekanntermaßen und erfahrungsgemäß) insbesondere durch eine **verstärkte Insulinwirksamkeit**, da das Insulin als Folge der körperlichen Aktivität stärker wirkt. Wenn die Insulinmenge nicht entsprechend reduziert wird, kann daher eine zu starke Insulinwirkung eintreten, die Unterzuckerungen nach der Bewegung bzw. nach dem Sport verursachen kann. In diesem Kapitel gebe ich deshalb Hinweise dafür, in welcher Form, wie stark und wie lange die Insulinmenge (in Abhängigkeit von der Bewegungsleistung) abgesenkt werden sollte, um Unterzuckerungen nach körperlicher Aktivität zu verhindern und den BZ möglichst stabil zu halten.

In der Anfangsphase meiner Diabetes-Zeit hatte ich leider noch keine genauen Informationen, wie stark und wie lange die Insulinmenge nach dem Sport abgesenkt werden muss. Nachdem ich in der Jugend einen Nachmittag auf dem Fußballplatz verbracht hatte, erlitt ich nachts eine schwere

Unterzuckerung mit Krampfanfall. Das war ein entscheidender Anstoß, mich genauer damit zu beschäftigen, wie die Absenkung der Insulinmenge erfolgen muss. Dabei bezog ich die Auswertung von BZ-Daten, Berechnungen auf Grund der Daten sowie den Austausch mit Diabetolog:innen ein. Ich habe seitdem nie wieder eine schwere Unterzuckerung nach körperlicher Aktivität erlitten (und habe auch sonst seit vielen Jahren keine einzige schwere Unterzuckerung erlebt). Mit den in diesem Kapitel beschriebenen Methoden habe ich nach der Bewegung bzw. nach dem Sport fast nie Über- oder Unterzuckerungen, und der BZ liegt meist nah an meinem Ziel-BZ (d.h. um 100 mg/dl tagsüber außerhalb von Mahlzeiten, bei 80–160 mg/dl nach Mahlzeiten und um 110 mg/dl in der Nacht).

Im Hinblick auf die Absenkung der Basalrate gehe ich von der Nutzung einer Insulinpumpe aus. Prinzipiell gelten die Ausführungen zur Basalrate analog für das Basalinsulin (bei Pen-Nutzung). Da dieses jedoch nicht für jede Stunde programmiert werden kann, sind hierbei (in zeitlicher Hinsicht) keine so genauen Anpassungen der Insulinmenge möglich.

30.1. Prinzip: Prozentuale Absenkung der Basalrate und des KE-Faktors

Auf Grund meiner Erfahrung und der Angaben meines Diabetologen empfehle ich Folgendes: Um die durch Bewegung verstärkte Insulinwirksamkeit auszugleichen, sollte die **Insulinmenge insgesamt prozentual abgesenkt** werden (im Vergleich zur Situation ohne Bewegung). Das bedeutet, dass idealerweise sowohl die **Basalrate** (durch Einsatz einer temporären Basalrate) als auch der **KE-Faktor** prozentual abgesenkt werden sollten. (Entsprechend ist im Falle von Korrektur-Boli – bei gegebenem BZ – weniger Korrektur-Insulin erforderlich, da 1 I.E. nun einen stärkeren BZ-Effekt hat; siehe Kapitel 23 für den Zusammenhang zwischen KE-Faktor und Korrekturfaktor. Wenn FPE-Boli zur Regulation von Fetten und Proteinen eingesetzt werden, dann sollten diese Boli ebenfalls entsprechend reduziert werden. Wenn die FPE-Boli auf Basis des KE-Faktors bestimmt werden, dann erfolgt auch diese Anpassung automatisch durch Anpassung des KE-Faktors; vgl. Kapitel 21.)

Dass die Insulinmenge *insgesamt* abgesenkt werden sollte, ist eine logische Folge der verstärkten Insulinwirksamkeit: Da 1 I.E. nach Bewegung stärker wirkt, ist weniger Insulin erforderlich, um eine bestimmte Wirkung zu erzielen. Das betrifft dann sowohl die Basalrate (welche den Grundbedarf an Insulin abdeckt, der durch die Glukosefreisetzung der Leber entsteht) als auch den KE-Faktor (der angibt, wie viel Insulin für 1 KE benötigt wird). Wird dagegen nur die Basalrate abgesenkt, dann besteht – wie die Erfahrung bestätigt – das Risiko, dass die Insulin-Boli auf Grund der verstärkten Insulinwirksamkeit überdosiert sind und daher zum Beispiel nach dem Essen einen zu niedrigen BZ auslösen.

Damit die Absenkung der abgegebenen Insulinmenge rechtzeitig *wirkt*, um die Nachwirkung der Bewegung auszugleichen, sollte die Absenkung frühzeitig genug erfolgen. Hierbei ist zu berücksichtigen, dass das von außen injizierte Insulin insgesamt nur relativ langsam auf den BZ wirkt und der größere Teil der Wirkung erst nach ca. einer Stunde (und später) eintritt (vgl. Kapitel 7 und 26.1). Im Einklang damit hat es sich in meiner Erfahrung als sehr nützlich herausgestellt, die Absenkung der abgegebenen Insulinmenge etwa **ab Start der Bewegung** vorzunehmen. Der größte Teil der *Wirkung* der Absenkung tritt dann nach ca. einer Stunde (und später) ein, und das ist auch die Zeit, in der eine spürbare Verstärkung der Insulinwirksamkeit (als Nachwirkung der Bewegung) auftritt. Auf diese Weise passen die Wirkung der Insulin-Absenkung und die Nachwirkung der Bewegung zeitlich gut zusammen, so dass der BZ (hinreichend) stabil gehalten werden kann.

Das folgende Beispiel verdeutlicht, wie die prozentuale Absenkung der Insulinmenge funktioniert (am Beispiel einer Absenkung um 10%).

➤ Beispiel: Es steht ein Spaziergang von 6 km unmittelbar bevor. Um die Nachwirkung dieses Spaziergangs auszugleichen, wird die Insulinmenge (etwa) ab Start der Bewegung für 9 Stunden um 10% reduziert. Hierfür wird zum einen die Basalrate für 9 Stunden um 10% abgesenkt (d.h. temporäre Basalrate von −10% für 9 h). Analog dazu wird der KE-Faktor in dieser Zeit (z.B. für die Mahlzeiten nach dem Spaziergang) um 10% reduziert. Wenn er in dieser Zeit regulär bei 0,8 I.E. pro KE liegt, dann liegt er durch die Absenkung nur noch bei 0,8 × 90% = 0,72 I.E. pro KE.

30.2. Stärke und Dauer der Insulin-Absenkung in Abhängigkeit von der Bewegungsleistung

Wie stark und wie lange sollte die abgegebene Insulinmenge (d.h. Basalrate und KE-Faktor) prozentual abgesenkt werden, um die Nachwirkung der Bewegung (die durch verstärkte Insulinwirksamkeit entsteht) auszugleichen? Im Einklang mit den Angaben eines Diabetologen zeigt meine Erfahrung, dass hierfür die **Bewegungsleistung** (bzw. der Kalorienverbrauch) entscheidend ist (analog zum direkten BZ-senkenden Effekt der Bewegung; vgl. Kapitel 29). Zum Beispiel verlangt ein Spaziergang von 6 km eine weniger starke und weniger lange Insulin-Absenkung als eine Wanderung von 12 km.

Um Stärke und Dauer der erforderlichen Insulin-Absenkung (auf Basis der Bewegungsleistung) zu strukturieren, habe ich das Konzept der **Aktivitätseinheit (AE)** entwickelt. Diese gibt das Ausmaß der Leistung von körperlicher Aktivität an (und ist proportional zum Kalorienverbrauch). Dabei entspricht 1 AE der Bewegungsleistung von 6 km Gehen (ohne getragene Gewichte (wie Taschen) und auf flacher Strecke).

Andere Formen von körperlicher Aktivität (z.B. Krafttraining, Fahrradfahren oder Joggen) können in äquivalente gegangene km umgerechnet werden (vgl. Kapitel 29.3), und höhere Bewegungsintensitäten (z.B. durch getragene Gewichte oder hügelige Strecken) können durch Anpassungsfaktoren berücksichtigt werden (vgl. Kapitel 29.4). Auf Basis der (äquivalenten bzw. angepassten) gegangenen km ist dann die Berechnung der AE möglich.

Die folgenden Beispiele verdeutlichen, wie die Berechnung
von AE umgesetzt werden kann.

➢ Beispiel 1: Es steht ein Spaziergang von 3 km (ohne Gewichte und auf flacher Strecke) an. Da 6 km Gehen 1 AE
entsprechen, entsprechen die 3 km Gehen (mit Dreisatz)
$(3 \div 6) \times 1$ AE $= 0{,}5$ AE.

➢ Beispiel 2: Es steht ein Kraft-Ausdauer-Training von 30
Minuten an. Die BZ-senkende Wirkung eines solchen
Trainings entspricht nach meiner Erfahrung ca. 4 km Ge-
hen (vgl. Kapitel 29.3). Da 6 km Gehen 1 AE entspre-
chen, entsprechen die 4 km Gehen $(4 \div 6) \times 1$ AE $= 0{,}67$
AE.

➢ Beispiel 3: Es steht eine Fahrradtour von 15 km (mit mittlerer Intensität, ohne relevante Gewichte und auf flacher
Strecke) an. Da die Bewegungsleistung von 1 km Fahrradfahren ca. 0,83 km Gehen entspricht (vgl. Kapitel
29.3), entsprechen die 15 km Fahrradfahren $15 \times 0{,}83$ km
$= 12{,}45$ km Gehen. Da 6 km Gehen 1 AE entsprechen,
entsprechen die 12,45 km Gehen $(12{,}45 \div 6) \times 1$ AE $=$
$2{,}1$ AE.

➢ Beispiel 4: Es steht eine Wanderung von 13,5 km (mit
moderat gefülltem Rucksack und auf leicht hügeliger
Strecke) an. Die Bewegungsleistung wird wegen des
Rucksacks mit dem Faktor 1,17 und wegen der leichten
Hügel mit dem Faktor 1,125 multipliziert (vgl. Kapitel
29.4). Die angepassten gegangenen km betragen daher
$13{,}5$ km $\times 1{,}17 \times 1{,}125 = 17{,}77$ km. Da 6 km Gehen 1

AE entsprechen, entsprechen die 17,77 km Gehen (17,77 ÷ 6) × 1 AE = 3,0 AE.

Nachdem die Zahl der AE berechnet wurde, können Stärke und Dauer der erforderlichen Insulin-Absenkung bestimmt werden. Hierfür orientiere ich mich an dem folgenden Grundsatz, den ich durch jahrelange Erfahrung mit körperlicher Aktivität und meinen BZ-Daten ermittelt habe: Für **1 AE** (d.h. für 6 km Gehen) sollte die Insulinmenge (ca. ab Start der Bewegung) **für 9 Stunden um 10% abgesenkt** werden. Wenn ich zum Beispiel ab 18:30 Uhr 6 km gehe, dann verwende ich ab ca. 18:30 Uhr eine temporäre Basalrate, die auf −10% für 9 Stunden eingestellt ist, und verwende in dieser Zeit bei Mahlzeiten einen um 10% reduzierten KE-Faktor. Diese Dauer und Stärke der Insulin-Absenkung hat sich als notwendig herausgestellt, um den BZ – auch in der Nacht – (weitgehend) stabil zu halten.

Ich weise darauf hin, dass die genauen Zahlenwerte in Bezug auf die Stärke und Dauer der erforderlichen Insulin-Absenkung sich zwischen Individuen unterscheiden können. Solche Unterschiede können zum Beispiel dadurch entstehen, dass die gleiche Zahl gegangener km bei verschiedenen Menschen einen verschiedenen Kalorien- und Glukoseverbrauch verursachen kann, z.B. in Abhängigkeit vom Körpergewicht (vgl. Kapitel 29.1). Ich empfehle, die hier genannten Zahlen zur **Orientierung** zu verwenden und ggf. Anpassungen für den eigenen Bedarf vorzunehmen. Wenn zum Beispiel 1 km Gehen bei Ihnen eine stärkere Wirkung hat, dann kann es sinnvoll sein, bereits für eine kleinere Zahl von gegangenen km (z.B. 5 km) 1 AE anzurechnen. Und ähnlich wie oben gilt auch hier: Die eigene Erfahrung mit verschiedenen Bewegungsformen und -situationen sollte bei Bedarf berücksichtigt werden; wenn man unsicher ist, wie lange und wie stark man das Insulin absenken muss, ist es im Zweifel sicherer, eine etwas stärkere und längere Absenkung vorzunehmen, um Unterzuckerungen (besonders in der Nacht) zu verhindern.

Je größer die Bewegungsleistung (in AE) ist, desto stärker und länger sollte prinzipiell die Insulin-Absenkung erfolgen (wie die Erfahrung zeigt und bestätigt). Auf Grundlage dieses Prinzips und meiner Erfahrung gebe ich in Tabelle 5 an, wie stark und wie lange die Basalrate und der KE-Faktor in Abhängigkeit von der Bewegungsleistung (in AE) angepasst werden sollten.

Die in Tabelle 5 angegebenen Absenkungs-*Stärken* basieren auf der Beobachtung, dass bis 1 AE eine Absenkung um ca. 10%, bei über 1 AE zunächst eine Absenkung um ca. 20% und bei über 2 AE zunächst eine Absenkung um ca. 30% erforderlich ist. Die *Dauer* der Absenkung ist (ausgehend von der Absenkung bei 1 AE) jeweils so berechnet, dass bei doppelter Zahl von AE auch die Gesamtmenge der (prozentualen) Insulin-Absenkung (etwa) doppelt so groß ist.

Tabelle 5: Stärke und Dauer der prozentualen Anpassung von Basalrate und KE-Faktor zur Regulation der BZ-Nachwirkung von körperlicher Aktivität

AE	Stärke und Dauer der Insulin-Anpassung
0,5	−10% für 4,5 h
1	−10% für 9 h
1,5	−20% für 2–2,5 h, dann −10% für 9 h
2	−20% für 4,5 h, dann −10% für 9 h
2,5	−30% für 1,5 h, dann −20% für 4,5 h, dann −10% für 9 h
3	−30% für 3 h, dann −20% für 4,5 h, dann −10% für 9 h
3,5	−30% für 4,5 h, dann −20% für 4,5 h, dann −10% für 9 h
4	−30% für 6 h, dann −20% für 4,5 h, dann −10% für 9 h

1 AE (Aktivitätseinheit) = Bewegungsleistung von 6 km Gehen.
h = Stunden.

Ich weise darauf hin, dass es bei bestimmten Bewegungsformen bzw. Sportarten notwendig sein kann, die Insulin-Absenkung anders zu *verteilen* als in Tabelle 5 angegeben. Das habe ich insbesondere beim Kraft-Ausdauer-Training festgestellt. Gemäß Tabelle 5 müsste bei einem Kraft-Ausdauer-Training (d.h. 0,67 AE; siehe oben) eine Absenkung um 10%

für 6 h erfolgen (denn, mit Dreisatz: (0,67 AE ÷ 1 AE) × 9 h
= 6 h). Tatsächlich haben meine BZ-Daten aber wiederholt
gezeigt, dass die Insulinmenge im Falle von Kraft-Ausdauer-
Training *stärker* und dafür entsprechend *weniger lang* reduziert
werden sollte. Und zwar mache ich bei diesem Sport gute Erfahrungen mit einer Absenkung um 20% für 3 h.

Für besonders Interessierte beschreibe ich nun genauer, wie
ich die Absenkungsdauern aus Tabelle 5 berechnet habe und
wie mit krummen AE-Zahlen umgegangen werden kann,
wenn kein Runden auf 0,5 AE gewünscht ist. (Ansonsten
können Sie mit Abschnitt 30.3 oder Teil VIII des Buches fortfahren.)

Die Absenkung um 20% für 4,5 h (bei 2 AE) entspricht mengenmäßig einer Absenkung um 10% für 9 h (da 20% × 4,5 h
= 10% × 2 × 4,5 h = 10% × 9 h). Die Gesamtmenge der
Absenkung bei 2 AE (siehe Tabelle 5) entspricht somit 10%
× 9 h + 10% × 9 h = 10% × (9 h + 9 h) = 10% × 18 h. Die
Absenkung ist daher genau doppelt so groß wie die Absenkung bei 1 AE (10% × 9 h). Analog sind die Absenkungsdauern bei anderen AE-Zahlen berechnet: Es ist stets sichergestellt, dass bei doppelt so großer AE-Zahl auch eine doppelt
so große gesamte Absenkung der Insulinmenge erfolgt.

Wie kann mit krummen AE-Zahlen (z.B. 1,7 oder 2,3 AE)
umgegangen werden? Betrachten wir zunächst 1,7 AE. Im
Vergleich zur Regulation bei 1 AE:

• erfolgt bei 2 AE für die zusätzliche 1 AE eine Absenkung
  um 20% für 4,5 h (siehe Tabelle 5);

- erfolgt daher bei 1,7 AE für die zusätzlichen 0,7 AE eine Absenkung um 20% für (mit Dreisatz) (0,7 AE ÷ 1 AE) × 4,5 h = 3,15 h (gerundet 3 h).

Insgesamt ist bei 1,7 AE daher eine Absenkung um 20% für 3 h und dann um 10% für 9 h sinnvoll.

Nun zu dem Fall von 2,3 AE: Im Vergleich zur Regulation bei 2 AE:

- erfolgt bei 3 AE für die zusätzliche 1 AE eine Absenkung um 30% für 3 h (siehe Tabelle 5);

- erfolgt daher bei 2,3 AE für die zusätzlichen 0,3 AE eine Absenkung um 30% für (0,3 AE ÷ 1 AE) × 3 h = 0,9 h (gerundet 1 h).

Insgesamt ist bei 2,3 AE daher eine Absenkung um 30% für 1 h, dann um 20% für 4,5 h und dann um 10% für 9 h sinnvoll.

30.3. Umgang mit sich überschneidenden Regulationen von Bewegungsnachwirkung

Dieser Abschnitt richtet sich an besonders interessierte Leser:innen. (Ansonsten können Sie mit Teil VIII des Buches fortfahren.)

In manchen Fällen kann es vorkommen, dass zurzeit wegen vorangegangener Bewegung noch eine abgesenkte Insulinmenge abgegeben wird (z.B. temporäre Basalrate), nun aber weitere Bewegung hinzukommt, für die ebenfalls eine

Absenkung der Insulinmenge stattfinden soll. Es kommt also
zu einer zeitlichen Überschneidung (oder Überlagerung) der
Regulationen der Nachwirkungen von verschiedenen körperlichen Aktivitäten. In diesem Abschnitt beschreibe ich auf
Grundlage meiner Berechnungen und Erfahrungen, wie hiermit sinnvoll und erfolgreich umgegangen werden kann. Das
Prinzip ist dabei ähnlich wie beim Umgang mit sich über-
schneidenden FPE-Boli (vgl. Kapitel 21.6).

Wie in Abschnitt 30.2 beschrieben, hängen Stärke und Dauer
der Insulin-Absenkung von der Bewegungsleistung ab, die in
Aktivitätseinheiten (AE) gemessen werden kann. Bei Über-
schneidungen ist es deshalb sinnvoll, die Gesamtzahl der AE
zu bestimmen, für die noch eine Insulin-Absenkung eingestellt werden soll. Auf Grundlage dieser AE-Menge können
dann (wie in Abschnitt 30.2 beschrieben) die Stärke und
Dauer der nun erforderlichen Insulin-Absenkung bestimmt
werden.

Im ersten Schritt geht es also um die Erfassung der **gesamten
Bewegungsleistung (in AE)**, für die noch eine Insulin-Ab-
senkung eingestellt werden soll. Hierzu sollte die Zahl der
AE, die aus voriger Bewegung stammen und für die noch eine
Insulin-Absenkung eingestellt bzw. vorgesehen ist, mit der
Zahl der AE, die nun durch weitere Bewegung hinzukom-
men, addiert werden. Die folgenden Beispiele verdeutlichen,
wie das umgesetzt werden kann.

➢ Beispiel 1: Es soll jetzt ein Spaziergang von 9 km stattfinden, was 1,5 AE entspricht (vgl. Abschnitt 30.2). Aktuell
ist auf Grund von früherer Bewegung noch eine Insulin-
Anpassung (z.B. temporäre Basalrate) von −10% für (ab

jetzt) 4,5 h eingestellt. Diese Absenkung entspricht 0,5 AE (siehe Tabelle 5). Die Gesamtzahl der AE (aus der vergangenen Bewegung und der nun bevorstehenden Bewegung), für die eine Insulin-Absenkung eingestellt werden soll, beträgt also 0,5 AE + 1,5 AE = 2 AE.

➢ Beispiel 2: Es soll jetzt ein Spaziergang von 4 km stattfinden, was 0,67 AE entspricht (vgl. Abschnitt 30.2). Aktuell ist auf Grund von früherer Bewegung noch eine Insulin-Anpassung (z.B. temporäre Basalrate) von −20% für (ab jetzt) 1,5 h eingestellt; für die Zeit danach war noch eine Insulin-Absenkung um 10% für 9 h vorgesehen. Wie viele AE entsprechen dieser Absenkung? Da eine 4,5-stündige Absenkung um 20% 1 AE entspricht (siehe den Vergleich zwischen 1 AE und 2 AE in Tabelle 5), entspricht die 1,5-stündige Absenkung um 20% (mit Dreisatz) (1,5 h ÷ 4,5 h) × 1 AE = 0,33 AE. Die 9-stündige Absenkung um 10% entspricht 1 AE (vgl. Abschnitt 30.2). Die Zahl der AE aus der vergangenen Bewegung, für die noch eine Insulin-Absenkung eingestellt bzw. vorgesehen ist, beträgt daher 0,33 AE + 1 AE = 1,33 AE. Die Gesamtzahl der AE (aus der vergangenen Bewegung und der nun bevorstehenden Bewegung), für die eine Insulin-Absenkung eingestellt werden soll, beträgt also 1,33 AE + 0,67 AE = 2 AE.

Nachdem die Gesamtzahl der AE, für die eine Insulin-Absenkung eingestellt werden soll, bestimmt wurde, kann auf dieser Grundlage die **Stärke und Dauer der Insulin-Absenkung** bestimmt werden. Hierbei können vollständig die Prinzipien aus Abschnitt 30.2 angewandt werden. In den

Beispielen ist also, da eine Insulin-Absenkung für 2 AE eingestellt werden soll, ab jetzt eine Absenkung um 20% für 4,5 h und anschließend um 10% für 9 h erforderlich. (Ich weise darauf hin, dass – wie es bei der Nachwirkung von Bewegung wegen der verstärkten Insulinwirksamkeit immer der Fall ist – die Absenkung der Insulinmenge sowohl die Basalrate als auch den KE-Faktor betrifft.)

VIII. Umgang mit weiteren Einflüssen auf den Blutzuckerspiegel

31. Umgang mit und Regulation von Koffein

Koffein kann bekanntermaßen die Ausschüttung von **Stresshormonen** verstärken und dadurch eine **BZ-steigernde Wirkung** haben. Zum Beispiel ist ein höherer Spiegel des Stresshormons Cortisol – wie mein Diabetologe erklärt hat – mit einer **reduzierten Insulinwirksamkeit** verbunden, so dass die gleiche Menge Insulin einen schwächeren Effekt hat und somit der BZ (bei gleicher Insulinmenge) steigt. Im Einklang damit bestätigt meine Erfahrung über Jahre, dass signifikante Koffeinmengen zu Stressgefühlen führen können und dabei eine BZ-steigernde Wirkung entfalten können.

In diesem Kapitel gebe ich deshalb Hinweise zum Umgang mit und der Regulation von Koffein. Diese Hinweise beruhen vor allem auf meiner Erfahrung mit Koffein und damit verbundenen BZ- und Insulindaten, auf Recherchen und auf dem regelmäßigen Austausch mit diabetologischem Fachpersonal.

Zunächst gebe ich einige grundsätzliche Empfehlungen zum Umgang mit Koffein bei Typ-1-Diabetes (Abschnitt 31.1). Dann gehe ich auf den Koffeingehalt einiger Lebensmittel ein (31.2) und beschreibe den Zeitverlauf des Koffeinspiegels bzw. der Wirkung von Koffein (31.3). Schließlich beschreibe ich, wie BZ-Effekte von Koffein in Abhängigkeit von der konsumierten Menge reguliert werden können (31.4).

31.1. Grundsätzliche Empfehlungen zum Umgang mit Koffein

Wegen der möglichen BZ-Effekte empfehle ich Menschen mit Typ-1-Diabetes auf Grund meiner Erfahrung, **vorsichtig** mit Koffein umzugehen. Für die BZ-Regulation ist es vermutlich am einfachsten, komplett auf Koffein zu verzichten, weil dann keine BZ-Effekte des Koffeins berücksichtigt werden müssen.[115] Besonders vor Stress-fördernden Ereignissen – wie z.B. intensivem Sport (vgl. Kapitel 29.5) oder einer Präsentation – empfehle ich einen sehr vorsichtigen Umgang mit Koffein, da signifikante Koffeinmengen in solchen Situationen erfahrungsgemäß sehr starken Stress und entsprechende BZ-Effekte auslösen können.

Außerdem habe ich bei signifikanten Mengen Koffein, insbesondere aus Kaffee (dieser besitzt meist einen hohen Koffeingehalt und eine schnell einsetzende Koffeinwirkung; vgl. Abschnitte 31.2 und 31.3), wiederholt die Erfahrung gemacht, dass ein Teil der Stress- und BZ-steigernden Wirkung bis in den Abend und die Nacht hinein anhalten kann, selbst wenn der Kaffee vormittags konsumiert wurde. Auch deshalb bin

---

[115] Wer seinen regelmäßigen Koffeinkonsum erheblich reduzieren möchte, sollte das *schrittweise* tun, um mögliche Entzugserscheinungen (z.B. Müdigkeit, Kopfschmerzen und Verdauungsbeschwerden) gering zu halten.

ich bei Koffein und besonders bei (koffeinhaltigem) Kaffee eher vorsichtig und zurückhaltend. Selbstverständlich sind Menschen unterschiedlich sensibel für Koffein und bauen dieses unterschiedlich schnell ab (vgl. Abschnitt 31.3), und auch Gewöhnung spielt eine Rolle für das Auftreten und die Stärke von Stress- und BZ-Effekten (vgl. Abschnitt 31.4).

Wenn Koffein konsumiert wird, macht es besonders beim Typ-1-Diabetes Sinn, den Koffeinkonsum **relativ konstant** zu halten, d.h. nicht von einem auf den anderen Tag abrupt zu erhöhen oder zu verringern. Denn wenn deutlich mehr Koffein konsumiert wird, als man es zur jeweiligen Tageszeit gewohnt ist, können durch Stresshormone BZ-steigernde Einflüsse auftreten, und wenn deutlich weniger konsumiert wird, als man zur jeweiligen Zeit gewohnt ist, kann der BZ absinken (vgl. Abschnitt 31.4). Sanfte Übergänge sind deshalb allgemein sicherer und einfacher zu regulieren als starke Schwankungen im Koffeinkonsum.

In dem Leben, das ich führe, könnte ich mir einen vollständigen Verzicht auf Koffein nur schwer vorstellen (und das wird auch von Ärzt:innen nicht verlangt). Stattdessen setze ich meist auf kleine Mengen. Im Hinblick auf Koffein nehme ich morgens im Allgemeinen etwa 7g ungesüßte 100%-Zartbitterschokolade und einen kleinen biologisch entkoffeinierten Kaffee zu mir. Mittags trinke ich meist entweder 8g ungesüßtes Kakaopulver (gemischt mit warmem Wasser) oder esse 8g ungesüßte Kakaobohnen. Die darin enthaltenen Koffeinmengen (auch unter Berücksichtigung des in Kakao enthaltenen Theobromins) verursachen erfahrungsgemäß keine relevante BZ-Wirkung, auch weil ich diesen Konsum zu den jeweiligen

Tageszeiten gewohnt bin und durch Gewöhnung der Stress-
und BZ-Effekt des Koffeins deutlich zurückgeht (siehe Abschnitte 31.2 und 31.4).

An Arbeitstagen oder bei großer Müdigkeit füge ich in den
Morgenstunden entweder 8g ungesüßtes Kakaopulver oder
bis zu 40 ml koffeinhaltigen Kaffee (in der Regel normalen
Kaffee, d.h. *nicht* konzentrierten Espresso) hinzu. Die darin
enthaltene Koffeinmenge (beim Kakao unter Berücksichtigung des Theobromins) liegt bei etwa 28 bzw. 34 mg (vgl.
Abschnitt 31.2) und hat daher keine signifikante BZ-Wirkung,
wie meine Erfahrung bestätigt (vgl. Abschnitt 31.4).

Außerdem achte ich darauf, dass bei Stress-fördernden Ereignissen (z.B. intensivem Sport) der Koffeinspiegel bei unter 40
mg liegt, und konsumiere in den letzten beiden Stunden davor
keine koffeinhaltigen Getränke.

Wenn ich ausnahmsweise Koffeinmengen konsumiere, bei
denen ein BZ-Effekt zu erwarten ist, dann passe ich die Insulinmenge rechtzeitig entsprechend an (vgl. Abschnitt 31.4).

31.2. Koffeingehalt in verschiedenen Lebensmitteln

Da der Stress- und BZ-Effekt des Koffeins (bekanntermaßen
und erfahrungsgemäß) von der **Menge** des Koffeins abhängt,
ist es sinnvoll, den Koffeingehalt verschiedener Lebensmittel
einschätzen zu können. In diesem Abschnitt gebe ich dafür
einige Beispiele.

Kaffeebohnen bzw. -pulver der Sorte **Arabica** enthalten bekanntermaßen ca. 1,2% Koffein. Pro 100 ml Kaffee werden typischerweise 5–6g Kaffeebohnen bzw. -pulver eingesetzt. Der Koffeingehalt in 100 ml Arabica-Kaffee liegt daher bei ca. 5,5g × 1,2% = 66 mg. Kaffee der Sorte **Robusta** enthält dagegen ca. 2,2% Koffein, so dass in 100 ml Robusta-Kaffee (mit 5,5g Kaffeepulver oder -bohnen) bereits ca. 5,5g × 2,2% = 121 mg Koffein enthalten sind. (Zu beachten ist natürlich, dass häufig größere Kaffee-Mengen als 100 ml – z.B. 200–300 ml – serviert und konsumiert werden, so dass die Koffeinmenge dann entsprechend höher liegt.)

Bei **Espresso** wird allgemein davon ausgegangen, dass 100 ml des Getränks ca. 212 mg Koffein enthalten. Ein einfacher Espresso mit 25 ml enthält also ca. (25 ÷ 100) × 212 mg = 53 mg Koffein. Dabei werden für einen einfachen Espresso standardmäßig 7g Espresso-Kaffeepulver eingesetzt. Jedoch spricht meine Erfahrung (im Einklang mit gängigen Beobachtungen) dafür, dass zum Teil auch für einen „einfachen" Espresso mehr als 25 ml serviert und mehr als 7g Kaffeepulver (z.B. 9g) eingesetzt werden. Im Zweifel gehe ich deshalb, wenn ich Espresso bestelle, von ca. 60–70 mg Koffein pro einfachem Espresso aus und mache damit allgemein gute Erfahrungen.

Entkoffeiniertes Kaffeepulver kann bis zu 0,1% Koffein enthalten. Eine kleine Tasse mit 7g entkoffeiniertem Kaffeepulver kann daher bis zu 7 mg Koffein enthalten.[116]

---

[116] Ich weise darauf hin, dass konventioneller entkoffeinierter Kaffee auf Grund eines chemischen Verfahrens, das zur Entkoffeinierung

Auch **echter Tee** (d.h. Tee von der Teepflanze; z.B. schwarzer, grüner und weißer Tee) enthält Koffein.[117] Das in Tee enthaltene Koffein wird auch als „Teein" bezeichnet, wobei heute bekannt ist, dass es sich tatsächlich um die gleiche Substanz wie Koffein handelt. Die (tendenziell) langsamere Wirkung des in Tee enthaltenen Koffeins entsteht vermutlich dadurch, dass das Koffein bei Tee mit bestimmten anderen Pflanzenstoffen kombiniert ist und dadurch nur zeitlich verzögert vom Körper aufgenommen wird.[118]

Bei **schwarzem Tee** wird allgemein davon ausgegangen, dass 200 ml des Getränks ca. 40–70 mg Koffein enthalten. Demnach kann bei einem kleinen Beutel (mit 1,75g trockenem Tee) von ca. 40 mg Koffein ausgegangen werden (meine Erfahrung steht damit im Einklang). Nach ca. drei Minuten ist (näherungsweise) das gesamte Koffein ins Wasser gelangt, so dass ab einer Ziehzeit von drei Minuten davon ausgegangen werden kann, dass die gesamte Koffeinmenge in der Flüssigkeit ist.

---

eingesetzt wird, kleine Reste von Lösungsmitteln enthalten kann, die als krebserregend gelten. Das dadurch (möglicherweise) entstehende Risiko ist vermutlich gering, kann aber offenbar nicht genau bewertet werden. Bei entkoffeiniertem Kaffee mit Bio-Siegel besteht dieses Risiko nicht, da hierbei keine chemischen Verfahren eingesetzt werden, sondern die Entkoffeinierung durch Wasserdampf und flüssiges Kohlendioxid oder durch Kaffeebohnen-Öl erfolgt. (Vgl. z.B. Neutsch, Juliane, 2020.)

[117] Es gibt echten Tee auch in entkoffeinierter Form. Bei diesem muss (wie meine Erfahrung bestätigt) kein Koffein berücksichtigt werden. In diesem Kapitel gehe ich allerdings, wenn ich von „Tee" spreche, von koffeinhaltigem echtem Tee aus.

[118] Vgl. z.B. BLE (2020).

Allerdings enthält (echter) Tee auch die Substanz L-Theanin, die für eine beruhigende Wirkung bekannt ist und daher dem Koffein entgegenwirkt.[119] Im Einklang mit diesem Prinzip spricht meine Erfahrung dafür, dass der Effekt des Koffeins aus Tee (bei gegebener Koffeinmenge) ca. 30% kleiner ist als bei anderen koffeinhaltigen Getränken, so dass bei Tee nur 70% des Koffeins angerechnet werden müssen. Zum Beispiel rechne ich für einen Beutel mit 1,75g trockenem Schwarztee (40 mg Koffein) nur 70% × 40 mg = 28 mg Koffein an.[120]

Kakao enthält kleine Mengen Koffein und außerdem die Substanz Theobromin, die prinzipiell eine ähnliche – aber schwächere und etwas länger anhaltende – Wirkung hat. 1g pures Kakaopulver enthält ca. 1,2 mg Koffein und ca. 22,5 mg Theobromin. Somit sind zum Beispiel in 8g purem Kakaopulver ca. 10 mg Koffein und 180 mg Theobromin enthalten. Die Wirkung von 1 mg Theobromin entspricht bekanntermaßen etwa der Wirkung von 0,1 mg Koffein. Der Koffein- und Theobromin-Gehalt in 8g purem Kakaopulver entspricht daher insgesamt ca. 10 mg + (0,1 × 180 mg) = 28 mg Koffein.

---

[119] Vgl. z.B. BLE (2020).

[120] Ein Nachteil von echtem Tee (auch in entkoffeinierter Form) besteht darin, dass er auf Grund der enthaltenen Gerbstoffe (Tannine) die Zähne verfärben kann. Dieser Effekt soll bei echtem Tee stärker ausgeprägt sein als bei Kaffee (vgl. auch die Verfärbung des Teeglases, die nicht durch einfaches Ausspülen verschwindet). Dadurch kann bei regelmäßigem Teekonsum eine professionelle Zahnreinigung erforderlich sein, wenn die Verfärbungen entfernt werden sollen.

Bei **Schokolade** sollte (im Hinblick auf den Themenbereich Koffein) berücksichtigt werden, dass der in Schokolade enthaltene Kakao zum Teil aus Kakaobutter besteht und dass diese bekanntermaßen praktisch kein Koffein oder Theobromin enthält. Im Hinblick auf den Koffein- und Theobromin-Gehalt ist deshalb nur der Teil des Kakaos anzurechnen, der *nicht* aus Kakaobutter besteht. Zum Beispiel besteht der Kakao in 100%-Zartbitterschokolade zu ca. 45% aus Kakobutter, so dass nur die restlichen 55% anzurechnen sind. In 7g 100%-Schokolade sind daher ca. 55% $\times$ 7g = 3,85g Kakao (außer Kakaobutter) enthalten. Auf Grund des oben angegebenen Koffein- und Theobromin-Gehalts von Kakao enthalten diese 3,85g Kakao ca. 3,85 $\times$ 1,2 mg = 5 mg Koffein und 3,85 $\times$ 22,5 mg = 87 mg Theobromin. (Entsprechend sind in 10g 85%-Zartbitterschokolade, wenn wieder 45% des Kakaos aus Kakaobutter bestehen, nur 55% $\times$ 85% $\times$ 10g = 4,675g Kakao (außer Kakaobutter) enthalten.)

Auch Cola (inkl. Pepsi-Cola) enthält im Allgemeinen Koffein. Zum Beispiel wird bei Coca-Cola ein Koffeingehalt von 10 mg pro 100 ml angegeben. Allerdings werden Cola (und andere Softdrinks) in gesundheitlicher Hinsicht meist eher *nicht* empfohlen. In Standardform enthalten diese Getränke meist sehr viel Zucker und sind daher vor allem für Menschen mit Diabetes (in den meisten Situationen) ungeeignet. In den Diätvarianten (z.B. „Cola light", „Coke Zero" etc.) wird (üblicherweise) der künstliche Süßstoff Aspartam eingesetzt. Dieser gilt als krebserregend. Wie groß das Krebsrisiko ist (und ob bei üblichen Konsummengen ein relevantes Risiko entsteht), ist in der Forschung offenbar umstritten.[121]

Wie Sie in diesem Abschnitt gesehen haben, enthält vor allem Kaffee erhebliche Mengen Koffein. Bei (echtem) Tee ist der Koffeingehalt bei üblichen Konsummengen kleiner, kann aber – je nach konsumierter Menge – trotzdem relevant sein. Kakao enthält relativ kleine Mengen Koffein, auch wenn das Theobromin berücksichtigt wird. Bei entkoffeiniertem Kaffee ist die enthaltene Rest-Koffeinmenge an sich meist vernachlässigbar.

31.3. Zeitlicher Verlauf des Koffeinspiegels

Um BZ-Effekte von Koffein zu regulieren, ist es auch sinnvoll, zu wissen, wann der Effekt des Koffeins eintritt bzw. wie sich der Koffeinspiegel über die Zeit entwickelt. Im Allgemeinen wird davon ausgegangen, dass die Wirkung von Koffein **ca. 30 Minuten nach Konsum eintritt**. Etwa zu dieser Zeit besteht auch die höchste Konzentration, d.h. der höchste Koffeinspiegel, im Körper.[122]

Wie bereits in Abschnitt 31.2 erwähnt, tritt die Koffein-Wirkung von **Tee** allerdings stärker **zeitverzögert** ein. Ich mache gute Erfahrungen damit, als vereinfachtes Modell anzunehmen, dass bei Tee die Hälfte des Koffeins nach einer halben Stunde und die andere Hälfte nach 1,5 Stunden ins Blut geht.

---

[121] Vgl. z.B. Schernhammer et al. (2012).

[122] Vgl. z.B. Böhl, Lukas (2020).

(Damit wird die Situation modelliert, dass das Koffein verteilt zwischen 30 und 90 Minuten ab Konsum ins Blut geht.)

Wenn das Koffein im Blut ist, wird es über die Zeit immer weiter **abgebaut**. Im Folgenden beschreibe ich diesen Prozess genauer.[123]

Der Abbau von Koffein folgt einer exponentiellen Funktion. Bei einer solchen exponentiellen Abnahme wird eine Größe (hier die Koffeinmenge im Blut) pro Stunde mit einem bestimmten prozentualen Faktor (dem Abnahmefaktor) multipliziert. Nach einer bestimmten Zahl von Stunden ist dann noch die Hälfte der Ausgangsmenge vorhanden. Dieser Zeitraum wird als **Halbwertszeit** bezeichnet. Die Halbwertszeit von Koffein liegt durchschnittlich bei vier Stunden und kann sich zwischen Menschen unterscheiden.[124]

Eine Halbwertszeit von vier Stunden bedeutet, dass:

- nach 4 h noch die Hälfte (50%) des Koffeins im Blut sind,

- nach weiteren 4 h (d.h. nach insgesamt 8 h) davon noch die Hälfte (d.h. 25% der Ausgangsmenge) im Blut sind,

- nach weiteren 4 h (d.h. nach insgesamt 12 h) davon noch die Hälfte (d.h. 12,5% der Ausgangsmenge) im Blut sind

- usw.

---

[123] Meine folgenden Ausführungen in diesem Abschnitt sind zum Teil einem Blog-Beitrag entnommen, den ich zu diesem Thema geschrieben habe (vgl. Ayaita, Adam, 2025b).

[124] Vgl. z.B. Böhl, Lukas (2020).

Wenn zum Beispiel um 9:30 Uhr ein Kaffee mit 100 mg Koffein konsumiert wird, dann kann davon ausgegangen werden, dass um 10 Uhr die 100 mg Koffein im Blut sind. Um 14 Uhr sind dann noch 50 mg im Blut, um 18 Uhr noch 25 mg, um 22 Uhr noch 12,5 mg (usw.).

Theobromin (das in Kakao enthalten ist) hat eine längere Halbwertszeit, die allgemein mit ca. fünf Stunden angegeben wird.

Im Folgenden beschreibe ich, wie sich auf Grundlage der Halbwertszeit der Koffeinspiegel pro Stunde berechnen lässt. Das ist zum Beispiel sinnvoll, um sicherzustellen, dass zum Zeitpunkt von intensivem Sport nicht zu viel Koffein im Blut ist (vgl. Kapitel 29.5). Wenn Sie diese Informationen nicht so genau benötigen, können Sie direkt mit Abschnitt 31.4 fortfahren.

Aus der Halbwertszeit (H) kann auf den Abnahmefaktor (f) geschlossen werden. Und zwar ist durch die Definition der Halbwertszeit bekannt, dass, wenn eine Ausgangsmenge (M) H-mal mit dem Abnahmefaktor multipliziert wird, noch 50% der Ausgangsmenge vorhanden sind. Das heißt:

$$M \times f^H = 0{,}5 \times M$$

Division der Gleichung durch M ergibt:

$$f^H = 0{,}5$$

Nun wird auf beiden Seiten die H-te Wurzel gezogen (d.h. mit $1/H$ potenziert), so dass:

$$f = 0{,}5^{(1/H)}$$

Ich gehe im Folgenden von der durchschnittlichen Halbwertszeit von Koffein aus, die bei vier Stunden liegt (d.h. $H = 4$). Somit ergibt sich der folgende Abnahmefaktor:

$$f = 0,5^{(1/4)} = 0,84$$

Die Koffeinmenge im Blut wird also (bei durchschnittlicher Halbwertszeit) stündlich mit dem Faktor 0,84 (d.h. 84%) multipliziert.

Bei Theobromin (mit einer Halbwertszeit von fünf Stunden) ergibt sich mit der oben angegebenen Herleitung ein Abnahmefaktor von 0,87. Im Folgenden gehe ich aber weiter von Koffein (mit einer Halbwertszeit von vier Stunden) aus.

In Abbildung 10 ist zur Veranschaulichung der Koffeinspiegel im Zeitverlauf dargestellt, wenn um 9:30 Uhr 100 mg Koffein aus Kaffee aufgenommen wurden.

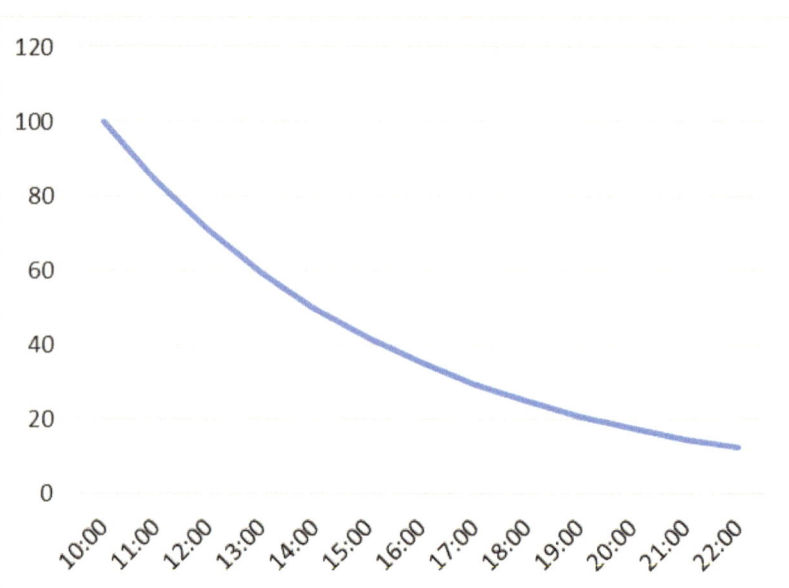

Abbildung 10: Koffeinspiegel im Zeitverlauf

Diese Abbildung zeigt den voraussichtlichen Koffeinspiegel (in mg) im Zeitverlauf, wenn um 9:30 Uhr 100 mg Koffein aus Kaffee konsumiert wurden. Es wird von einer Halbwertszeit von vier Stunden ausgegangen.

Quelle: eigene Darstellung.

Das folgende Beispiel zeigt, wie sich der Koffeinspiegel für eine bestimmte Stunde berechnen lässt.

➢ Beispiel: Um 9:30 Uhr wurden 100 mg Koffein aus Kaffee konsumiert. Um 10 Uhr liegt daher voraussichtlich ein Koffeinspiegel von 100 mg vor. Dieser wird (bei einer Halbwertszeit von vier Stunden) ab diesem Zeitpunkt jede Stunde mit dem Faktor 0,84 multipliziert (siehe oben). Der Koffeinspiegel um 15 Uhr (d.h. nach 5 h) beträgt daher: $100 \text{ mg} \times 0{,}84^5 = 42 \text{ mg}$.

Um den Koffeinspiegel für bestimmte Zeitpunkte einfach berechnen zu können (auch bei Konsum mehrerer koffeinhaltiger Lebensmittel zu verschiedenen Zeitpunkten), habe ich eine entsprechende Tabellenkalkulations-Datei erstellt.[125]

31.4. Regulation der BZ-Wirkung von Koffein

Da während der Wirkung von Koffein prinzipiell (über das Stresshormon Cortisol) die Insulinwirksamkeit verringert ist, muss in dieser Zeit mehr Insulin eingesetzt werden, um die gleiche BZ-Wirkung zu erzielen. Die BZ-Effekte des Koffeins lassen sich daher prinzipiell – wie meine Erfahrung bestätigt – durch eine **prozentuale Anhebung der Insulinmenge** erfolgreich regulieren.

Die Veränderung der Insulinwirksamkeit wirkt sich logischerweise, bekanntermaßen und erfahrungsgemäß sowohl auf die Basalrate (bzw. das Basalinsulin)[126] als auch auf das Mahlzeiten-Insulin (d.h. den KE-Faktor) aus. Wenn ein relevanter Koffein-Effekt besteht, sollten also sowohl die **Basalrate** (durch Einsatz einer temporären Basalrate) als auch der **KE-Faktor** prozentual erhöht werden. (Das Prinzip ist genau umgekehrt zur Regulation der Nachwirkung von körperlicher

---

[125] Bei Interesse finden Sie diese Excel-Datei als Vorlage mit Beispielen auf der Website zum Buch (https://t1dhealth.wordpress.com). Ansonsten können Sie mich kontaktieren (siehe E-Mail-Adresse am Ende des Buches).

[126] Mit Insulinpumpe lässt sich der Effekt genauer regulieren, weil dabei eine temporäre Basalrate für einen bestimmten Zeitraum festgelegt werden kann. Ich gehe im restlichen Teil dieses Abschnitts im Hinblick auf die Basalrate von der Nutzung einer Insulinpumpe aus.

Aktivität, bei der eine prozentuale *Absenkung* der Insulinmenge stattfindet; vgl. Kapitel 30.1. Zusammen mit dem höheren KE-Faktor bei Koffein verändert sich auch der Korrekturfaktor, weil 1 I.E. nun einen schwächeren Effekt hat, so dass im Falle von Korrektur-Boli – bei gegebenem BZ – mehr Korrektur-Insulin eingesetzt werden muss; vgl. Kapitel 23.)

Die Anpassung der Basalrate und des KE-Faktors kann etwa **zum Zeitpunkt des Koffeinkonsums** begonnen werden. Zwar wirkt das Insulin nicht sofort und entfaltet erst über die Zeit eine starke Wirkung (vgl. Kapitel 7), aber auch Koffein wird nicht sofort vom Körper aufgenommen (vgl. Kapitel 31.3). Daher ist es – wie die Erfahrung bestätigt – durchaus geeignet, die Regulation zeitgleich zum Konsum zu starten. (Wenn das Koffein zusammen mit einer Mahlzeit eingenommen wird, ist es erfahrungsgemäß meist sinnvoll, auch direkt den für die Mahlzeit eingesetzten KE-Faktor entsprechend zu erhöhen – insbesondere bei Kaffee, da dieser eine relativ schnelle Wirkung entfaltet.)

In Tabelle 6 gebe ich auf Basis meiner Erfahrung mit Koffein, BZ- und Insulindaten an, **wie stark und wie lange** die Insulinmenge in Abhängigkeit von der aufgenommenen Koffeinmenge angepasst werden sollte, um den BZ-Effekt des Koffeins zu regulieren und den BZ (näherungsweise) stabil zu halten. Ich mache dazu allerdings noch zwei Anmerkungen:

- Wie in Abschnitt 31.2 bereits angesprochen, rechne ich bei koffeinhaltigem Tee nur 70% des enthaltenen Koffeins an, da Tee neben dem Koffein auch die Substanz L-Theanin enthält, die eine beruhigende Wirkung hat und daher (auch erfahrungsgemäß) dem Koffein entgegen-wirkt. Für einen kleinen Beutel Schwarztee (1,75g trocke-ner Tee, mit ca. 40 mg Koffein) rechne ich daher nur 28 mg Koffein an.

- Ich beziehe mich in diesem Abschnitt (sofern nicht an-ders angegeben) auf konsumierte Koffeinmengen, die der Körper **nicht gewohnt** ist. Wenn man gewohnt ist, zu einer bestimmten Tageszeit eine bestimmte Koffein-menge aufzunehmen, dann reduziert sich nach meiner Erfahrung der BZ-Effekt dieses Koffeins und verschwin-det schließlich nach ca. 1,5 bis zwei Wochen vollständig (zumindest tagsüber).[127] (In Kombination mit zusätzli-chen Stress-fördernden Einflüssen – z.B. intensivem Sport – kann aber weiter ein relevanter BZ-Effekt durch Koffein entstehen; vgl. Kapitel 29.5.)

---

[127] Selbstverständlich können Gewöhnungseffekte sich zwischen Personen unterscheiden. Es handelt sich aber meinen Recherchen zufolge prinzipiell um ein allgemeines Phänomen.

Tabelle 6: Stärke und Dauer der prozentualen Anpassung von Basalrate und KE-Faktor zur Regulation der BZ-Wirkung von Koffein

Konsumierte Koffeinmenge	Stärke und Dauer der Insulin-Anpassung
≤ 40 mg	0% (d.h. keine Anpassung)
41–80 mg	+10% für ca. 3 h
81–120 mg	+20% für ca. 3 h, dann +10% für ca. 2 h

Ich weise darauf hin, dass die in Tabelle 6 beschriebene Regulation sich überwiegend auf Koffein aus Tee bezieht. Da das Koffein aus **Kaffee** schneller aufgenommen wird und dadurch höhere und schneller abfallende Koffeinspiegel erzeugt, kann es bei Kaffee – wie meine Erfahrung bestätigt – sinnvoll sein, die Insulinmenge (bei gegebener Koffeinmenge) **stärker und dafür nicht so lange** zu erhöhen. Zum Beispiel mache ich bei einem einfachen Espresso (mit ca. 60–70 mg Koffein) gute Erfahrungen damit, die Insulinmenge für ca. zwei Stunden um 20% anzuheben (und danach keine Anpassung für Koffein mehr zu verwenden).

Ich habe wiederholt die Erfahrung gemacht, dass, wenn zu einer bestimmten Tageszeit **weniger Koffein als gewohnt** konsumiert wird, ein **BZ-senkender Effekt** entstehen kann. Offenbar werden, wenn das gewohnte Koffein fehlt, weniger Stresshormone ausgeschüttet (im Einklang damit tritt Müdigkeit auf). Ein solcher BZ-senkender Effekt kann durch eine rechtzeitig erfolgende, vorübergehende (leichte) prozentuale Reduktion der Insulinmenge (z.B. Anpassung von −10%)

reguliert werden, analog zur Erhöhung der Insulinmenge bei ungewohntem Koffein (vgl. Tabelle 6).

32. Stressmanagement

Wie im bisherigen Verlauf des Buches bereits deutlich geworden ist, stellt Stress eine Herausforderung für die Therapie des Typ-1-Diabetes dar, weil **Stresshormone** (wie Adrenalin und Cortisol) bekanntermaßen und erfahrungsgemäß eine **BZ-steigernde Wirkung** haben. Theoretisch lässt sich dieser Effekt durch Anpassung der Insulinmenge ausgleichen, indem zum Beispiel vor vermehrter Cortisol-Ausschüttung die abgegebene Insulinmenge prozentual angehoben wird, um die bei höherem Cortisolspiegel verringerte Insulinwirksamkeit auszugleichen (vgl. Kapitel 27 und 31.4). Im praktischen Leben kann dieses Vorgehen aber an seine Grenzen stoßen, wenn Stress-Effekte *überraschend* auftreten. Denn dann entsteht ein BZ-Anstieg, der zunächst erkannt und korrigiert werden muss, bevor der BZ wieder absinken kann. Auf Grund der zeitlich verzögerten Wirkung des von außen injizierten Insulins (vgl. Kapitel 7) dauert es einige Zeit, bis der BZ wieder in den Zielbereich bzw. auf den Zielwert abgesunken ist. In der Zwischenzeit kommt es also zu einem vorübergehenden BZ-Anstieg.

Im Einklang mit den Angaben von Mediziner:innen, die mit Typ-1-Diabetes zu tun haben, komme ich daher auch auf Grund meiner Erfahrung zu dem Schluss: Es ist besonders für Menschen mit Typ-1-Diabetes sinnvoll, **Stress eher zu vermeiden**. In diesem Kapitel gebe ich einige Hinweise, wie das gelingen kann.

Zunächst eine wichtige Anmerkung: Es geht in diesem Kapitel um Stress, der die Ausschüttung von Stresshormonen steigert (und dadurch eine BZ-steigernde Wirkung hat). Gemeint ist also **psychischer Stress** (da die Ausschüttung von Stresshormonen bekanntermaßen durch das Gehirn gesteuert wird). Es geht daher *nicht* darum, wie lange man objektiv arbeitet, sondern darum, wie die Tätigkeiten *empfunden* werden. Aus meiner Erfahrung kann ich sagen: Ich habe oft erlebt, dass ich lange gearbeitet habe (auch mit Überstunden oder zusätzlichen Projekten), ohne dabei Stress zu empfinden und ohne dass es zu einem höheren BZ als unter ruhigen Bedingungen gekommen wäre. (Auch in der aktuellen Zeit, in der ich neben einem Vollzeitjob dieses Buch schreibe, sind meine BZ-Werte meist unverändert und nachweislich deutlich besser, als es in der Therapie des Typ-1-Diabetes erwartet wird.) Umgekehrt habe ich Situationen ohne Arbeit erlebt, in denen es (z.B. durch herausfordernde soziale Umstände) zu deutlich spürbaren und messbaren (vorübergehenden) Stress-Effekten gekommen ist. Entscheidend ist also nicht, welcher Tätigkeit man objektiv nachgeht, sondern wie eine Situation psychisch bewertet wird – denn daran entscheidet sich, wie viele Stresshormone ausgeschüttet werden. Meine Erfahrung deutet darauf hin, dass Menschen sich erheblich darin unterscheiden können, welche Art von Situationen sie als stressig empfinden.

Ich empfehle auf Grund meiner Erfahrung zwei grundlegende Strategien zur Vermeidung von Stress. Erstens können Sie, wenn möglich, **Situationen vermeiden bzw. reduzieren**, die bei Ihnen Stress (mit entsprechenden BZ-Anstiegen) auslösen. Im praktischen Leben ist das natürlich nicht immer umsetzbar, weil einige stressige Situationen Pflichtveranstaltungen sind und auch nicht immer vorhersehbar ist, in welchen Situationen Stress auftreten könnte.

Zweitens können Sie mit Situationen, die Stress auslösen könnten, so **umgehen**, dass Stressgefühle sich möglichst weitgehend reduzieren bzw. in Grenzen gehalten werden. Hierzu gebe ich im Folgenden einige Hinweise, die vor allem auf meiner Erfahrung basieren. Denn seit Jahrzehnten gelingt es mir meist, Stressempfindungen zu vermeiden, und im Verlauf der Zeit habe ich hierbei weitere Fortschritte gemacht und entsprechende Strategien erlernt. Und zwar empfehle ich für die Reduktion von Stress vor allem Folgendes:

- **Begrenzung oder Vermeidung von Koffein**: Da Koffein Stress verstärken kann, sollten vor allem Menschen mit Typ-1-Diabetes vorsichtig mit Koffein umgehen – besonders vor Ereignissen, die Stress auslösen könnten (vgl. Kapitel 31).

- **Vermeidung von Alkohol**: Zusätzlich zu sonstigen negativen Effekten, die durch Alkohol (gerade beim Typ-1-Diabetes) entstehen können, hat Alkohol auch den Nachteil, dass er zwar kurzfristig zur Entspannung beitragen kann, nach dem Abbau des Alkohols aber die Entspannung eher schwieriger wird und als Folge sogar Angst entstehen kann („Hangxiety"; vgl. Kapitel 33).

- **Positives Denken**: Positiv über andere Menschen zu denken, sie als Teil der eigenen sozialen Gruppe anzusehen, aber auch positiv über sich selbst zu denken und sich das Gelingen einer Situation bildlich vorzustellen, können helfen, um Angst und Stress zu vermeiden.

- **Aktive Einstellung**: Anstatt sich als Spielball äußerer Entwicklungen zu begreifen, kann man sich offensiv und aktiv dem Ziel zuwenden, um ein besseres Gefühl von Kontrolle zu gewinnen und dadurch Stress zu reduzieren.

- **Gute Planung**: Stress entsteht manchmal durch Unsicherheit. Daher lohnt es sich, für verschiedene, Stress auslösende Situationen vorbereitet zu sein, um diese bewältigen zu können (z.B. mit einem Plan der Form: „Wenn x geschieht, dann mache ich y"). Durch diesen Gewinn an Sicherheit reduziert sich der Stress.

- **Erwartungen reduzieren**: Es ist in mancherlei Hinsicht gut, ehrgeizig zu sein, aber meist nicht bis zu dem Punkt, dass ungesunder Stress entsteht. Daher lohnt es sich in solchen Fällen eher, die Erwartungen an sich selbst bzw. an das Gelingen einer bestimmten Situation zu reduzieren. Dabei helfen zum Beispiel eine authentische, lockerere Einstellung, sich von den Erwartungen und dem Urteil anderer Menschen möglichst frei zu machen und zu akzeptieren, dass eine bestimmte Sache im Leben (z.B. eine bevorstehende Präsentation) möglicherweise nicht perfekt gelingt. Man sollte sich selbst auch dann mögen, wenn etwas schiefgeht.

- **Humor**: Humor ist eine hervorragende Möglichkeit, Angst und Stress zu reduzieren.

- **Keine Hektik:** Es ist häufig gut, Dinge zügig und effizient zu erledigen, aber nicht bis zum Punkt der Hektik. Hektik kann nicht nur Stress verursachen, sondern sich sogar negativ auf die Gesamtleistung auswirken. Besser ist, sich klare Pläne zu machen und diese zielstrebig, aber mit ruhiger Einstellung umzusetzen.

- **Tiefe, langsame und regelmäßige Atmung:** Bei Stress ist die Atmung häufig zu schnell und flach oder sogar unterbrochen, was jeweils Stressgefühle verstärken kann. Um Stress und seine Effekte zu reduzieren, lohnt es sich, in entsprechenden Situationen bewusst darauf zu achten, tief, langsam und regelmäßig ein- und auszuatmen (analog zum Sprichwort: „erstmal tief durchatmen").

- **Stress-fördernde Gedanken vorbeiziehen lassen:** Sie können sich Gedanken, die Ihnen Angst oder Stress machen, z.B. wie Wolken vorstellen, die Sie ruhig vorbeiziehen lassen. Dadurch lösen Sie den Stress von sich selbst und lassen ihn vorübergehen.

- **Offener Umgang mit Diabetes:** Zu versuchen, den Typ-1-Diabetes oder Therapiemaßnahmen aus bestimmten sozialen Situationen herauszuhalten (um negative Reaktionen einiger Mitmenschen zu vermeiden), kann Stress auslösen – besonders wenn man Geräte (wie Insulinpumpe und/oder CGM) trägt, die Signale aussenden können. Daher ist es (auch) für die Stressvermeidung meist besser, mit dem Diabetes und der Therapie offen umzugehen und diesen ggf. aktiv anzusprechen (vgl. Kapitel 38).

Mit den gelisteten Methoden ist es nach meiner Erfahrung meist möglich, Stressgefühle und entsprechende BZ-Effekte auch in herausfordernden Situationen erfolgreich zu vermeiden oder zu reduzieren.

33. Umgang mit bzw. Vermeidung von Alkohol

Allgemein wird beim Typ-1-Diabetes empfohlen, Alkohol entweder ganz zu vermeiden oder nur gelegentlich, moderat und mit Vorsicht zu konsumieren. Auf Grund meiner Erfahrung empfehle ich (insbesondere) Menschen mit Typ-1-Diabetes, Alkohol **möglichst ganz zu vermeiden**. Der Grund dafür ist – neben allgemeinen gesundheitlichen Nachteilen des Alkohols (Abschnitt 33.1) –, dass Alkohol sich beim Typ-1-Diabetes für viele Stunden negativ auf die Stabilität des BZ-Spiegels auswirken kann (33.2). In Abschnitt 33.3 beschreibe ich, wie die Vermeidung von Alkohol im Alltag gelingen kann.

Einigen Menschen mit Typ-1-Diabetes (vor allem älteren Jugendlichen und jungen Erwachsenen) kann es schwerfallen, Alkohol in allen Situationen komplett zu vermeiden – zum Beispiel weil ein Wunsch besteht, ihn zu probieren, oder weil (zu Unrecht) einem Gruppendruck nachgegeben wird. Aus diesem Grund gehe ich zusätzlich darauf ein, wie die BZ-Effekte von Alkohol (wenn er konsumiert wird) möglichst gut reguliert werden können (33.4).

Meine Hinweise zu diesem Themenbereich basieren auf verschiedenen Quellen. Zuerst habe ich als Jugendlicher im Rahmen einer Typ-1-Diabetes-Schulung ein paar Hinweise zu den Effekten von und dem Umgang mit Alkohol von einem Diabetesberater erhalten. Damals waren die Empfehlungen zum Alkoholkonsum – für die Gesamtbevölkerung und für Menschen mit Typ-1-Diabetes – zum Teil etwas großzügiger als heute, und so wurde auch in der damaligen Schulung ein moderater bis mittlerer Konsum nicht ausgeschlossen. Auf dieser Grundlage sammelte ich bei Gelegenheit eigene Erfahrungen mit abendlichem Alkoholkonsum – schrittweise, vorsichtig und mit genauer Beobachtung der BZ-Werte. Auf diese Weise konnte ich ermitteln, wie ich die Insulineinstellung (mit der Insulinpumpe) im Voraus anpassen musste, um größere BZ-Schwankungen nach dem Konsum von Alkohol zu vermeiden. Ergänzend recherchierte ich verschiedene, zuverlässige Quellen aus dem medizinischen Bereich, um die BZ-Effekte des Alkohols noch besser zu verstehen (entscheidende Quellen sind im Verlauf dieses Kapitels angegeben).

Auf diese Weise konnte ich Probleme und größere BZ-Schwankungen nach dem Konsum von Alkohol vermeiden. Aber grundsätzlich blieb es dabei, dass die BZ-Regulation nach Konsum von Alkohol weniger stabil (und weniger einfach) gelang als ohne Alkohol. Außerdem wurde mir immer stärker bewusst, dass Alkohol – auch in moderaten bis mittleren Mengen – allgemein gesundheitlich schädlich sein kann (vgl. Abschnitt 33.1), und mein Interesse an Alkohol reduzierte sich insgesamt immer weiter. Deshalb ging mein Konsum immer weiter zurück. Seit einiger Zeit trinke ich gar keinen Alkohol mehr, und in den letzten Jahren habe ich nur sehr selten und, wenn überhaupt, nur kleine bis moderate Mengen Alkohol getrunken.

33.1. Allgemeine gesundheitliche Nachteile von Alkohol

In diesem Abschnitt weise ich kurz auf allgemeine gesundheitliche Nachteile des Alkohols (die nicht nur beim Diabetes oder Typ-1-Diabetes relevant sind) hin. Der Konsum von Alkohol kann allgemein **der Gesundheit schaden.** In den letzten Jahren ist immer deutlicher geworden, dass auch kleine bis mittlere Mengen schädlich sein können (wobei die Gefahren mit größeren Konsummengen noch weiter zunehmen). Unter anderem erhöht Alkohol das Krebsrisiko. Der Konsum von Alkohol wird von Expert:innen inzwischen insgesamt sehr kritisch gesehen.[128]

Auch die **Schlafqualität** kann (bekanntermaßen und erfahrungsgemäß) negativ durch Alkohol beeinflusst werden. Man schläft zwar tendenziell schneller ein, entspannt sich im Schlaf aber weniger gut und wacht eher in der Nacht auf. Der Effekt soll (unter anderem) damit zusammenhängen, dass der Körper während der Wirkung des Alkohols zum Ausgleich Adrenalin ausschüttet, das sich noch nach Ende der Alkoholwirkung bemerkbar macht.

Und auch die **psychische Gesundheit** kann (bekanntermaßen und erfahrungsgemäß) unter den Effekten von Alkohol leiden. So wie andere Menschen habe ich, wenn ich am Abend Alkohol (in kleinen bis moderaten Mengen) konsumiert hatte, am nächsten Tag (insbesondere vormittags) eine verringerte emotionale Ausgeglichenheit und tendenziell schlechtere

---

[128] Vgl. z.B. Simmank, Jakob (2018).

Stimmung erlebt. Auch Angstgefühle können nach dem Abbau von Alkohol eher auftreten – ein Phänomen, das als „Hangxiety" (d.h. Mischung aus Hangover und Anxiety) bekannt ist (siehe auch Kapitel 32). Dieser Effekt wird ebenfalls (unter anderem) darauf zurückgeführt, dass der Körper, um den beruhigenden Effekt des Alkohols auszugleichen, vermehrt aufputschende Stoffe ausschüttet, die noch nach dem Abbau des Alkohols anhalten können.

Besonders Menschen mit einer Vorerkrankung (wie Typ-1-Diabetes) sollten (zusätzliche) gesundheitliche Risikofaktoren vermeiden und sich daher auch beim Alkohol zurückhalten. Zum Beispiel kann Alkohol bekanntermaßen das Nervensystem negativ beeinträchtigen, das ggf. auch durch den Diabetes belastet sein kann.

33.2. Nachteile von Alkohol für die BZ-Regulation beim Typ-1-Diabetes

Zusätzlich zu den allgemeinen gesundheitlichen Nachteilen des Alkohols stellt dieser eine erhebliche Herausforderung für die BZ-Regulation beim Typ-1-Diabetes dar. Bekanntermaßen und erfahrungsgemäß kann nach dem Konsum von Alkohol vor allem eine **BZ-senkende Wirkung** auftreten. Diese setzt typischerweise direkt nach dem Konsum ein und hält (gemäß meiner Erfahrung mit den BZ-Daten) für lange Zeit an – je nach Konsummenge z.B. für zwölf bis 40 Stunden. (Nach meiner Erfahrung hält die BZ-senkende Wirkung etwa so lange an wie die Kater-Symptome – auch wenn diese nur schwach sind und keine Kopfschmerzen oder andere körperliche Beschwerden beinhalten.)

Die BZ-senkende Wirkung des Alkohols wird auf zwei Faktoren zurückgeführt. Zum einen soll Alkohol die Insulinwirksamkeit verstärken, so dass die gleiche Insulinmenge einen stärkeren Effekt hat. Diese Wirkung wird in der Präventivmedizin[129] berichtet und steht mit meiner Erfahrung im Einklang. Zum anderen kann beim Abbau von Alkohol für einige Zeit die Glukosefreisetzung der Leber gehemmt sein (so dass die Leber weniger Glukose freisetzt), was ebenfalls den BZ-Spiegel senkt.[130]

Zusätzlich kann Alkohol (bekanntermaßen und erfahrungsgemäß) **die BZ-Wirkung von KH verzögern.** Dieser Effekt ist vermutlich auf die im Alkohol enthaltenen Kalorien, die vom Körper verarbeitet werden müssen, zurückzuführen, denn der Effekt ist erfahrungsgemäß vergleichbar mit dem verzögernden Effekt von Fetten und Proteinen (siehe Kapitel 15.3).

Einige Stunden nach dem Konsum von Alkohol[131] tritt (bekanntermaßen und erfahrungsgemäß) eine **BZ-steigernde Wirkung** auf (auch bei Getränken ohne KH, z.B. trockenem Wein), die allerdings insgesamt im Allgemeinen schwächer ist als die oben beschriebene BZ-senkende Wirkung. Die BZ-steigernde Wirkung ist vermutlich (wie die oben beschriebene verzögernde Wirkung) auf die Kalorien im Alkohol

---

[129] Vgl. Prevention First (2024b).

[130] Vgl. z.B. Cotney & Kirschke (2020).

[131] Ich beziehe mich in diesem Kapitel (sofern nicht anders angegeben) grundsätzlich auf den Alkohol selbst – *nicht* auf möglichen zugesetzten Zucker (z.B. in Cocktails) oder sonstige mögliche KH (z.B. in Bier).

zurückzuführen, denn die Stärke und Dauer dieser Wirkung ist erfahrungsgemäß vergleichbar mit den Effekten der Kalorien aus Fetten und Proteinen (vgl. Kapitel 21).

Meine Erfahrung spricht dafür, dass es nach dem Abbau von Alkohol (z.b. am nächsten Tag) auch zu Phasen mit BZ-steigernder Wirkung (im Zusammenhang mit Stressgefühlen) kommen kann. Dieser Effekt ist – wenn er auftritt – meist relativ moderat und vermutlich darauf zurückzuführen, dass nach dem Abbau von Alkohol eine verstärkte Neigung zu Stress bestehen kann („Hangxiety"; vgl. Abschnitt 33.1).

Auf Grund der beschriebenen vielfältigen Effekte – die sich nach meiner Erfahrung nicht perfekt vorhersehen lassen – hat Alkohol beim Typ-1-Diabetes im Allgemeinen (bekanntermaßen und erfahrungsgemäß) **negative Auswirkungen auf die BZ-Stabilität**, führt also zu einem eher weniger stabilen BZ-Verlauf. Die deutliche BZ-senkende Wirkung, die Alkohol auslösen kann, führt (bekanntermaßen und erfahrungsgemäß) zu einem **erhöhten Unterzuckerungsrisiko** nach dem Konsum von Alkohol – insbesondere dann, wenn die Insulineinstellung (und/oder KH-Zufuhr) nicht entsprechend angepasst wird und/oder der BZ nicht durchgehend überwacht wird. Ich habe mehrfach mitbekommen, dass medizinische Notfälle und nächtliche Todesfälle aufgetreten sind, wenn Menschen mit Typ-1-Diabetes größere Mengen Alkohol konsumiert (und die BZ-Effekte nicht ausreichend reguliert) haben. Außerdem wird die BZ-Regulation deutlich **komplizierter**, wenn Alkohol im Spiel ist. Deshalb möchte ich noch einmal betonen, dass der Konsum von Alkohol beim Typ-1-Diabetes möglichst weitgehend vermieden werden sollte.

33.3. Umsetzung der Vermeidung von Alkohol

Wie gelingt die Vermeidung von Alkohol im Alltag? Auf Grund der BZ-senkenden Wirkung könnte man auf die Idee kommen, dass Alkohol für die BZ-Regulation beim Typ-1-Diabetes zweckmäßig sei, um erhöhten BZ zu vermeiden. Das ist jedoch ein Trugschluss, denn Alkohol führt (wie in Abschnitt 33.2 beschrieben) beim Typ-1-Diabetes meist zu einer verringerten *Stabilität* des BZ und kann Unterzuckerungen auslösen. Besser ist daher, den BZ durch eine ausreichende und passende Insulinversorgung gut einzustellen. Dazu gehört auch, am Morgen (zu dieser Zeit ist der Cortisolspiegel natürlicherweise höher) eine ausreichend hohe Insulinmenge einzusetzen (siehe Kapitel 27). Und die BZ-Regulation sollte durch eine passende Ernährung, die KH und vor allem schnell wirkende KH begrenzt (siehe Teil III des Buches), sowie durch körperliche Aktivität (siehe Teil VII) unterstützt werden.

Wie gelingt Entspannung ohne Alkohol? Ich lese, dass es Menschen gibt, die sich Entspannung ohne Alkohol nicht vorstellen können. Grund dafür ist die Gewöhnung an Alkohol, die in unserer Gesellschaft leider weit verbreitet ist. Wenn man gewohnt ist, keinen Alkohol mehr zu trinken (d.h. wenn man ihn über längere Zeit weglässt), dann kann man sich (nach meiner Erfahrung) auch ohne Alkohol wieder gut entspannen. Es gibt viele Methoden, die Entspannung (z.B. am Abend) zu unterstützen – z.B. durch strukturiertes Nachdenken, Bewegung an der frischen Luft, Sport, Musik, Filme, Serien, Lesen usw. Ich verweise in diesem Zusammenhang auch auf meine Hinweise zum Thema Stressmanagement (siehe

Kapitel 32). Und wer regelmäßig Koffein trinkt und Probleme hat, sich abends zu entspannen und einzuschlafen, sollte ausprobieren, den Koffeinkonsum (vor allem in der zweiten Tageshälfte) schrittweise zu reduzieren (vgl. Kapitel 31).

33.4. Regulation der BZ-Effekte von Alkohol im Falle eines Konsums

Wenn man sich entscheidet, Alkohol zu trinken, ist man als Mensch mit Typ-1-Diabetes darauf angewiesen, die BZ-Effekte des Alkohols möglichst gut zu regulieren, um größere BZ-Schwankungen zu vermeiden. In diesem Abschnitt gebe ich dazu einige Hinweise. Diese basieren auf den in Abschnitt 33.2 beschriebenen Zusammenhängen und auf meiner Erfahrung.

Ich weise darauf hin, dass die Anpassungen der Basalrate nur mit Insulinpumpe möglich sind. Ohne Nutzung einer Insulinpumpe ist es (noch) schwieriger, die BZ-Effekte des Alkohols präzise zu regulieren. Deshalb empfehle ich vor allem Patient:innen ohne Insulinpumpe, Alkohol zu vermeiden (oder, falls er konsumiert wird, sehr vorsichtig damit umzugehen).

Um den BZ-senkenden Effekt des Alkohols zu regulieren und insb. die verstärkte Insulinwirksamkeit auszugleichen, empfehle ich auf Grund meiner Erfahrung, die Insulinmenge (d.h. sowohl die **Basalrate** als auch den **KE-Faktor**) **prozentual abzusenken**. Ich habe gute Erfahrungen damit gemacht, **für jedes Glas Wein** (definiert als 125 ml Wein bzw. ca. 15 bis 16 ml Alkohol) die Insulinmenge **um 10%** zu reduzieren.[132] Das bedeutet, dass bei einem Glas Wein eine temporäre Basalrate von −10% eingestellt und der KE-Faktor um 10% reduziert werden sollte (z.B. von 0,8 auf 0,72 I.E. pro KE). Bei zwei Gläsern Wein sollte die Insulinmenge zunächst entsprechend um 20% reduziert werden; nach einigen Stunden genügt dann eine Absenkung um 10% (verglichen mit der Einstellung ohne Alkohol).

Die Absenkung der abgegebenen Insulinmenge sollte **spätestens ab dem Konsum des Alkohols** beginnen. Wenn der Alkohol zusammen mit einer Mahlzeit konsumiert wird, sollte auch der für diese Mahlzeit verwendete KE-Faktor bereits reduziert werden.

Die Absenkung der abgegebenen Insulinmenge sollte nach meiner Erfahrung bei einem Glas Wein (125 ml) ca. elf Stunden anhalten, bei zwei Gläsern Wein insgesamt mindestens ca. 14 Stunden und bei größeren Mengen insgesamt bis zu ca. 39 Stunden. (Da es schwierig bis unmöglich ist, die BZ-Effekte des Alkohols genau vorherzusehen, sollte der BZ-Spiegel überwacht und die Insulineinstellung bei Bedarf daran angepasst werden.)

Für die Zeit, in welcher der Alkohol abgebaut wird, sollte die Insulinmenge (falls mehr als ca. ein Glas Wein konsumiert wird) nach meiner Erfahrung stärker abgesenkt werden als in

---

[132] Der Zusammenhang ist genau genommen multiplikativ, nicht additiv. Das heißt, wenn z.B. fünf Gläser konsumiert werden, wird die Insulinmenge fünfmal um 10% reduziert bzw. fünfmal mit 90% multipliziert. Die Insulinmenge beträgt dann also $0,9^5 = 59\%$ (gerundet 60%) der nicht-reduzierten Menge; d.h., die Absenkung liegt bei 40%.

den Stunden danach. Diese Notwendigkeit entsteht vermutlich dadurch, dass während des Alkoholabbaus die Glukosefreisetzung der Leber gehemmt sein kann (vgl. Abschnitt 33.2).

> Beispiel: Zwei Gläser trockener Wein (insg. 250 ml Wein mit ca. 31 ml Alkohol) werden bis 20 Uhr konsumiert und bis ca. 23:30 Uhr abgebaut. Zunächst (für die Zeit bis 22:30 Uhr[133]) wird die abgegebene Insulinmenge um 20% reduziert. Anschließend (mindestens für die Zeit bis 14 Stunden nach Konsum, d.h. bis 10 Uhr des Folgetages) wird die Insulinmenge nur noch um 10% reduziert.

Insbesondere bei größeren Konsummengen sollte die Basalrate (bzw. das Basalinsulin) v.a. für die Nacht vorsichtig eingestellt und im Zweifel niedriger dosiert werden, um mögliche Unterzuckerungen zu verhindern. Denn wie gesagt ist es schwierig, die BZ-Effekte des Alkohols genau vorherzusehen. Außerdem besteht unter dem Einfluss von Alkohol ein höheres Risiko, dass Unterzuckerungen nicht bemerkt werden bzw. nicht richtig darauf reagiert wird, so dass es besonders wichtig ist, diese zu vermeiden.

Der Effekt, dass Alkohol die Wirkung von KH verzögern kann, lässt sich bei Bedarf dadurch regulieren, dass der **Insulin-Bolus für KH**, die zusammen (oder in enger zeitlicher Nähe) mit dem Alkohol konsumiert werden, **etwas später abgegeben** wird, als es ohne Alkohol empfehlenswert ist (vgl. Umgang mit Fetten und Proteinen in Kapitel 20).

---

[133] Bei den Zeitangaben berücksichtige ich die Tatsache, dass das von außen injizierte Insulin zeitverzögert im Körper wirkt (vgl. Kapitel 26).

Dadurch wird vermieden, dass das Insulin schneller wirkt als die KH (was zu einem vorübergehenden Absinken des BZ nach dem Essen führen würde). Insbesondere bei Mahlzeiten, deren KH langsam wirken (z.B. Vollkorn) und zusätzlich durch Alkohol verzögert werden, kann eine solche Maßnahme notwendig sein. Nach meiner Erfahrung reicht es dann aus, den Insulin-Bolus ca. zehn Minuten später als sonst abzugeben.

Der BZ-steigernde Effekt, der durch die Kalorien im Alkohol ausgelöst wird, lässt sich erfahrungsgemäß durch die Anrechnung von **Fett-Protein-Einheiten (FPE)** und einen entsprechenden **verzögerten Bolus** regulieren (vgl. Kapitel 21). Da für 100 Kilokalorien (kcal) aus Fetten oder Proteinen 1 FPE angerechnet wird, kann auch für 100 kcal aus Alkohol 1 FPE angerechnet werden. Um die Kalorienmenge aus Alkohol zu bestimmen, sollte man wissen, dass jedes Gramm Alkohol 7 kcal enthält.

➢ Beispiel: Ein Glas Wein (mit 125 ml und 12,5% Alkohol) enthält 15,6 ml (bzw. 12,5g) Alkohol. Diese enthalten $12,5 \times 7$ kcal = 87,5 kcal. Das entspricht etwa 1 FPE.

Ich weise aber darauf hin, dass auch für den verzögerten Bolus die verstärkte Insulinwirksamkeit (bzw. die oben beschriebene prozentuale Absenkung der Insulinmenge) berücksichtigt werden sollte. Das kann zum Beispiel dadurch erfolgen, dass als Grundlage für die Bestimmung des FPE-Bolus der entsprechend reduzierte KE-Faktor verwendet wird.

Sofern das alkoholische Getränk auch KH enthält (z.B. im Falle von Bier), können diese nach meiner Erfahrung angerechnet und mit Insulin reguliert werden. Auch hier gilt aber, dass der KE-Faktor reduziert sein sollte, um die durch Alkohol verstärkte Insulinwirksamkeit auszugleichen. Die Regulation der KH mit Insulin setzt außerdem voraus, dass die Basalrate (bzw. das Basalinsulin) angemessen eingestellt und für den Alkohol reduziert worden ist (siehe oben).

Ich weise darauf hin, dass die in diesem Abschnitt beschriebenen Maßnahmen **keine Garantie** dafür sind, dass die BZ-Regulation mit Alkohol gut gelingt und keine Unterzuckerungen auftreten. Es bleibt sicherer, größere Alkoholmengen zu vermeiden und am besten gar keinen Alkohol zu trinken.

34. Bestimmung der Korrektur-Insulinmenge nach unterbrochener Insulinabgabe wegen technischen Defekts

Dieses Kapitel richtet sich vorwiegend an Nutzer:innen einer Insulinpumpe. Bei Insulinpumpen kann es unter bestimmten Umständen zu einer ungeplanten Unterbrechung der Insulinabgabe kommen. Eine solche Unterbrechung kann zum Beispiel entstehen, wenn ein technischer Defekt (im weitesten Sinne) auftritt – etwa, weil die Insulinpumpe wegen eines internen technischen Problems kein Insulin mehr abgeben kann, die Kanüle oder der Insulin-Pod sich vom Körper löst oder (bei einer Schlauch-Pumpe) der Schlauch abreißt. Wenn die Insulinabgabe nicht sehr schnell (z.B. durch Kanülen- oder Pod-Wechsel) wieder gestartet werden kann (zum Beispiel weil das technische Problem nicht sofort erkennbar wird), dann kommt es in der Zwischenzeit zu einer Unterbrechung der Insulinabgabe.

Die ungeplante Unterbrechung der Insulinabgabe führt normalerweise zu einem Anstieg des BZ-Spiegels, so dass der Einsatz von Korrektur-Insulin notwendig ist. In diesem Kapitel gebe ich Hinweise dafür, wie die Höhe des erforderlichen Korrektur-Bolus nach unterbrochener Insulinabgabe bestimmt werden kann, um den BZ möglichst schnell und erfolgreich auf den Ziel-BZ abzusenken.

Meine Hinweise zu diesem Thema basieren auf meinen Berechnungen mit medizinischen Zahlen, die mit dem diabetologischen Fachpersonal besprochen wurden (wie immer werden entscheidende Berechnungen hier dargestellt), sowie auf meiner praktischen Erfahrung mit Insulinpumpen. Auch die BZ-Ergebnisse habe ich mit diabetologischem Fachpersonal besprochen.

Eine Maßnahme, die bei erhöhtem BZ nach unterbrochener Insulinabgabe notwendig ist, ist natürlich eine **reguläre BZ-Korrektur mit einem Insulin-Bolus**. Auf solche regulären Korrektur-Boli bin ich bereits in Kapitel 23 eingegangen. Im folgenden Beispiel wird kurz dargestellt, wie ein regulärer Korrektur-Bolus nach unterbrochener Insulinabgabe bestimmt werden kann.

➤ Beispiel: Nachdem die Insulinabgabe für zwei Stunden unterbrochen war, liegt der BZ bei 220 mg/dl. Der Ziel-BZ beträgt 100 mg/dl. Der BZ soll also um 120 mg/dl abgesenkt werden. Der aktuelle Korrekturfaktor liegt bei 1 I.E. pro 60 mg/dl. Für die Absenkung um 120 mg/dl ist also eine Korrektur von (120 ÷ 60) × 1 I.E. = 2 I.E. notwendig. (Die Korrektur sollte entweder mit einem Insulin-Pen oder mit einer wieder vollständig funktionstüchtigen Insulinpumpe abgegeben werden.)

Nach unterbrochener Insulinabgabe ist ein solcher regulärer Korrektur-Bolus aber im Allgemeinen **nicht ausreichend**, um den BZ erfolgreich auf den Ziel-BZ abzusenken. Das bestätigt zum einen meine Erfahrung mit solchen Situationen: Obwohl der eingesetzte Korrekturfaktor normalerweise (d.h. ohne Unterbrechung der Insulinabgabe) ausreicht, genügt die reguläre Korrektur nach unterbrochener Insulinabgabe nicht. Die Angaben mehrerer diabetologischer Fachleute, mit denen ich mich darüber ausgetauscht habe, bestätigen das.

Dass nach unterbrochener Insulinabgabe eine größere Menge von Korrektur-Insulin notwendig ist, ist eine Folge der Tatsache, dass das von außen injizierte Insulin – auch im Falle von schnell wirkendem Analoginsulin – zeitverzögert wirkt (vgl. Kapitel 7 zur Wirkung schneller Insuline im Zeitverlauf). Die zeitlich verteilte Abgabe der Basalrate trägt zusätzlich zu einer zeitlich verzögerten Wirkung des Insulins bei (vgl. Kapitel 26). Die zeitverzögerte Wirkung führt dazu, dass das Fehlen der Insulinabgabe in einem bestimmten Zeitraum sich über diesen Zeitraum hinaus auf den BZ auswirkt. Das bedeutet: Auch nachdem die Insulinabgabe wieder gestartet wurde, kommt es zu einer **noch ausstehenden Wirkung des Fehlens der vorhergehenden Insulinabgabe**. Wenn beispielsweise von 10 bis 12 Uhr kein Insulin abgegeben wurde, dann wirkt sich dieses Fehlen einer Insulinabgabe noch nach 12 Uhr auf den BZ aus und verursacht weiter eine BZ-steigernde Wirkung.

Um das Prinzip genauer zu verdeutlichen, kann die Auswirkung des Fehlens der Insulinabgabe von 11 bis 12 Uhr betrachtet werden. Angenommen, in dieser Stunde wären normalerweise (d.h. ohne Unterbrechung der Insulinabgabe) insgesamt 0,5 I.E. (in Form einer Basalrate und/oder eines verzögerten Bolus) abgegeben worden. Etwa 20 bis 25% dieser Insulinmenge hätten innerhalb derselben Stunde auf den BZ gewirkt (vgl. Kapitel 26.1). Die restlichen 75 bis 80% der Insulinmenge (d.h. ca. 0,4 I.E.) hätten erst danach – d.h. nach 12 Uhr – gewirkt. Wenn nun die Insulinabgabe von 11 bis 12 Uhr fehlt, dann fehlt auch diese Nachwirkung von 0,4 I.E. Es kommt also auch nach 12 Uhr (d.h. nach Wiederherstellung der Insulinabgabe) zu einem teilweisen Mangel an Insulinwirkung (verglichen mit der Situation ohne Unterbrechung der Insulinabgabe) mit entsprechender BZ-steigernder Wirkung.

Die oben beschriebene reguläre BZ-Korrektur mit einem Korrektur-Bolus reicht nicht aus, um diesen Mangel zu beheben. Denn die reguläre BZ-Korrektur korrigiert nur den *aktuellen* BZ (d.h. den Insulinmangel, der sich bereits auf den BZ ausgewirkt hat) und berücksichtigt daher nicht die Einflüsse auf den BZ, die noch bevorstehen (d.h. den Mangel an vorhergehender Insulinabgabe, der sich noch nicht auf den BZ ausgewirkt hat).

Im Folgenden beschreibe ich, wie die noch ausstehende Wirkung des Fehlens voriger Insulinabgabe erfolgreich **in der Korrektur berücksichtigt** werden kann. Zunächst ein kurzer Hinweis: Obwohl nach unterbrochener Insulinabgabe eine größere Korrektur als sonst notwendig ist, sollte im Zweifel mit einer gewissen Vorsicht vorgegangen werden, um zu vermeiden, dass der BZ später zu weit absinkt. (Das gilt besonders ohne CGM-Nutzung, weil dann keine automatische Warnung bei Unterzuckerungen erfolgt.)

Wenn **CGM** genutzt wird, kann anhand des angezeigten **BZ-Trend**s relativ einfach (näherungsweise) bestimmt werden, wie sich der BZ ohne Korrektur entwickeln würde (inkl. dem noch ausstehenden Effekt des Fehlens der vorigen Insulinabgabe) und welche Gesamt-Korrekturmenge daher erforderlich ist. Das folgende Beispiel verdeutlicht, wie bei CGM vorgegangen werden kann.

> ➢ Beispiel (mit CGM): Nach unterbrochener Insulinabgabe zeigt das CGM einen BZ von 220 mg/dl mit einem steigenden Trend. Der Trend deutet darauf hin, dass der BZ ohne Korrektur um weitere ca. 70 mg/dl steigen würde, d.h. auf ca. 290 mg/dl. Um den BZ auf 100 mg/dl zu senken, muss also eine Gesamt-Korrektur eingesetzt werden, die den BZ um 190 mg/dl absenkt. Bei einem Korrekturfaktor von 1 I.E. pro 60 mg/dl ist daher eine Gesamt-Korrektur von (190 ÷ 60) × 1 I.E. = ca. 3,2 I.E. notwendig.

Aber auch ohne CGM ist es möglich, den noch ausstehenden Effekt des Fehlens der vorigen Insulinabgabe bei der Korrektur zu berücksichtigen. Hierfür kann dieser Effekt (näherungsweise) **berechnet** und durch eine Zusatz-Korrekturmenge ausgeglichen werden. Dieses Vorgehen beschreibe ich im Rest dieses Kapitels.

Das Fehlen welcher Insulinabgabe wirkt sich erst in Zukunft auf den BZ aus? Wenn die Insulinabgabe zum Zeitpunkt *t* (z.B. 12 Uhr) wieder gestartet wird, dann ist in diesem Zusammenhang vor allem die Insulinabgabe entscheidend, die **in den letzten ca. 1,4 Stunden** (bei schnell wirkendem Analoginsulin, z.B. Humalog) oder **in den letzten ca. 1,15 Stunden** (bei sehr schnell wirkendem Analoginsulin, z.B. Lyumjev) gefehlt hat.[134] Das liegt daran, dass die in diesem Zeitraum fehlende Insulinabgabe hauptsächlich erst *nach* dem Zeitpunkt *t* gewirkt hätte (vgl. Kapitel 26.2), so dass die Wirkung des Fehlens dieser Insulinabgabe noch aussteht.[135]

Um den BZ erfolgreich auf den Ziel-BZ abzusenken, muss die Wirkung des Fehlens dieser Insulinabgabe ausgeglichen werden. Hierfür ist – neben der eingangs beschriebenen regulären Korrektur – eine **zusätzliche Menge von Korrektur-Insulin** erforderlich.

Um diese zusätzlich erforderliche Korrekturmenge zu ermitteln, kann bestimmt werden, wie viel Insulin in den letzten ca. 1,15 bis 1,4 Stunden der unterbrochenen Insulinabgabe hätte abgegeben werden sollen. Dieses Insulin sollte dann

---

[134] Ich gehe in diesem Kapitel davon aus, dass in dem Zeitraum der unterbrochenen Insulinabgabe nur *verteilte* Insulinabgaben (d.h. Basalrate und/oder verzögerte Boli), aber keine Direkt-Boli, verpasst wurden.

[135] Genau genommen hätte ein (kleinerer) Teil der in diesem Zeitraum fehlenden Insulinabgabe natürlich schon *vor* dem Zeitpunkt *t* gewirkt. Zugleich hätte aber auch ein (kleinerer) Teil der *vor* diesem Zeitraum liegenden Insulinabgabe (z.B. des vor zwei Stunden abgegebenen Insulins) erst *nach* dem Zeitpunkt *t* gewirkt. Diese Effekte gleichen sich gegenseitig aus, wie auch die Erfahrung bestätigt.

(zusätzlich zur regulären Korrekturmenge) zugeführt werden,
um den Effekt des Fehlens dieser Insulinabgabe auszugleichen. (Wenn die Insulinabgabe für weniger als 1,15 bis 1,4
Stunden unterbrochen war, dann sollte natürlich nur der Zeitraum berücksichtigt werden, in dem die Insulinabgabe unterbrochen war.)

Zu beachten ist dabei, dass das Korrektur-Insulin in Form eines *Direkt*-Bolus (d.h. einer auf einmal abgegebenen Insulinmenge) abgegeben wird, während die im vorigen Zeitraum
fehlende Insulinabgabe sich meist auf *verteilt* abgegebenes Insulin (z.B. Basalrate) bezieht. Da verteilt abgegebenes Insulin
(pro I.E.) bekanntermaßen und erfahrungsgemäß eine stärkere Wirkung als auf einmal abgegebenes Insulin hat, muss
die Korrektur entsprechend vergrößert werden, um den noch
ausstehenden Effekt des Fehlens der vorigen Insulinabgabe
erfolgreich auszugleichen. Meine Erfahrung spricht dafür,
dass 1 I.E. aus verteilt abgegebenem Insulin etwa die Wirkung
von 1,75 I.E. aus einem Direkt-Bolus hat (vgl. Kapitel 28).
Die Korrektur zum Ausgleich der noch ausstehenden Wirkung des Fehlens der vorigen Insulinabgabe sollte daher mit
dem Faktor 1,75 multipliziert werden.

Das folgende Beispiel (eine Fortsetzung des eingangs beschriebenen Beispiels) verdeutlicht, wie die (zusätzliche) Korrektur-Insulinmenge, die den noch ausstehenden Effekt des
Fehlens der vorigen Insulinabgabe ausgleicht, bestimmt werden kann.

➢ Beispiel (Fortsetzung): Während der unterbrochenen In-
    sulinabgabe hätten (mit dem schnell wirkenden Analogin-
    sulin Humalog) pro Stunde insgesamt 0,5 I.E. (in Form

einer Basalrate und/oder eines verzögerten Bolus) abgegeben werden sollen. In den letzten 1,4 Stunden hätten daher 1,4 × 0,5 I.E. = 0,7 I.E. abgegeben werden sollen. Um die Wirkung des Fehlens dieser Insulinabgabe auszugleichen, ist eine Korrektur-Insulinmenge von 0,7 I.E. × 1,75 = 1,225 I.E. (gerundet 1,2 I.E.) notwendig.

Die gesamte erforderliche Korrektur-Insulinmenge ist die **Summe** aus der regulären Korrektur einerseits und der zusätzlichen Korrektur (die zum Ausgleich der noch ausstehenden Wirkung des Fehlens der vorigen Insulinabgabe notwendig ist) andererseits.

➢ Beispiel (Fortsetzung): Die gesamte erforderliche Korrekturmenge beträgt 2 I.E. (reguläre Korrektur; siehe oben) + 1,2 I.E. (zusätzliche Korrektur; siehe oben) = 3,2 I.E. Es werden also 3,2 I.E. mit Pen oder funktionierender Insulinpumpe abgegeben und die reguläre Insulinabgabe wieder aufgenommen.

35. Bestimmung und Regulation von prozentualen Veränderungen des Insulinbedarfs

Bekanntermaßen und erfahrungsgemäß kann sich unter bestimmten Umständen (oft vorübergehend) der Insulinbedarf prozentual verändern. Manchmal sind solche prozentualen Veränderungen (weitgehend) vorhersehbar, z.B. im Falle der verstärkten Insulinwirksamkeit (mit entsprechend verringertem Insulinbedarf) nach körperlicher Aktivität (vgl. Kapitel 30). Es gibt aber auch Fälle, in denen prozentuale

Veränderungen des Insulinbedarfs weniger gut vorhersehbar sind. Das gilt zum Beispiel bei **Infekten** (wie grippalen Infekten), die – wie mein Diabetologe erklärt hat – zu einem höheren Spiegel des Stresshormons Cortisol und dadurch zu einer verringerten Insulinwirksamkeit und entsprechend höherem prozentualem Insulinbedarf führen können. Insbesondere bei Insulinpumpen kann auch der Gewebezustand (bzw. Gewebeerschöpfung nach einigen Tagen) am Katheter bzw. dem Pod dazu führen, dass für die gleiche Wirkung prozentual mehr Insulin abgegeben werden muss, bis die Kanüle bzw. der Pod gewechselt wird (vgl. Kapitel 6.2).

Bei solchen ungeplanten prozentualen Veränderungen des Insulinbedarfs muss zum einen eine **Korrektur** des BZ erfolgen, damit der Ziel-BZ erreicht wird. Zum anderen ist dann meist eine **prozentuale Anpassung** der abgegebenen Insulinmenge (d.h. der Basalrate und des KE-Faktors) erforderlich, damit in Zukunft der veränderte Insulinbedarf gedeckt wird und der BZ möglichst stabil bleibt.

Bei dieser Anpassung stellt sich die Frage, **um wie viel Prozent** die Insulinmenge angepasst werden sollte (z.B. um +20% oder um +50%). In diesem Kapitel beschreibe ich daher, wie anhand von erfolgten BZ-Veränderungen die prozentuale Veränderung des Insulinbedarfs bestimmt werden kann (Abschnitt 35.1), und gebe in diesem Zusammenhang Orientierungswerte an (35.2). Abschließend gebe ich Hinweise zur Umsetzung der Regulation solcher Veränderungen des Insulinbedarfs (35.3).

Meine Hinweise in diesem Kapitel basieren auf meinem Austausch mit diabetologischem Fachpersonal, meiner Erfahrung mit der Regulation von Veränderungen des Insulinbedarfs und auf meinen Berechnungen mit diabetologischen Zahlen, die mit dem Fachpersonal besprochen worden sind (wie immer lege ich entscheidende Berechnungen hier offen). Ich weise darauf hin, dass ich in Bezug auf die Basalrate und verzögerte Boli von der Nutzung einer Insulinpumpe ausgehe.

35.1. Vorgehen zur Bestimmung der prozentualen Veränderung des Insulinbedarfs

Um wie viel Prozent sich der Insulinbedarf verändert hat, kann man feststellen, indem man die folgenden Fragen nacheinander beantwortet:

1. Wie stark hat sich der BZ in einem bestimmten, aussagekräftigen Zeitraum (z.B. in den letzten drei Stunden) verändert?

2. Wie hätte sich eine Anpassung der in diesem Zeitraum wirkenden Insulinmenge um 10% auf den BZ ausgewirkt?

3. Um wie viel Prozent hätte die Insulinmenge angepasst werden müssen, damit sich der BZ in dem Zeitraum nicht verändert hätte, sondern stabil geblieben wäre?

Das folgende Beispiel verdeutlicht, wie dieses Vorgehen grundsätzlich umgesetzt werden kann.

➤ Beispiel:

1. Innerhalb der letzten drei Stunden ist der BZ um 60 mg/dl angestiegen. Das heißt, er hätte in diesem Zeitraum um 60 mg/dl abgesenkt werden müssen, damit er stabil geblieben wäre.

2. Eine Erhöhung der Insulinmenge um 10% hätte den BZ um 30 mg/dl gesenkt.

3. Um den BZ um 60 mg/dl abzusenken, hätte die Insulinmenge daher (mit Dreisatz) um (60 ÷ 30) × 10% = 20% erhöht werden müssen. Die Veränderung des Insulinbedarfs beträgt also +20%.

Frage 1 ist relativ einfach zu beantworten, indem der BZ in bestimmten Abständen gemessen bzw. (bei CGM-Nutzung) abgelesen wird. Auch Frage 3 kann relativ einfach beantwortet werden, da es sich lediglich um eine Dreisatz-Anwendung handelt.

Vergleichsweise am schwierigsten zu beantworten ist Frage 2: d.h. wie sich eine 10%-Anpassung der in dem jeweiligen Zeitraum wirkenden Insulinmenge auf den BZ ausgewirkt hätte. Im Folgenden beschreibe ich für besonders Interessierte, wie diese Frage beantwortet werden kann. (Ansonsten können Sie zu Abschnitt 35.2 springen, in dem ich hierfür Orientierungswerte angebe.)

Der BZ-Effekt einer 10%-Anpassung der in einem bestimmten Zeitraum wirkenden Insulinmenge kann festgestellt werden, indem nacheinander die folgenden Fragen beantwortet werden:

a) Welche Insulinmenge (in I.E.) hat in diesem Zeitraum gewirkt?

b) Was ist der BZ-Effekt von 1 I.E.?

c) Was ist der BZ-Effekt von 10% der in dem Zeitraum wirkenden Insulinmenge?

Das folgende Beispiel verdeutlicht, wie dieses Vorgehen prinzipiell umgesetzt werden kann.

➢ Beispiel:

a) Innerhalb der letzten drei Stunden haben 4,3 I.E. auf den BZ gewirkt.

b) Aus dem Korrekturfaktor für diesen Zeitraum ist bekannt, dass 1 I.E. eine BZ-senkende Wirkung von 70 mg/dl hat.

c) Der BZ-Effekt von 10% der Insulinmenge, die in den letzten drei Stunden gewirkt hat (d.h. 10% × 4,3 I.E. = 0,43 I.E.), beträgt daher (mit Dreisatz) (0,43 ÷ 1) × 70 mg/dl = 30 mg/dl.

Frage b) ist (näherungsweise) einfach zu beantworten, indem (wie im Beispiel) der für den betrachteten Zeitraum geltende Korrekturfaktor verwendet wird, der ja angibt, wie sich 1 I.E. auf den BZ auswirkt (vgl. Kapitel 23). Frage c) kann ebenfalls recht einfach beantwortet werden, da es sich im Wesentlichen wieder nur um eine Dreisatz-Anwendung handelt.

Bei der Beantwortung von Frage a) sollte zum einen berücksichtigt werden, dass die wirkende Insulinmenge aus Direkt-Boli (d.h. auf einmal abgegebenem Insulin, z.B. für die

Regulation von KH) getrennt betrachtet werden sollte von der wirkenden Insulinmenge aus verteilten Insulinabgaben (d.h. Basalrate und möglichen verzögerten Boli). Denn bekanntermaßen und erfahrungsgemäß hat verteilt abgegebenes Insulin (pro I.E.) eine stärkere BZ-Wirkung als auf einmal abgegebenes Insulin. Meine Erfahrung spricht dafür, dass 1 I.E. aus verteilt abgegebenem Insulin etwa die BZ-Wirkung von 1,75 I.E. aus auf einmal abgegebenem Insulin hat (vgl. Kapitel 28). Die wirkende Insulinmenge aus verteilten Insulinabgaben sollte daher bei der Berechnung mit dem Faktor 1,75 multipliziert werden, bevor in den folgenden Schritten der Korrekturfaktor angewendet wird. Frage a) enthält in Wirklichkeit also zwei Fragen: Welche Insulinmenge aus Direkt-Boli hat in dem betrachteten Zeitraum gewirkt, und welche Insulinmenge aus verteilten Insulinabgaben (Basalrate und verzögerten Boli) hat in dem betrachteten Zeitraum gewirkt?

Zum anderen sollte bei der Beantwortung von Frage a) berücksichtigt werden, dass die in einem bestimmten Zeitraum *wirkende* Insulinmenge nicht komplett identisch ist mit der in diesem Zeitraum *abgegebenen* Insulinmenge. Grund dafür ist erneut, dass das von außen injizierte Insulin zeitverzögert auf den BZ wirkt. Zum Beispiel wirken bei schnellem Analoginsulin (wie Humalog) bei moderater Bolus-Größe nur ca. 80% der abgegebenen Insulinmenge innerhalb der ersten drei Stunden nach Abgabe (vgl. Kapitel 7). Wenn also um 10 Uhr ein Bolus von 3 I.E. abgegeben wird, dann haben bis 13 Uhr nur ca. 80% × 3 I.E. = 2,4 I.E. dieses Bolus gewirkt.

Auch bei den verteilt erfolgenden Insulinabgaben (d.h. Basalrate und möglichen verzögerten Boli) sollte die zeitverzögerte

Wirkung berücksichtigt werden. Der größte Teil des abgegebenen Insulins wirkt erst nach einer Stunde (und später) (vgl. Kapitel 26.1). Daher kann (jeweils bezogen auf verteilt abgegebenes Insulin) die in einem Zeitraum t bis $t+x$ wirkende Insulinmenge näherungsweise bestimmt werden als die Insulinmenge, die im Zeitraum t–1h bis $t+x$–1h abgegeben wird. Zum Beispiel kann (wieder jeweils bezogen auf verteilt abgegebenes Insulin) die Insulinmenge, die im Zeitraum 10 bis 13 Uhr wirkt, näherungsweise bestimmt werden, indem die Insulinmenge berechnet wird, die von 9 bis 12 Uhr abgegeben wird.

Das folgende Beispiel verdeutlicht, wie Frage a) unter Berücksichtigung der beschriebenen Aspekte beantwortet werden kann.

➢ Beispiel:

   a)   Gesucht ist die Insulinmenge, die in den letzten drei Stunden (von 10 bis 13 Uhr) auf den BZ gewirkt hat. Um 10 Uhr wurde ein (Direkt-)Bolus von 3 I.E. abgegeben. Von diesem Bolus haben bis 13 Uhr ca. 80% gewirkt, d.h. 80% × 3 I.E. = 2,4 I.E. Außerdem wurden von 9–12 Uhr insgesamt 1,1 I.E. verteilt (d.h. in Form der Basalrate und möglichen verzögerten Boli) abgegeben. Da das verteilt abgegebene Insulin eine stärkere Wirkung hat, entspricht seine Wirkung ca. 1,1 I.E. × 1,75 = 1,9 I.E. aus direkt abgegebenem Insulin. Die im Zeitraum 10 bis 13 Uhr wirkende Insulinmenge entspricht also insgesamt ca. 2,4 I.E. + 1,9 I.E. = 4,3 I.E.

Nachdem auf diese Weise die wirkende Insulinmenge bestimmt wurde, können – wie oben beschrieben – die Fragen b) und c) beantwortet werden.

35.2. Orientierungswerte für die BZ-Wirkung einer 10%-Anpassung der Insulinmenge

In Abschnitt 35.1 (Frage 2) habe ich für besonders Interessierte beschrieben, wie die BZ-Wirkung einer 10%-Anpassung der in einem bestimmten Zeitraum wirkenden Insulinmenge ziemlich genau bestimmt werden kann. Wie Sie dort sehen können, ist diese Berechnung etwas kompliziert. Sie ist zwar erfahrungsgemäß einfacher, wenn man die Prinzipien gut verinnerlicht und Erfahrung damit gesammelt hat. Trotzdem kostet sie einen gewissen Zeitaufwand und ist in einigen Situationen (z.B. nachts, bei Krankheitssymptomen und an der Arbeit) nur schwer umsetzbar.

Deshalb gebe ich in diesem Abschnitt Orientierungswerte dafür an, wie sich eine 10%-Anpassung der in einem bestimmten Zeitraum wirkenden Insulinmenge auf den BZ auswirkt. Indem man sich an diesen Orientierungswerten orientiert, muss man die Berechnungen nicht jedes Mal neu durchführen.

Die Orientierungswerte ergeben sich aus meinen Berechnungen mit meinen eigenen Insulindaten, die ich so durchgeführt habe wie in Abschnitt 35.1 beschrieben. Ich weise darauf hin, dass die Orientierungswerte nicht zwangsläufig auf alle Menschen übertragbar sind. Insbesondere kann es bei den abgegebenen Insulinmengen und der Insulinwirksamkeit (d.h. der

BZ-Wirkung von 1 I.E.) relevante Unterschiede zwischen Personen geben. Ich empfehle Ihnen daher, die Orientierungswerte auch wirklich nur zur Orientierung zu verwenden und im Zweifel vorsichtig vorzugehen. Sie können bei Interesse gern Orientierungswerte für Ihre eigene Person berechnen, indem Sie die in Abschnitt 35.1 (für Frage 2) beschriebenen Berechnungen mit Ihren eigenen Insulindaten durchführen. Sie können die Zwischenschritte, Berechnungen und Ergebnisse beispielsweise – so, wie ich es getan habe – in einer Tabellenkalkulations-Datei speichern, um später darauf zugreifen und bei Bedarf Einträge anpassen zu können.[136]

Gemäß meinen Berechnungen hat eine Anpassung der **innerhalb von drei Stunden** wirkenden Gesamt-Insulinmenge um **+10%** (je nach Umständen) den folgenden BZ-Effekt:

- nach einer **Moderate-Carb**-Mahlzeit (mit 4 KE): ca. **−39 mg/dl**;

- nach einer **Low-Carb**-Mahlzeit (mit 0,1 bis 1,7 KE): ca. **−21 bis −30 mg/dl**;

- **ohne** Einfluss von **Mahlzeiten**-Boli (z.B. in der zweiten Nachthälfte): ca. **−14 mg/dl**.

Sie sehen an den Orientierungswerten, dass der BZ-Effekt einer 10%-Insulinanpassung bei (vergleichsweise) größeren KH-Mengen stärker ist. Das liegt daran, dass bei größeren

---

[136] Bei Interesse finden Sie diese Excel-Datei als Vorlage mit Beispielen auf der Website zum Buch (https://t1dhealth.wordpress.com). Ansonsten können Sie mich kontaktieren (siehe E-Mail-Adresse am Ende des Buches).

KH-Mengen größere Insulin-Boli eingesetzt werden, so dass
10% der Insulinmenge eine größere Insulinmenge (in I.E.) ergeben, die entsprechend einen stärkeren BZ-Effekt hat.

Eine Anpassung der während der **gesamten Nacht** (von
22:30 bis 7:00 Uhr) wirkenden Gesamt-Insulinmenge um
+10% hat gemäß meinen Berechnungen einen BZ-Effekt von
ca. **−45 mg/dl**.

Auf Basis der beschriebenen Orientierungswerte kann berechnet werden, wie sich der Insulinbedarf prozentual verändert hat.

➢ Beispiel 1: Es sind wiederholt BZ-Anstiege aufgetreten,
die nach Moderate-Carb-Mahlzeiten innerhalb von drei
Stunden (ohne Korrektur) 78 mg/dl betragen. Eine Anhebung der Insulinmenge um 10% hätte den BZ in diesem Zeitraum um 39 mg/dl gesenkt (siehe oben). Um
den BZ um 78 mg/dl zu senken, wäre daher eine Anhebung der Insulinmenge um (78 ÷ 39) × 10% = 20% notwendig gewesen. Der prozentuale Veränderung des Insulinbedarfs beträgt also +20%.

➢ Beispiel 2: Es sind wiederholt BZ-Anstiege aufgetreten,
die während der Nacht (über den Ziel-BZ hinaus) insgesamt 45 mg/dl betragen. Eine Anhebung der Insulinmenge um 10% hätte den BZ in diesem Zeitraum um 45
mg/dl gesenkt (siehe oben). Daher hätte die Insulinmenge um 10% angehoben werden sollen. Die prozentuale Veränderung des Insulinbedarfs beträgt also +10%.

Bei **Infekten** kann nach meiner Erfahrung – und im Einklang mit Aussagen von Diabetolog:innen – der Insulinbedarf im Allgemeinen um bis zu 50% steigen.

35.3. Hinweise zur Regulation

In diesem Abschnitt gebe ich einige abschließende Hinweise zur Regulation einer prozentualen Veränderung des Insulinbedarfs. Zunächst weise ich darauf hin, dass prozentuale Anpassungen der Insulinmenge natürlich so erfolgen sollten, dass bei **BZ-Anstiegen** die **Insulinmenge angehoben** und bei **BZ-Absinken** die **Insulinmenge reduziert** wird. Wenn es zum Beispiel zu systematischen BZ-Anstiegen kommt und der Insulinbedarf um 20% gestiegen ist, dann sollte die Insulinmenge entsprechend um 20% angehoben werden. In Bezug auf die Basalrate eignet sich dafür eine temporäre Basalrate von +20%.

Zweitens sollte bei prozentualen Veränderungen des Insulinbedarfs (logischerweise, erfahrungsgemäß und im Einklang mit den Aussagen meines Diabetologen) die *gesamte* Insulinmenge prozentual angepasst werden, d.h. sowohl die **Basalrate** als auch der **KE-Faktor**. Bei veränderter Insulinwirksamkeit liegt das daran, dass dann für die gleiche Wirkung (z.B. für die Regulation von 1 KE) eine andere Insulinmenge als sonst eingesetzt werden muss. Zusammen mit der Veränderung des KE-Faktors verändert sich auch der **Korrekturfaktor**. Zum Beispiel sollte bei einem höheren KE-Faktor im Falle eines Korrektur-Bolus (bei gegebenem BZ) eine entsprechend größere Menge Korrektur-Insulin eingesetzt werden, da 1 I.E. einen schwächeren BZ-Effekt hat (vgl. Kapitel

23 für den Zusammenhang zwischen KE-Faktor und Korrekturfaktor). Außerdem verändert sich zusammen mit dem KE-Faktor auch die erforderliche Insulinmenge zur Regulation von Fetten und Proteinen, sofern hierfür Fett-Protein-Einheiten (FPE) verwendet werden: Bei höherem KE-Faktor ist eine entsprechend größere Insulinmenge zur Regulation von Fetten und Proteinen notwendig, weil die Insulinwirksamkeit sich verringert hat (vgl. Kapitel 21.2 für den Zusammenhang zwischen KE-Faktor und FPE-Bolus).

Drittens weise ich noch einmal darauf hin, dass die prozentuale Anpassung der Insulinmenge **kein Ersatz für eine Korrektur des BZ** ist. Die prozentuale Anpassung der Insulinmenge dient lediglich dazu, dass in Zukunft der veränderte Insulinbedarf gedeckt und dadurch der BZ stabil gehalten wird. Bei relevanten BZ-Veränderungen ist daher im Allgemeinen **zusätzlich** eine BZ-Korrektur erforderlich, um den BZ auf den Ziel-BZ zu bringen. Bei einem Korrektur-Bolus sollte (wie oben beschrieben) auch der veränderte Korrekturfaktor berücksichtigt werden.

Viertens weise ich darauf hin, dass alle Korrekturen und Anpassungen der Insulinabgabe mit der notwendigen **Vorsicht** durchgeführt werden sollten. In den meisten Fällen kann nicht mit 100%-iger Sicherheit vorhergesagt werden, wie sich der Insulinbedarf in der Zukunft entwickeln wird.

Für besonders Interessierte weise ich schließlich noch darauf hin, dass bei BZ-Korrekturen im Falle einer prozentualen Veränderung des Insulinbedarfs idealerweise auch die noch ausstehende Wirkung des Mangels (bzw. Überschusses) an vorhergehender Insulinabgabe berücksichtigt werden sollte (ansonsten können Sie mit Teil IX des Buches fortfahren). Dieses Phänomen habe ich in Kapitel 34 am Beispiel einer unterbrochenen Insulinabgabe genauer beschrieben.

Im Kern geht es dabei um Folgendes: Wenn in den letzten Stunden weniger (oder mehr) Insulin abgegeben wurde, als für die BZ-Regulation erforderlich war, dann wirkt sich dieser Mangel (bzw. Überschuss) an Insulin auch in der Zukunft noch teilweise aus. Relevant für den bevorstehenden BZ-Verlauf ist dabei insbesondere die Insulinmenge, die in den letzten ca. 1,4 Stunden (bei schnell wirkendem Analoginsulin, z.B. Humalog) bzw. in den letzten ca. 1,15 Stunden (bei sehr schnell wirkendem Analoginsulin, z.B. Lyumjev) abgegeben wurde. Dieser Aspekt sollte idealerweise mit berücksichtigt werden, indem die Korrektur entsprechend verstärkt wird. Das folgende Beispiel verdeutlicht das Phänomen und den Umgang damit.

➢ Beispiel: Der Insulinbedarf ist um 20% gestiegen. In den letzten 1,4 Stunden wurden (mit Humalog) insgesamt 0,7 I.E. in Form von verteilt abgegebenem Insulin (d.h. Basalrate bzw. verzögertem Bolus) abgegeben. Da der Insulinbedarf aber 20% höher lag, hätten 120% × 0,7 I.E. = 0,84 I.E. abgegeben werden sollen. Somit liegt ein Mangel von 0,84 I.E. – 0,7 I.E. = 0,14 I.E. vor, der sich in Zukunft auf den BZ auswirkt. Um diesen Mangel auszugleichen (unter Berücksichtigung dessen, dass verteilt abgegebenes Insulin etwa 1,75-mal so stark wirkt wie auf einmal abgegebenes Insulin), sollten 0,14 I.E. × 1,75 = 0,25 I.E. als zusätzliche Korrektur-Bolusmenge abgegeben werden. Diese Insulinabgabe dient dem Ausgleich des noch ausstehenden Effekts des Mangels an vorhergehender Insulinabgabe und sollte daher *zusätzlich* zu der regulären Korrektur (d.h. der Korrektur auf Basis des aktuellen BZ) und der Anpassung der prozentualen Insulinabgabe erfolgen.

Wie in Kapitel 34 beschrieben, sind CGM-Nutzer:innen bei der Bestimmung solcher Zusatz-Korrekturen (und der benötigten Gesamt-Korrekturmenge) im Vorteil. Denn anhand des vom CGM angezeigten BZ-Trends kann (näherungsweise) abgelesen werden, wie sich der BZ ohne Korrektur entwickeln würde (inkl. einer möglichen Fortsetzung des Trends) und welche Gesamt-Korrektur daher notwendig ist, um den Ziel-BZ zu erreichen.

IX. Sonstige Hinweise

36. Hinweise zur Kühlung des Insulins unterwegs

Oft ist es notwendig, Insulin unterwegs mitzunehmen. Zum Beispiel nehmen Pen-Nutzer:innen zusätzlich zu den aktuell verwendeten Patronen, die sich in den Pens befinden, häufig weitere Patronen als Reserve mit (für den Fall, dass die Insulinmenge in den aktuell verwendeten Patronen nicht ausreicht und/oder sich die Reise verlängert). Analog gilt das für Nutzer:innen einer Insulinpumpe: Zusätzlich zu dem Insulin, mit dem die Pumpe aktuell befüllt ist, müssen sie oft weiteres Insulin mitnehmen, um sich für den Fall vorzubereiten, dass das Insulin in der Pumpe nicht ausreicht, der Insulin-Pod gewechselt werden muss oder die Pumpe durch technischen Defekt ausfällt und auf Pen-Injektionen umgestiegen werden muss. Gerade bei längeren Reisen kann die Mitnahme mehrerer Patronen notwendig sein, um den Insulinbedarf sicher zu decken.

Bei der Mitnahme von Insulin stellt sich die Frage, ob und wie es unterwegs gekühlt werden sollte. In diesem Kapitel gebe ich hierzu einige Hinweise. Sie beruhen wie immer auf meinen eigenen Erfahrungen und meinem Austausch mit diabetologischem Fachpersonal.

Prinzipiell sind Insulinpräparate relativ unempfindlich gegen Wärme: Im Einklang mit den Angaben von diabetologischen Fachleuten bestätigt meine Erfahrung, dass bei Temperaturen

bis ca. 25° C das Insulin für **mehrere Wochen** ungekühlt bleiben kann, ohne dass seine Wirkung sich reduziert. Das bedeutet insbesondere, dass bei üblichen Temperaturen im Winterhalbjahr (in Mitteleuropa) das Insulin problemlos unterwegs mitgenommen werden kann, ohne dass Maßnahmen zur Kühlung ergriffen werden müssen (sofern die Zeiträume ohne Kühlung nicht extrem lang sind). Als allgemeines Maximum werden 28 ungekühlte Tage angegeben.

Trotzdem ist es sicherer, solche Grenzen nicht unnötig auszureizen: Zu Hause sollte das Insulin natürlich auch im Winterhalbjahr prinzipiell im Kühlschrank aufbewahrt werden. Ich weise außerdem darauf hin, dass selbst bei einer Außentemperatur $\leq 25°$ C die Innentemperatur bei über 25° liegen kann.

Bei Temperaturen **über ca. 25° C** kann es bekanntermaßen frühzeitiger zu einer nachlassenden Wirkung des Insulins kommen. Meine Erfahrung mit BZ-Daten spricht dafür, dass die Wirkung von ungekühltem Insulin im Sommer nach über einer Woche – möglicherweise auch schon nach über fünf Tagen – beginnt, nachzulassen. Ich empfehle deshalb, bei Temperaturen über 25° darauf zu achten, dass das Insulin maximal für eine Woche und **idealerweise nicht länger als fünf Tage** ungekühlt ist.

Im restlichen Teil dieses Kapitels beschäftige ich mich mit der Frage, wie diese Grenze (von maximal fünf ungekühlten Tagen) eingehalten werden kann. Dabei gehe ich insbesondere von der Nutzung einer Insulinpumpe (genauer gesagt: einer Patch-Pumpe mit Insulin-Pod) aus, da ich dieses System seit

Jahren verwende. Die Grundprinzipien gelten natürlich auch für andere Systeme und die Pen-Nutzung.

Jeder Insulin-Pod muss meist für drei Tage genutzt werden (von einer längeren Nutzung rät der Hersteller ausdrücklich ab, und eine kürzere Nutzung wird von den Krankenkassen meist nicht ermöglicht, weil sie nur einen Pod für drei Tage finanzieren). Im Insulin-Pod, der am Körper haftet, ist das Insulin zwangsläufig ungekühlt. Das bedeutet, dass von den fünf ungekühlten Tagen drei Tage bereits durch die Pod-Nutzung verbraucht werden. Somit bleiben noch 5 – 3 = **2 Tage** übrig, die das Insulin ungekühlt sein darf.

Hersteller und Diabetesberater:innen empfehlen, das Insulin *nicht* im kalten Zustand in den Insulin-Pod (bzw. eine andere Insulinpumpe) zu füllen. Meist wird empfohlen, das Insulin vor der Befüllung der Pumpe idealerweise über Nacht ungekühlt zu lagern. Wenn es sich dabei um einen Zeitraum von zwölf Stunden handelt, entstehen hierdurch also weitere 0,5 ungekühlte Tage.[137] Wenn allerdings eine Insulin-Patrone *zweimal* vor einer Pod-Befüllung herausgelegt wird (weil zunächst ein Pod mit der ersten Hälfte der Patrone befüllt wird und der nächste Pod mit der zweiten Hälfte der Patrone), dann verdoppelt sich der hierdurch entstehende ungekühlte Zeitraum auf 2 × 0,5 Tage = 1 Tag. Somit ist noch 2 Tage – 1 Tag = **1 Tag** übrig, den das Insulin ungekühlt sein darf. Somit beträgt der maximale Zeitraum, den das Insulin

---

[137] Ich gehe hier vorsichtshalber von dem Fall aus, dass die Innenraumtemperatur auch nachts bei über 25° C liegt – nach meiner Erfahrung kann das im Sommer durchaus vorkommen.

unterwegs ungekühlt sein sollte, in dem beschriebenen Szenario insgesamt einen Tag.

Im Einklang mit den Angaben von Fachleuten ist es möglich, die ungekühlte Zeit vor der Pumpen- bzw. Pod-Befüllung bei Bedarf zu reduzieren. Und zwar muss das Insulin vor der Pumpen-Befüllung nicht unbedingt über Nacht ungekühlt gelagert werden, sondern kann zum Beispiel wenige Stunden vor der Pumpen-Befüllung aus dem Kühlschrank genommen werden.[138] Die ungekühlte Zeit, die in den Stunden vor den Pumpen-Befüllungen entsteht, reduziert sich dadurch z.B. auf $2 \times 0{,}125$ Tage $= 0{,}25$ Tage. Der noch verbleibende Zeitraum, den das Insulin ungekühlt sein darf, beträgt dann nicht 1 Tag, sondern 2 Tage $-$ 0,25 Tage $=$ **1,75 Tage**. Das Insulin kann also insgesamt knapp zwei Tage ungekühlt unterwegs mitgenommen werden.

Häufig erstreckt sich jedoch der Zeitraum, den das Insulin mitgenommen werden muss, insgesamt auf *über* 1,75 Tage – z.B. bei regelmäßigem Pendeln und/oder mehrtägigen Reisen. Dann ist es wichtig, das Insulin **auch unterwegs hinreichend kühl zu halten**. Eine gute Methode hierfür habe ich von einer zertifizierten Diabetesberater:in gelernt: Das Insulin kann kurz vor der Abreise vom Kühlschrank in einen **Thermobecher** gelegt werden, der (verschlossen) auf die Reise mitgenommen wird. Denn Thermobehälter helfen, die

---

[138] Erfahrungsgemäß gibt es auch die Möglichkeit, das Insulin für eine gewisse Zeit mit der Hand zu umschließen, um es vor der Pumpen-Befüllung schnell aufzuwärmen. Das bietet sich insb. dann an, wenn es ein Problem mit einem Pod gibt und daher ein außerplanmäßiger Pod-Wechsel notwendig ist.

aktuelle Temperatur einer Flüssigkeit (hier also die Temperatur des gekühlten Insulins) möglichst lange zu bewahren; so bleibt die Kühlung länger erhalten. Bevor das Insulin hineingelegt wird, sollte der Thermobecher mit kaltem Wasser ausgespült werden, um die Temperatur im Behälter zu verringern. Zusätzlich ist es sinnvoll, zusammen mit dem Insulin eine **Kaltkompresse**, die ebenfalls im Kühlschrank gekühlt wurde, in den Thermobecher zu legen (bzw. das Insulin dabei mit mindestens einer Kaltkompresse zu umschließen), um die Kühlung zu unterstützen. (Abbildung 11 zeigt ein Beispiel für einen entsprechenden Thermobecher mit Kaltkompresse.)

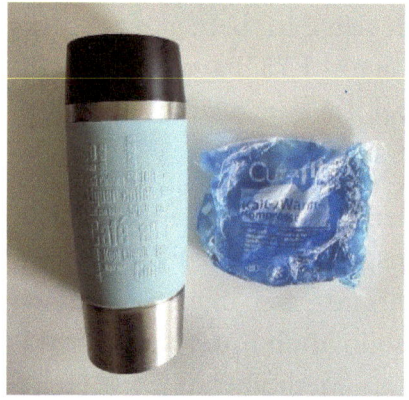

Abbildung 11: Thermobecher mit Kaltkompresse zum Transport des Insulins

Quelle: eigenes Foto.

Um das Insulin auf noch längere Reisen (bei denen nicht unbedingt ein Kühlschrank verfügbar ist) mitzunehmen, habe ich die folgende Möglichkeit recherchiert: Es gibt **Kühltaschen für Insulin**, in denen das Insulin mit Hilfe von kaltem Wasser und einem Gel gekühlt wird (z.B. „Frio Kühltasche

Expedition"; siehe Abbildung 12). Durch die regelmäßige Anwendung von kaltem Wasser (z.B. alle 45 Stunden oder häufiger) bleibt das Insulin hinreichend kühl, um für bis zu 28 Tage genutzt werden zu können.

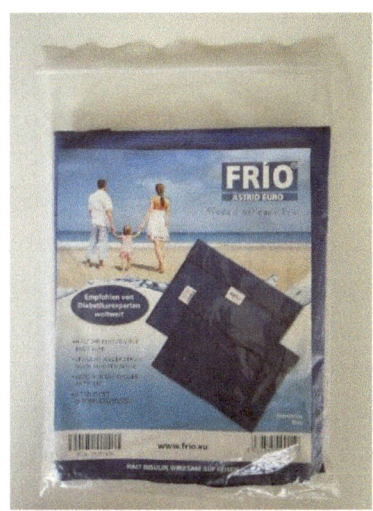

Abbildung 12: Kühltasche für Insulin

Quelle: eigenes Foto.

37. Versorgung mit Magnesium und Vitaminen

Diabetes kann bekanntermaßen zu einem höheren Bedarf an Magnesium führen. Ein Apotheker hat mir außerdem mitgeteilt, dass auch der Vitamin-C-Bedarf bei Diabetes erhöht sein kann. Und eine gute Versorgung mit Vitamin D ist wichtig, um unter anderem das Risiko von Infektionen und schweren Entzündungen zu reduzieren, was bei Diabetes besonders relevant sein kann.[139] In diesem Kapitel gebe ich einige Hinweise, wie diese Bedarfe gedeckt werden können. Die Hinweise beruhen vor allem auf meinem Austausch mit medizinischem und pharmazeutischem Fachpersonal, meiner Lektüre von entsprechender medizinischer Fachliteratur und meiner Erfahrung.

Meine erste Empfehlung ist, den (Typ-1-)Diabetes zu **einzustellen**, dass die gesundheitliche Situation möglichst der eines gesunden Menschen entspricht. In diesem Buch habe ich viele Hinweise hierfür gegeben. Wichtig ist vor allem eine gute BZ-Einstellung. Dazu gehört auch, dass der BZ möglichst durchgehend – auch nach dem Essen – nicht über 160–180 mg/dl liegen sollte, denn es ist bekannt, dass bei höheren Werten Zucker über den Urin ausgeschieden werden kann und dabei auch andere Nährstoffe verloren gehen können.

Zweitens empfehle ich, auf eine **ausgewogene Ernährung** zu achten, die eine möglichst gute Versorgung mit Magnesium und Vitaminen sicherstellt. Zum Beispiel ist Paprika besonders reich an Vitamin C, weshalb ich täglich eine Paprika konsumiere (siehe Ernährungsplan in Kapitel 17).

Mit den beiden beschriebenen Maßnahmen – d.h. guter Einstellung des Diabetes und ausgewogener Ernährung – ist es nach meiner Erfahrung möglich, auch ohne Vitamin-Tabletten gut zu leben, ohne Anzeichen für einen Vitamin-Mangel

---

[139] Vgl. z.B. Jain et al. (2020); Scholl, Johannes (2018b); VitaminDforAll (2021).

zu haben (beachten Sie aber bitte die unten stehenden Angaben insb. zum Vitamin D).

Bei **Magnesium** kann es empfehlenswert sein, zusätzlich ein Nahrungsergänzungsmittel einzusetzen. Das gilt vor allem nach Sport und/oder bei Hitze, (auch) weil durch das Schwitzen Magnesium verloren geht. Wer (wie ich) primär Leitungswasser (bzw. Tee) trinkt, nimmt außerdem nur wenig Magnesium durch das Wasser auf. Ich persönlich (als körperlich und sportlich aktiver Mensch) habe festgestellt, dass ich pro Tag ca. 600 mg Magnesium als Nahrungsergänzungsmittel benötige, um gelegentliche nächtliche Wadenkrämpfe zu verhindern. Diese Menge nehme ich meist am späteren Abend ein. Nach sehr umfangreicher körperlicher Aktivität oder bei starker oder andauernder Hitze brauche ich (mindestens) zusätzliche 300 mg. Durch diese Maßnahmen verhindere ich die Symptome (in nahezu 100% der Fälle) erfolgreich. Ich empfinde Direktgranulate, die sich auf der Zunge auflösen (z.B. Magnesium Diasporal direkt 300), als besonders bekömmlich. Das Vorgehen habe ich mit meinem Hausarzt abgesprochen.

Als einzige häufige und relevante Nebenwirkung von Magnesium gilt möglicher Durchfall bei Überdosierung. Mit den oben angegebenen Mengen erlebe ich allerdings weder Durchfall noch sonstige Probleme.

Auch bei **Vitamin C** kommt ein Nahrungsergänzungsmittel infrage. Eine Gefahr durch mögliche Überdosierung besteht bei Vitamin C (bei verantwortlicher Einnahme, z.B. 1g pro Tag) im Allgemeinen nicht, sofern keine Nierenprobleme vorliegen; denn überschüssige Mengen werden einfach über den Urin ausgeschieden. Jedoch haben Vitamin-C-

Brausetabletten (auch in kleinen Mengen) bei mir zu relevanten Verdauungsbeschwerden geführt. Deshalb setze ich stattdessen auf pures Vitamin-C-Pulver (von WEPA), bei dem diese Nebenwirkungen deutlich weniger auftreten.[140]

Für die Versorgung mit **Vitamin D** ist es zum einen wichtig, regelmäßig nach draußen zu gehen (wenn möglich, vor allem tagsüber und in der Mittagszeit), weil Vitamin D auf Grund von Sonneneinstrahlung von der Haut gebildet wird. Jedoch ist im Winterhalbjahr (Oktober bis März) in Breitengeraden wie in Mitteleuropa der Einfallswinkel der Sonnenstrahlen zu flach, um eine ausreichende Vitamin-D-Bildung durch die Haut zu ermöglichen. In dieser Zeit ist deshalb die Einnahme von Vitamin D als Nahrungsergänzungsmittel sinnvoll. Bei Vitamin D handelt es sich in Wirklichkeit nicht um ein Vitamin, sondern ein Hormon. Empfohlen wird, im Winterhalbjahr Vitamin D im Umfang von ca. 2.000 Einheiten pro Tag einzunehmen.[141] Als Alternative zu Tabletten gibt es auch Tropfen (z.B. Vitamin D3 von vitamaze).

38. Erklärungen im Alltag

Auch und gerade bei einem gut eingestellten Typ-1-Diabetes ist es nach meiner Erfahrung praktisch unmöglich (oder sehr

---

[140] Um zu verhindern, dass die Säure dem Mundraum schadet, nehme ich das Vitamin-C-Pulver in der Regel zusammen mit meinem morgendlichen Jogurt ein, denn Milchprodukte können Säure neutralisieren. Ansonsten mische ich das Pulver mit Wasser und spüle anschließend mit Wasser nach.

[141] Vgl. Scholl, Johannes (2018b).

umständlich), diesen aus dem sozialen Alltag herauszuhalten. Denn das Diabetes-Management (sofern es nicht mit großem Aufwand versteckt wird) ist häufig nach außen hin sichtbar (z.B. durch BZ-Messungen oder CGM-Nutzung, durch Pen- oder Insulinpumpen-Nutzung und durch die mögliche Einnahme von Korrektur-KH zur Vermeidung von Unterzuckerungen).

Bei weitem nicht immer, aber häufig habe ich **ungerechtfertigte negative Reaktionen** auf den Diabetes erlebt. Auch wenn ich dazusage, dass ich Diabetes Typ 1 habe, führt das nicht immer zu besseren oder neutralen Reaktionen. Wenn ich keine zusätzlichen Erklärungen abgebe, gehen viele Menschen zum Beispiel davon aus, dass ich auf Grund des Diabetes große gesundheitliche Probleme hätte, obwohl es mir tatsächlich (sowohl subjektiv als auch objektiv) gut geht. Und/oder sie nehmen an, dass der Diabetes durch eine ungesunde Lebensweise entstanden wäre, obwohl ich eine solche Lebensweise tatsächlich nie hatte und Typ-1-Diabetes nicht durch die Lebensweise verursacht wird. Von anderen Menschen mit Typ-1-Diabetes habe ich immer wieder erfahren, dass sie sehr ähnliche Reaktionen erleben, die sich zum Teil fast wörtlich gleichen. Daher gebe ich in diesem letzten Kapitel des Buches auf Grund meiner über 30-jährigen Erfahrung Hinweise zur Frage, wie man im sozialen Alltag mit dem Typ-1-Diabetes umgehen bzw. diesen erklären kann.[142]

---

[142] Vielleicht hilft Ihnen auch die Internetseite diabetes-stigma.de von Abbott; darin wird Stigmatisierung gegenüber Menschen mit Diabetes thematisiert.

Zunächst ist es zweckmäßig, zu versuchen, die negativen Reaktionen zu **verstehen** (ich meine tatsächlich nur verstehen, nicht rechtfertigen). Nach meiner Erfahrung haben negative Reaktionen auf den Typ-1-Diabetes vor allem zwei Ursachen:

- **Verwechslung oder Vermischung von Typ-1- und Typ-2-Diabetes**: Die meisten Menschen kennen den Typ-1-Diabetes nicht oder wissen darüber nicht viel. Typ-2-Diabetes ist wesentlich bekannter und häufiger. (Da der Typ-2-Diabetes in den vergangenen Jahrzehnten immer häufiger geworden ist, beträgt sein Anteil an allen Diabetes-Erkrankungen mittlerweile 90–95%.) Seit der Typ-2-Diabetes die Diabetes-Erkrankungen dominiert, wird er oft nur noch als „Diabetes" bezeichnet. Zwar geht aus dem Kontext häufig hervor, dass Typ-2-Diabetes (und nicht Typ-1-Diabetes) gemeint ist, aber viele Menschen können das nicht einordnen, da sie ja den Typ-1-Diabetes und die Unterschiede zwischen den verschiedenen Diabetes-Erkrankungen nicht oder kaum kennen. Aus diesen Gründen sind die Vorstellungen vom Diabetes meist sehr stark vom Typ-2-Diabetes geprägt. Der Typ-1-Diabetes wird dann entweder mit dem Typ-2-Diabetes verwechselt, oder beide Erkrankungen werden (fälschlich) als eine gemeinsame Erkrankung angesehen.

  Diese Verwechslung oder Vermischung kann zu ungerechtfertigten Reaktionen führen, da Typ-1- und Typ-2-Diabetes tatsächlich zwei verschiedene Erkrankungen mit verschiedenen Ursachen und verschiedenen Eigenschaften sind. Typ-1-Diabetes ist bekanntlich ein Mangel an Insulin-produzierenden Zellen, der durch eine

Autoimmunreaktion (oft nach einer Viruserkrankung im jungen Alter) verursacht wird. Dagegen ist Typ-2-Diabetes *nicht* ein Mangel an Insulin-produzierenden Zellen durch Autoimmunreaktion, sondern entsteht meist durch eine über die Zeit verringerte *Wirksamkeit* des Insulins (d.h. Insulinresistenz), was oft als Folge von Übergewicht und langfristig *hoher* Insulinproduktion mit entsprechend hohen Insulinspiegeln auftritt; häufige Ursachen für diese Erkrankung sind übermäßiger Zucker- und KH-Konsum, Bewegungsmangel und genetische Vorbelastung.[143]

- **Vereinfachtes und falsches Verständnis des Begriffs „Diabetes":** Nach meiner Erfahrung wird der Begriff „Diabetes" häufig verstanden als „krankhaft erhöhter Blutzuckerspiegel". Tatsächlich ist ein erhöhter BZ-Spiegel aber lediglich ein Diagnose-Kriterium für bislang *unbehandelten* Diabetes; bei *behandeltem* Diabetes kann der BZ-Spiegel auch gut eingestellt sein und muss nicht erhöht sein.

Von einem krankhaft erhöhten BZ wird nach Aussagen von Ärzt:innen gesprochen, wenn der BZ nüchtern bei über 126 mg/dl und/oder nach dem Essen bei über 180 mg/dl liegt und/oder wenn der Langzeit-BZ-Wert (HbA1c) mindestens 6,5% beträgt. Wie bei anderen Menschen mit Diabetes liegt auch mein BZ, wie die Messungen zeigen, sehr häufig *unter* 126 mg/dl. Wie bereits

---

[143] Wertvolle Beiträge zum Typ-2-Diabetes – inklusive der Frage, wie man ihn häufig verhindern oder zurückbilden kann – finden Sie bei Interesse z.B. in Prevention First (2024b) und Scholl & Snowdon (2022).

erwähnt kommen BZ-Werte über 180 mg/dl bei mir nachweislich nur 1% der Zeit vor, und mein HbA1c-Wert liegt seit über sechs Jahren stets deutlich *unter* 6,5%. Die meiste Zeit liegt also klarerweise *kein* krankhaft erhöhter BZ vor. Daher ist es falsch, zu glauben, dass Diabetes zwangsläufig mit krankhaft erhöhten BZ-Werten verbunden sei (zum Beispiel habe ich immer Diabetes, aber nur selten einen krankhaft erhöhten BZ).

Nun komme ich zu der Frage, wie man mit negativen Reaktionen im Alltag **umgehen** sollte. Als erstes empfehle ich Ihnen, dass Sie *nicht* Ihr Diabetes-Management in sozialen Situationen vernachlässigen sollten, um negative Reaktionen zu vermeiden. Die Gesundheit ist wichtiger als die Reaktionen anderer Leute. Sie sollten also Ihren BZ ausreichend überwachen und einstellen, auch wenn manche Leute darauf negativ reagieren könnten.

Zweitens empfehle ich, sich ungerechtfertigte negative Reaktionen niemals zu eigen zu machen. Sie sollten sich niemals für Ihren Typ-1-Diabetes schämen (eine solche Scham wäre weder gerechtfertigt noch nützlich). Und wenn Menschen über Ihre Gesundheit urteilen, die offensichtlich zu wenig darüber wissen, um vernünftig darüber urteilen zu können, dann sollten Sie sich bewusst machen, dass es sich dabei um bloße Vorurteile handelt, die nicht unbedingt etwas über Sie aussagen.

Drittens rate ich dazu, sich bewusst zu machen, dass viele Reaktionen gar nicht wichtig sind. Von den Menschen, die z.B. im Zug negativ auf meinen Diabetes reagieren, werde ich die meisten ohnehin nie wieder sehen – und schon gar nicht bin ich in irgendeiner Weise von ihrem Wohlwollen abhängig. Es lohnt sich daher nicht, diesen Dingen zu viel Aufmerksamkeit zu schenken.

Nun gibt es natürlich auch Menschen, deren Meinung mir nicht egal ist. Besonders klar ist das, wenn ich von der Meinung dieser Menschen in irgendeiner Weise abhängig bin (z.B. bei beruflichen Vorgesetzten). In solchen Fällen empfehle ich, den Diabetes möglichst so zu **erklären**, dass ungerechtfertigte negative Reaktionen verhindert oder reduziert werden. Auf Grund meiner Erfahrung empfehle ich insbesondere solche Erklärungen:

- **Erklären Sie, was Sie haben**: Anstatt nur „Diabetes" zu sagen, sagen Sie besser „Diabetes Typ 1". Und erklären Sie, was das bedeutet: zum Beispiel dass Sie nicht die Zellen haben, die das Insulin produzieren, und dass dies durch eine Autoimmunreaktion entsteht. Sofern das auch bei Ihnen zutrifft, können Sie ergänzen, dass es im Kindesalter nach einer Viruserkrankung, die Sie damals hatten, aufgetreten ist.

- **Erklären Sie, wie Sie damit leben**: Sofern Ihr Diabetes gut eingestellt ist, sollten Sie das ausdrücklich dazusagen, um negative Reaktionen und unbegründete oder übertriebene Sorgen bei Ihren Mitmenschen zu vermeiden. Sie sollten – wenn das der Fall ist – deutlich machen, dass Sie keine Probleme damit haben. Um ein besseres Verständnis zu erreichen, können Sie außerdem zum Beispiel erklären, dass Sie genau darauf achten, dass der BZ im gesunden Bereich liegt (bzw. gut eingestellt ist), dass Sie außerdem auf einen gesunden Insulinspiegel achten (durch KH-moderate Ernährung und regelmäßige Bewegung) und dass Sie auch sonst auf eine gesunde Lebensweise achten. Sie können zum Beispiel ergänzen, dass Sie gute Blutwerte, gute Langzeitwerte und auf dieser Grundlage (nach Einschätzung der zuständigen Ärzt:innen) eine gute Prognose haben.

Durch solche Erklärungen können Sie negative Reaktionen zwar nicht ausschließen, aber erfahrungsgemäß zumindest in vielen Fällen vermeiden oder reduzieren.

Ich wünsche Ihnen bei Ihrer Gesundheit und bei Ihren sonstigen Vorhaben viel Erfolg und alles Gute!

Quellenverzeichnis

American Diabetes Association (ADA) (2026): eAG/A1C Conversion Calculator. https://professional.diabetes.org/glucose_calc (zuletzt geprüft am 25.01.2026).

Ayaita, Adam (2025a): Gesunde Ernährung: Orientierung an empirischer Wissenschaft. *Claritas.blog*, letzte Aktualisierung des Beitrags im April 2025. https://claritas.blog/2017/06/11/gesunde-ernaehrung-orientierung-an-empirischer-wissenschaft/

Ayaita, Adam (2025b): Weshalb auch (zu viel) morgendlicher Kaffee den Schlaf rauben kann. *Claritas.blog*, letzte Aktualisierung des Beitrags im April 2025. http://claritas.blog/2023/02/05/weshalb-auch-zu-viel-morgendlicher-kaffee-den-schlaf-rauben-kann/

Ballani, Piya; Tran, Michael T.; Navar, Maria D.; Davidson, Mayer B. (2006): Clinical experience with U-500 regular insulin in obese, markedly insulin-resistant type 2 diabetic patients. *Diabetes Care* 29(11): 2504–2505. https://doi.org/10.2337/dc06-1478

Ballwieser, Dennis (2024): Laborwerte: HbA1c. *Apotheken-Rundschau*, aktualisiert am 06.02.2024. https://www.apotheken-umschau.de/diagnose/laborwerte/laborwerte-hba1c-811345.html

BLE (Bundesanstalt für Landwirtschaft und Ernährung) (2020):
Tee: Muntermacher und Entspannungsgarant – Mehr als 79
Liter trinkt jeder pro Jahr. Erscheinungsdatum: 04.11.2020.
https://www.ble.de/SharedDocs/Pressemitteilungen/DE/20
20/201104_Tee.html

Böhl, Lukas (2020): Wirkung und Halbwertszeit: Wie schnell
wirkt Kaffee? *Stuttgarter Zeitung*, 30.11.2020.
https://www.stuttgarter-zeitung.de/inhalt.kaffee-wirkung-
mhsd.486b951e-f12b-431c-ad83-c51369055705.html

Cnop, Miriam; Welsh, Nils; Jonas, Jean-Christophe; Jörns, Anne;
Lenzen, Sigurd; Eizirik, Decio L. (2005): Mechanisms of
pancreatic β-cell death in type 1 and type 2 diabetes: Many
differences, few similarities. *Diabetes*, 1. Dezember 2005: 97–
107. https://doi.org/10.2337/diabetes.54.suppl_2.S97

Cotney, Sophia; Kirschke, Patricia (2020): Alkoholkonsum bei
Diabetes mellitus: Risiken und Therapieanpassung.
Ernährungsumschau, 10.09.2020. https://www.ernaehrungs-
umschau.de/print-artikel/10-09-2020-alkoholkonsum-bei-
diabetes-mellitus/

Deutsche Diabetes-Hilfe (2024a): CGM (continuous glucose
monitoring).
https://www.diabetesde.org/ueber_diabetes/was_ist_diabetes
_/diabetes_lexikon/cgm-continuous-glucose-monitoring
(zuletzt geprüft am 31.10.2024).

Deutsche Diabetes-Hilfe (2024b): Glucose Management
Indicator (GMI).
https://www.diabetesde.org/ueber_diabetes/was_ist_diabetes
_/diabetes_lexikon/glucose-management-indicator-gmi
(zuletzt geprüft am 25.12.2025).

Deutsche Diabetes-Hilfe (2025a): Fett-Protein-Einheit: Insulinbedarf für Fett und Eiweiß berechnen. https://www.diabetesde.org/fett-protein-einheit-fpe-berechnen (zuletzt geprüft am 05.10.2025).

Deutsche Diabetes-Hilfe (2025b): Wie wirken sich Mahlzeiten auf den Blutzuckerspiegel aus?. https://www.diabetesde.org/ueber_diabetes/was_ist_diabetes_/wie_wirken_sich_mahlzeiten_auf_den_blutzuckerspiegel_aus_ (zuletzt geprüft am 05.10.2025).

Dexcom (2024): Where can I insert my Dexcom G7 sensor? https://www.dexcom.com/en-CA/faqs/g7/where-can-i-insert-my-dexcom-g7-sensor (zuletzt geprüft am 31.10.2024).

Dexcom (2026): Dexcom G7 Berichte. Benutzer-spezifischer Login auf https://clarity.dexcom.eu/ (zuletzt geprüft am 25.01.2026).

DiabInfo (2022): Sport bei Diabetes Typ 1: So bleibt der Blutzucker unter Kontrolle. Stand: 09.11.2022. https://www.diabinfo.de/leben/typ-1-diabetes/diabetes-im-alltag/sport.html

DiabInfo (2023): Insuline auf einen Blick: Insulintherapie bei Diabetes mellitus. Stand: 28.09.2023. https://www.diabinfo.de/fachkreise/diabetesberaterinnen-und-berater/behandlung/insuline-auf-einen-blick.html

DiMeglio, Linda A.; Evans-Molina, Carmella; Oram, Richard A. (2018): Type 1 diabetes. *Lancet* 391(10138): 2449–2462. https://doi.org/10.1016/S0140-6736(18)31320-5. PMC link: https://pmc.ncbi.nlm.nih.gov/articles/PMC6661119/

Foodwatch (2016): Vitamin B12: Wofür ist es gut, wo steckt es drin, und wer kann von einem Mangel betroffen sein? 01.06.2016. https://www.foodwatch.org/de/vitamin-b12-wofuer-ist-es-gut-wo-steckt-es-drin-und-wer-kann-von-einem-mangel-betroffen-sein

GI-Handbuch Nr. 1 (2024): Glykämische Indextabelle für gängige Lebensmittel. https://glycemic-index.net/de/glykaemische-index-tabelle/ (zuletzt geprüft am 08.12.2024).

Hauzenberger, Jasmin R.; Münzker, Julia; Kotzbeck, Petra; Asslaber, Martin; Bubalo, Vladimir; Joseph, Jeffrey I; Pieber, Thomas R. (2018): Systematic *in vivo* evaluation of the time-dependent inflammatory response to steel and Teflon insulin infusion catheters. *Scientific Reports* 8(1132). https://doi.org/10.1038/s41598-017-18790-0

IQWiG (Institut für Qualität und Wirtschaftlichkeit im Gesundheitswesen) (2025): HbA1c (Hämoglobin-A1c-Wert). Aktualisiert am 20.03.2025. https://www.gesundheitsinformation.de/hba1c-haemoglobin-a1c-wert.html

Jain, Anshul; Chaurasia, Rachna; Sengar, Narendra Singh; Singh, Mayank; Mahor, Sachin; Narain, Sumit (2020): Analysis of vitamin D level among asymptomatic and critically ill COVID-19 patients and its correlation with inflammatory markers. *Scientific Reports* 10(20191). https://doi.org/10.1038/s41598-020-77093-z

Kurz, Peter (2025): Der Einfluss der Ernährung auf die Cholesterinwerte. *Prevention First Journal*, April 2025: 3–4. https://www.preventionfirst.de/wp-content/uploads/2025/04/PF-Journal-April-2025.pdf

Lilly (2024): Was muss ich über Lyumjev wissen. Datum der letzten Prüfung: 02.06.2024. https://medical.lilly.com/de/patient/answers/was-ist-der-wirkungseintritt-und-die-wirkungsdauer-von-lyumjev-insulin-lispro-155624

Mediq (2025): Insulinpumpen – High Tech auf kleinstem Raum. https://diabetes.mediq.de/insulinpumpen-auf-einen-blick (zuletzt geprüft am 15.04.2025).

Meyer, Rüdiger (2022): Typ-1-Diabetes: Krebsrisiko steigt mit der für die Blutzuckerkontrolle erforderlichen Insulindosis an. *Deutsches Ärzteblatt* 119(39): A-1645 / B-1372. https://www.aerzteblatt.de/archiv/227761/Typ-1-Diabetes-Krebsrisiko-steigt-mit-der-fuer-die-Blutzuckerkontrolle-erforderlichen-Insulindosis-an

Nestlé Deutschland (2019): *Kalorien mundgerecht: Das praxisorientierte Handbuch für das tägliche Essen und Trinken*. 16. Aufl., Umschau Zeitschriftenverlag.

Neutsch, Juliane (2020): Entkoffeinierter Kaffee – so gesund ist er wirklich. *FOCUS online*, 17.12.2020. https://praxistipps.focus.de/entkoffeinierter-kaffee-so-gesund-ist-er-wirklich_127499

Norwitz, Nicholas G.; Feldman, David; Soto-Mota, Adrian; Kalayjian, Tro; Ludwig, David S. (2022): Elevated LDL cholesterol with a carbohydrate-restricted diet: Evidence for a "lean mass hyper-responder" phenotype. *Current Developments in Nutrition* 6(1): nzab144. https://doi.org/10.1093/cdn/nzab144

Prevention First (2024a): https://www.preventionfirst.de (zuletzt geprüft am 28.10.2024).

Prevention First (2024b): Prevention First Journal. https://www.preventionfirst.de/journal/ (zuletzt geprüft am 08.11.2024).

Schernhammer, Eva S.; Bertrand, Kimberly A.; Birmann, Brenda M.; Sampson, Laura; Willett, Walter C.; Feskanich, Diane (2012): Consumption of artificial sweetener– and sugar-containing soda and risk of lymphoma and leukemia in men and women. *American Journal of Clinical Nutrition* 96(6): 1419–1428. https://doi.org/10.3945/ajcn.111.030833

Schneider, Paula (2025): Fördert Darmkrebsrisiko: Weit verbreitete Diät ist nur vermeintlich gesund - was Sie beachten sollten. *FOCUS online*, 18.09.2025. https://www.focus.de/gesundheit/news/nur-vermeintlich-gesund-weit-verbreitete-diaet-foerdert-darmkrebsrisiko_ac930f48-1042-4252-a3be-e9b5cbb67f6e.html

Scholl, Johannes (2018a): Omega-3-Fettsäuren zum Herzschutz? Eine differenzierte Betrachtung lohnt sich! *Prevention First Journal*, Dezember 2018: 5–6. https://www.preventionfirst.de/wp-content/uploads/2020/11/PreventionFirst_Journal_Dezember_2018.pdf

Scholl, Johannes (2018b): Senkt Vitamin D das Krebsrisiko? Vital bleibt die Antwort schuldig. *Prevention First Journal*, Dezember 2018: 7–8. https://www.preventionfirst.de/wp-content/uploads/2020/11/PreventionFirst_Journal_Dezember_2018.pdf

Scholl, Johannes (2022): Starker LDL-Anstieg unter Low-Carb Ernährung – Was steckt dahinter? *Prevention First Journal*, Januar 2022: 18–19. https://www.preventionfirst.de/wp-content/uploads/2021/12/PF-Journal-Januar-2022.pdf

Scholl, Johannes (2024): Krebs: Neues zu Prävention und Früherkennung. *Prevention First Journal*, November 2024: 11–13. https://www.preventionfirst.de/wp-content/uploads/2024/11/PF_Journal_November_2024.pdf

Scholl, Johannes (2025): Prevention Update 2025 in Mainz: Neues zu Arteriosklerose und Herz-Kreislauf-Risikofaktoren. *Prevention First Journal*, Juli 2025: 9–12. https://www.preventionfirst.de/wp-content/uploads/2025/06/PF-Journal-Juli-2025.pdf

Scholl, Johannes; Schneider, Michael (2015): Gesundheitspolitik: Gesundheitsförderung und Prävention weiterdenken. *Deutsches Ärzteblatt* 112(44): 1830–1834. http://www.aerzteblatt.de/archiv/172786

Scholl, Johannes; Snowdon, Bettina (2022): *Diabetes zurück auf Null: Die Erkrankung stoppen und gesund werden. Mit über 90 Rezepten*. Trias.

Simmank, Jakob (2018): Alkoholkonsum: Selbst das eine Bierchen ist schon ungesund. *ZEIT Online*, 24.08.2018. https://www.zeit.de/wissen/gesundheit/2018-08/alkoholkonsum-studie-gesundheit-schaedlichkeit-tote

Thakur, Bhupesh Kumar; Malaise, Yann; Choudhury, Saurav Roy; Neustaeter, Anna; Turpin, Williams; Streutker, Catherine; Copeland, Julia; Wong, Erin O. Y.; Navarre, William W.; … Martin, Alberto (2025): Dietary fibre counters the oncogenic potential of colibactin-producing *Escherichia coli* in colorectal cancer. *Nature Microbiology* 10: 855–870. https://doi.org/10.1038/s41564-025-01938-4

USDA (U.S. Department of Agriculture) (2024): FoodData Central. https://fdc.nal.usda.gov (zuletzt geprüft am 23.11.2024).

Vallentin, Claudia (2024): Blutzuckertrend: Was bringt die Blutzuckerdiät? *ZEIT Online*, 30.05.2024. https://www.zeit.de/wissen/2024-05/blutzucker-trend-glukose-cgm-glucose-goddess

Verbraucherzentrale (2024): WHO: Verarbeitetes Fleisch krebserregend? Stand: 20.06.2024. https://www.verbraucherzentrale.de/wissen/lebensmittel/lebensmittelproduktion/who-verarbeitetes-fleisch-krebserregend-12300

Vitamin B12 & Gesundheit (2024): Vitamin B12 vegan. https://www.vitaminb12.de/vegan/ (zuletzt geprüft am 01.12.2024).

VitaminDforAll (2021): Over 200 scientists & doctors call for increased vitamin D use to combat COVID-19. https://vitamindforall.org/letter.html (zuletzt geprüft am 27.12.2024).

Watzl, Bernhard (2016): Milch und Milchprodukte: Sind aktuelle Verzehrempfehlungen wissenschaftlich begründet? Vortrag bei der Deutschen Gesellschaft für Ernährung (DGE). https://www.youtube.com/watch?v=9lhAhAVtrPM (zuletzt geprüft am 01.12.2024).

ZEIT Magazin (2025): Ernährung: Wie gesund sind Eier denn nun wirklich? 12.02.2025. https://www.zeit.de/zeit-magazin/wochenmarkt/2025-02/ernaehrung-eier-gesundheit-cholesterin-studien

Autor und Kontakt

Über den Autor

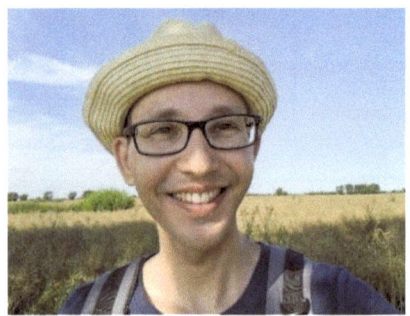

Ich bin am 25.07.1987 in Paris mit dem vollständigen Namen Omar Adam Ayaita geboren worden. Ich bin Sohn einer Deutschen und eines gebürtigen Marokkaners und bin deutscher Staatsbürger. Aufgewachsen bin ich in Kassel. Im Jahr 1994 wurde bei mir im Alter von 6 Jahren Diabetes Typ 1 diagnostiziert; seitdem lebe ich mit dem Typ-1-Diabetes.

Im Jahr 2006 schloss ich das Abitur am Friedrichsgymnasium in Kassel ab. Auf Grund der Abschlussnote (1,0) hätte ich ein Medizinstudium aufnehmen können, entschied mich aber dagegen. Zum einen hatte ich zwar schon damals ein Interesse an Medizin, doch andere Interessen überwogen zunächst. Zum anderen habe ich mir bestimmte praktische Tätigkeiten in den Bereichen Anatomie und Chirurgie, die im Medizinstudium und Praktischen Jahr angestanden hätten, emotional nicht zugetraut – und das ist zum Teil so geblieben. Mein wachsendes Interesse an bestimmten angewandten medizinischen Themen (insbesondere im Bereich Innere Medizin mit

Schwerpunkt Diabetologie und Typ-1-Diabetes) verfolgte und verfolge ich stattdessen in meiner Freizeit (siehe Kapitel 2).

Ich absolvierte nach dem Abitur ein einjähriges Studium generale am Leibniz Kolleg in Tübingen und begann ein Philosophiestudium, das mich an die Universität Tübingen (mit Magister-Zwischenprüfung), die Universität Konstanz und die University of Massachusetts Amherst (USA) führte. Um eine berufliche Perspektive zu haben, war ich im Rahmen des Philosophiestudiums auf ein Lehramtstudium gewechselt, doch nach einem Schulpraktikum entschied ich mich (damals) gegen diesen Beruf, weil ich den Eindruck hatte, dass die konkreten pädagogischen Verpflichtungen nicht gut genug zu mir passten. Deshalb wechselte ich nach meinem Auslandsaufenthalt in einen anderen Fachbereich, der mich ebenfalls interessierte: Ich absolvierte ein duales Studium der Wirtschaftsinformatik in Berlin (Bachelor) und ein Master-Studium der Wirtschaftswissenschaft (Managerial Economics) an der Universität Tübingen. Im Jahr 2018 erreichte ich in Tübingen den Doktorgrad durch eine Promotion im Fach Wirtschaftswissenschaft zu einem interdisziplinären Thema.

Ich habe seitdem verschiedene Berufe innerhalb und außerhalb von Universitäten ausgeübt. Sowohl im Studium als auch beruflich habe ich mich unter anderem auf die Analyse von Daten spezialisiert und bin seit dem Abschluss eines Bootcamps zertifizierter Data Analyst. Seit 2023 lebe ich in Hamburg und arbeite hier aktuell als Market Intelligence Manager.

Neben dem Beruf und dem Management des Typ-1-Diabetes gehören Spaziergänge, Sport, Lesen, das Hören von Podcasts und Musik, das Schauen von Filmen und Serien, Wandern, Reisen sowie das Treffen von Leuten zu meinen wichtigsten Interessen. Außerdem bin ich an Politik interessiert, schreibe gern und betreibe einen journalistischen Blog für sachliche Argumente und wissenschaftliche Befunde in politischen und gesellschaftlichen Debatten.[144]

Kontakt

Sie können mich bei Interesse gern kontaktieren. Die E-Mail-Adresse lautet:

t1d@posteo.de

---

[144] Internetadresse des Blogs: https://claritas.blog